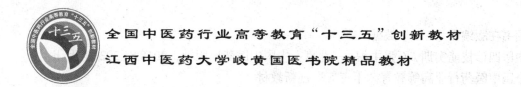

全国中医药行业高等教育"十三五"创新教材

江西中医药大学岐黄国医书院精品教材

中医四诊技能实训

（供中医专业博士研究生、硕士研究生、高级进修生用）

主 编 石 强

U0308129

中国中医药出版社

·北京·

图书在版编目（CIP）数据

中医四诊技能实训/石强主编．—北京：中国中医药出版社，2018.8（2022.1 重印 ）

全国中医药行业高等教育"十三五"创新教材

ISBN 978－7－5132－5140－2

Ⅰ.①中… Ⅱ.①石… Ⅲ.①四训－高等学校－教材 Ⅳ.① R241.2

中国版本图书馆 CIP 数据核字（2018）第 174328 号

中国中医药出版社出版

北京经济技术开发区科创十三街 31 号院二区 8 号楼

邮政编码 100176

传真 010-64405721

廊坊市晶艺印务有限公司印刷

各地新华书店经销

开本 787×1092 1/16 印张 12.5 字数 284 千字

2018 年 8 月第 1 版 2022 年 1 月第 3 次印刷

书号 ISBN 978－7－5132－5140－2

定价 50.00 元

网址 www.cptcm.com

服 务 热 线 010-64405510

购 书 热 线 010-89535836

维 权 打 假 010-64405753

微信服务号 zgzyycbs

微商城网址 https://kdt.im/LIdUGr

官 方 微 博 http://e.weibo.com/cptcm

天猫旗舰店网址 https://zgzyycbs.tmall.com

全国中医药行业高等教育"十三五"创新教材
江西中医药大学岐黄国医书院精品教材

《中医四诊技能实训》编委会名单

主　编　石　强

副主编　黄利兴

编　委　孙寅翔　张政杰　胡鑫才　刘佳鑫
　　　　李　清　张莹莹　章美玲

前　言

　　一般而言，中医学与西医学比较，其整体恒动、辨证论治，是为最突出的两大学术特点。前者集中反映在以《黄帝内经》为代表的中医基础理论部分，后者集中反映在以《伤寒杂病论》为代表的临床基础部分。

　　时至当代，在中医药高等教育中，中医学的规范课程体系衍化出了"四大经典课程"，即内经学、伤寒学、金匮学和温病学，业已成为最具中医特色的核心课程。然而，随着中医药院校课程改革的推动，此四门课程的教学时数及教学力度却一度在消减，导致大多数学生中医素质不同程度的下降。因而，重归经典，提升素质，又成了现今中医教育改革的热门话题。但如何提高对中医经典的学习效果似乎不仅仅是通过增加教学时数就能根本解决的，而优化实质内容、改进教学方法乃是不可回避的重点问题。

　　剖析现行的四大经典可以发现，除内经学因与中医基础理论关联密切而被纳入基础医学学科的范畴外，其余的伤寒学、金匮学和温病学，则已合并构成了中医学所特有的另一种学科门类——中医临床基础学（西医学只分基础医学与临床医学两大块）。它提示我们：在中医学中，有一块基于基础与临床之间特有的学术领域，其涵盖了中医经典的主体部分。那么，这个主体部分的学术核心是什么呢？它如何能将三类不同的课程贯通一体？如何堪当中医"临床基础"的称谓呢？我们在长期教育与实践的基础上认为，这个学术核心就是经典的辨证论治学体系！因为无论是伤寒学、金匮学还是温病学，虽然在具体内容上讨论的疾病种类、诊治方法、方证知识各有侧重，但其所要展示的精神实质、核心技能都是同一个指向，即辨证论治的基本原则和核心框架，不同的是证治内容与辨证方法的相互补充，相互融合，共同构建中医经典的辨证论治体系，并由此成为中医临床各科发挥辨证论治特色与优势的共同基础。也就是说，中医临床的共同基础是辨证论治方法，中医理论与临床关联的基础也是辨证论治方法，中医临床基础学就是中医理论与临床紧密结合的统一体！

　　正是在这一理念的引导下，江西中医药大学在中医临床基础学科建设与研究生教学改革中，充分借鉴江西省已故中医名家姚荷生、万友生先生的统一中医辨证诊断、沟通寒温内外辨证方法的思想，提出了融合伤寒、金匮和温病三大学说，构建经典辨证论治学体系的学术发展目标，并在研究生教学改革与实践中予以贯彻实施。历经近十年的打磨，先后探索性地开设了经典辨证论治程式通论、经典病证分类学纲要、经典症状鉴别诊断学和经典临证思维案例实训学等系列课程。总体上把三大经典课程的实质内容，按照辨证论治的基本程序、证治分类的整体框架、辨证诊断的鉴别方法和以经典方证案例为素材的综合运用，进行了学术上结构的系统整合。师生普遍反映，这些课程中医特色突出，理论联系实际，具有整体提升辨证论治眼界与思路的作用，收到了学术创新发展与教学创新改革互为促进的效果。目前，这些课程已列为江西中医药大学精品课程。

为使这些教学改革成果能够予以推广，惠及更多中医学子，江西中医药大学岐黄国医书院与中国中医药出版社签约合作，将陆续出版与这些课程配套的系列教材。首批出版的教材分别为《实用辨证论治程式通论》《经典临证思维案例实训》《中医四诊技能实训》三部。其中，《实用辨证论治程式通论》是经典辨证论治程式通论课程的试用教材，由刘英锋教授组织编写；《经典临证思维案例实训》是经典临证思维案例实训课程的试用教材，由陈宝国教授组织编写；基于四诊技能是进入辨证论治过程的必备功夫，《中医四诊技能实训》作为进入辨证论治系列教学前期的必补课程，也特别纳入系列教材出版之中。有关经典病证分类学纲要、经典症状鉴别诊断学两门课程的配套教材，我们尚在整理改进中，希望能在不久的将来陆续出版，以飨读者。

本系列教材作为江西中医药大学基于经典辨证论治学学术创新的全新内容，编写之中充满探索与尝试，加上时间有限，不足之处恐为难免，敬请广大读者和业内同仁在阅读和使用过程中发现问题，及时提出宝贵意见与建议，以便我们能够不断修改，加以完善。

《江西中医药大学岐黄国医书院精品教材》编委会

2018 年 6 月 30 日

编写说明

　　《中医四诊技能训练》是江西中医药大学岐黄国医书院精品教材之一，是由中国中医药出版社出版的全国中医药行业高等教育"十三五"创新教材，主要供中医专业博士研究生、硕士研究生、高级进修生使用。从事本科、研究生教学与中医四诊技能训练多年的教师和富有经验的临床医生承担了本教材的编写工作，他们中医理论基础扎实，临床经验丰富。本教材的编写宗旨在于"坚定中医信念、充实人文素养、夯实经典理论、发挥师授传承、提高临证技能、践履知行合一"，突出临床中医生职业素质与技能的培养，学会"如何从中医专业的角度观察与认识疾病"，有效搭建前期课程与临床之间的桥梁，促进学生理论知识向临床能力的转化，在一定程度上解决"中医思维弱化与中医临床实践能力不足"这一中医现代院校教育发展中的根本性难题，使中医薪火相传。

　　《中医四诊技能训练》始源于江西中医药大学杏林国医研究室（原姚荷生研究室）内部讲义，主要目的是培训与强化青年医生与中医专业教师参与临床门诊与带教工作之前的四诊技能。2012年在国医大师路志正、郭子光、张学文、颜正华的积极倡导下，由太湖世界文化论坛、中国中医科学院中医临床基础医学研究所、北京路志正中医药研究院、江西中医药大学四家单位共同发起组建江西中医药大学岐黄国医书院。本课程作为岐黄国医书院的主干课程，训练成绩显著，受到各级领导与广大师生的欢迎与称赞，目前在国内有一定的影响度。2017年江西中医药大学成为全国唯一的"中医住院医师规范化培训与中医专业硕士研究生培养相衔接的改革试点"之后，《中医四诊技能训练》亦被列为课程体系中的重点教材。

　　本教材通过建立一套符合中医思维特色和认知规律的中医诊断训练方法，培养学生的中医辨证思维能力，突出中医诊断的"诊""辨"结合、诊断与鉴别诊断结合、"以病统证"与"以证统病"结合；重视医德教育，培养学生的中医医师职业素质，同时让学生尽快了解医院的基本情况、工作流程，掌握医学生必须遵循的工作原则和必须遵守的法律法规，学会与患者交流和处理各种工作关系。本教材以中医四诊为基础，突出问诊、望诊和脉诊的基本训练，包括各种症的表述、表现、采集判断和分析定性，强调四诊的全面、规范和准确；以病证的诊断与鉴别诊断为核心，通过临床资料分析，突出中医临床辨证思维与理法方药的一贯性；掌握常规门诊和住院病历的格式、基本内容和书写规范。

　　本教材共分十三章，其中第一章至第五章主要介绍《中医四诊技能训练》的课程定位与学习意义，强调观察症状是认识疾病的第一切入点，具体阐述了收集病情资料的方法，以及贯穿于其中的以主症为中心的四诊思维线索，除此之外，医患沟通技巧与注意事项亦是中医四诊技能训练中不可或缺的核心内容。此部分主要由石强撰写，孙寅翔做了大量有益的工作。第六章至第十二章主要介绍了问诊、望诊、望舌、望小儿指纹、闻诊、脉诊、按诊的主要方法、操作要领、具体内容与训练方法，并附有相应案例。其中第六章由石强、孙寅翔撰写；第七章由黄利兴、张政杰撰写；第八章由胡鑫才撰写；第九章由张莹莹撰写；第十章由黄利兴撰写；第十一章由石强、张政杰撰写；第十二章由章美玲撰写。第十三章为病案书写，包括中医病案书写方法、中医病案内容与中医病案书写训练，由李清、刘佳鑫撰写。

在本教材的编写过程中，主要参考了《中医药学高级丛书·中医诊断学》（朱文锋等主编，人民卫生出版社，2003年）、《中医诊断学技能实训》（陆小左主编，中国中医药出版社，2010年）与《中医四诊技能训练规范》（张新渝主编，中国中医药出版社，2006年）。本教材脱胎于江西中医药大学杏林国医研究室内部讲义与江西中医药大学岐黄国医书院自编教材，得到了姚梅龄教授、刘英锋教授的指导，在此表示感谢。

本教材凝聚了全体编写人员的智慧，查阅了大量文献，虽数易其稿，仍难免有纰漏不足之处，特别是具有明显的江西地方特色，希望广大师生在使用过程中指出不足与修改意见，以便再版时修订提高。

《中医四诊技能实训》编委会

2018年6月15日

目 录

第一章 《中医四诊技能实训》的课程定位

中医四诊技能是中医诊断学的重要组成部分,包括临床资料收集的方法、病证诊断的方法。中医四诊技能训练的核心就是四诊方法和规范训练,以及贯穿其中的辨证思维和诊断分析能力的训练,对于中医学生和中医临床医师来说是十分重要的。目前,在中医药的教育中普遍存在着一种"理论和实践脱节"的现象,普遍存在着学生动手能力差、缺乏相应操作规范及中医思维弱化的现象,严重影响中医人才培养质量。因此,在中医临床技能教学中,结合相关内容,开展四诊技能培训是提高中医人才培养质量的关键环节之一。

《中医四诊技能实训》是中医临床诊断技能的核心内容,是《中医诊断学》教材的深化,是基础理论与临床的桥梁课程。《中医四诊技能实训》以望、闻、问、切为纲,拟定相应的操作规范、具体的操作方法,目的在于提高学生的临床技能,培养其动手能力、规范操作,同时运用病案及问题讨论引出临床常用四诊技法的临床意义。

一、《中医四诊技能实训》的主要内容

(一)四诊基本技能训练

以中医四诊为基础,发挥模拟训练与临床实训教学的优势,突出望闻问切四诊的基本训练,包括各种症状、体征的表述、表现、采集判断和分析定性,强调四诊的全面、规范和准确。

1. 明确各种诊法的操作 中医诊察的动作是否规范直接影响诊察结果,所以必须强化基本诊察动作的训练,掌握四诊操作的基本流程与动作要领,做到严谨规范,为准确辨证打下基础。针对各种诊法的不同特点,制订了不同的操作要求,明确了各种诊法的操作要领。借鉴微格教学法的原理,将动作拆分为若干个单元,在微格教学过程中,可以让学生在规定的时间内练习某一两个特定的技能,而且可以把某一技能的细节加以放大,反复练习。

例如舌诊训练,应掌握舌诊的基本操作规范,准确地辨识各种常见舌象及其所揭示的临床意义。舌诊的方法重在考查医师观察的姿势、光源的要求、是否向患者交代伸舌方式及观察的顺序等。舌诊的内容包括对舌质、舌苔的观察及对舌象临床意义的掌握。脉诊训练,应掌握脉诊时医患各自的姿势及注意事项;医师如何下指、布指、

指型要求及如何运指等；怎样从脉位、脉率、脉力、脉宽、脉长、平直度、紧张度、流利度及均匀度九个要素去体会脉搏的指下形象。

2. 明确要点 所谓要点，主要是指某一症状或体征的内涵、疑似症状或体征的表现及其所提示的临床诊断意义。例如，"口渴"一症，为患者表现为口干，欲饮水，饮水后口干可缓解，无其他后续症状如"饮后即呕""饮后口干不解"等出现，其诊断意义多为"气分热邪""伤津"等。其疑似症状则有"口干""咽干""舌燥"等，临床诊断意义与"口渴"不同。

3. 多种方法训练 训练多采取示教—学生模拟—分组练习—典型纠错—观看录像—总结提高的模式进行。在该过程中尽量让受训者多听、多看、多动手，使受训者的手、脑、眼等感官均参与学习过程，并且及时发现问题，即时反馈，使学习效果有较大提高。

4. 面向临床，在实践中学习 中医前贤曾云"熟读王叔和，不如临证多"，可见临床实践是中医诊断教学中不可缺少的重要环节。四诊的基本理论、基本知识真正转化为学生自己掌握的基本技能，必须多次、反复地临床实践。重视基本技能的训练，提高学生的临床实际操作能力，对于提高学生在医疗人才市场上的竞争力有重大意义。强化基本技能的训练，有助于提高学生的动手能力。

（二）中医师职业素质训练

俗话讲"没有规矩，不成方圆"，中医师职业素质训练即着眼于医师和医学生的"规矩"培养，除了中医、中药、针灸推拿的相关理论、知识的教与学之外，还应包括三方面的基本素质。一是重视医德教育，增强人文素养；二是熟悉基本诊疗程序与规范；三是学会医患沟通的方法与技巧。

中医的魅力与光辉并不仅仅来源于她神奇的疗效和独特的理论体系，还有一个很重要的原因就是闪烁着人性光辉色彩的医德。医乃仁术，重视医德教育，培养学生的中医医师职业素质，加强职业道德规范，想患者之所想，急患者之所急，细心诊察患者，努力将所学的知识和技术用在患者身上，力争早日使患者康复；拒绝患者家属的红包、药品回扣等，坚决杜绝不良之风，努力维护患者利益。同时让学生尽快了解医院的基本情况、工作流程，掌握医学生必须遵循的工作原则和必须遵守的法律法规；注意与患者及其家属交流的技巧，态度和蔼，减少不必要的费用，学会处理各种工作关系。

（三）病历书写训练

病历是记载患者疾病发生发展、演变预后、诊断治疗、防护调摄及其结果的原始档案，也是复诊、转诊、会诊及解决医疗纠纷、判定法律责任、医疗保险等事项的重要资料和依据。病历作为第一手信息资料，对医疗、保健、教学、科研、医院管理起着重要的作用。病历书写是临床医师必要的基本功，它反映着临床医务工作者医疗技术、科学作风和文化修养的水平。在四诊资料采集和辨证分析的基础上，掌握常规门诊和住院病历的格式、基本内容和书写规范。

二、学习《中医四诊技能实训》的意义

观察是一切认识的来源，更是一切知识的来源。不同的专业领域从不同的范畴

和角度观察世界。中、西医都要求全面观察,临床医疗的第一步都是对疾病临床表现的观察(包括实验室指标、影像学检查的异常)。对于中医而言,首要的便是学会"如何从中医专业的角度观察疾病"。

(一)学会从中医专业的角度观察疾病

对疾病的全面观察与取证,是认识疾病本质的最基本前提。无论从理论上还是从临床实践上看,中、西医观察疾病的角度、广度、深度、精度是不全相同的。因此,我们必须站在中医的立场上认识疾病的表现,探究疾病的本质。

1. 观察的角度不尽相同 从一般意义上讲,中、西医观察疾病的角度并没有本质性的差异,但在临床过程中由于中医是以证候作为认识疾病本质的着眼点,因此中医在观察疾病时的侧重点与西医相比不尽相同,从而呈现出观察的角度不全相同。中医不仅要全面地观察、收集患者的临床表现,还要从整体观出发,全面观察与患者疾病相关的所有事件,如情志、季节、气候、天气等,也还要动态、系统观察某一症状、体征发生发展变化时的伴随事件等。

例如,在外感病中,西医注重"发热"一症的观察,而中医却更重视"恶寒","有一分恶寒,便有一分表证"。患者恶寒、无汗,即使出现高热、面色红,治疗此类外感风寒表证患者应以解散表寒为主,忌用静脉滴注抗生素、外用冷敷,否则就会出现"寒动其水""寒聚其湿""形寒饮冷则伤肺",进一步产生水饮、湿邪,加重表闭,让病情缠绵反复,进而给患者带来痛苦。这就是有所侧重观察内容的对诊断治疗有着极其重要的指导意义的体现。倘若没有从中医专业的角度观察,就不能准确分析与判断病情。

目前很多肺炎患者的病历记录中,相当程度上遗漏了咳嗽时是面色黄还是面色红,咳嗽时是否有汗出及汗出部位,咳嗽的性质,小便利与不利、是否有浑浊等的记载。大多数医师都会围绕肺部感染的表现来观察和询问,重视患者是否有发热、咳嗽、气喘、咳痰、心衰等情况;更重视血常规检查是否有白细胞计数升高,肺部影像学检查中是否有炎症变化等客观检查。若从中医角度来观察,倘若患者出现面色黄、汗出不能下达、咳声沉闷、小便浑浊且不利等症状,则提示病因中夹有湿邪;咳嗽时面红伴身汗出,则提示病因中有热邪或者是郁热。

2. 观察的广度不尽相同

(1)从病因层面论:西医主要依据病因,或病理,或病位某一方面的特异性进行疾病分类。一旦用特异性指标来分类,就会出现排他的现象。比如乙肝是由乙型肝炎病毒引起,就要排除甲型肝炎病毒、细菌、酒精、血吸虫等其他病因因素的参与。感冒是由鼻病毒、腺病毒、冠状病毒引起的上呼吸道黏膜渗出性炎症,病因就是病毒,排除了细菌和病毒的复合作用,更排除了中医的寒邪、湿邪等。这种排他性在一定程度上否认特异病因与其他病因在疾病过程中产生的复合作用。

中医认识到引起疾病的复合性病因常常多于单纯性病因。例如单纯的风邪或寒邪或暑邪或湿邪或燥邪或热邪可以引起外感表证,但在临床上并不多见,甚至比较罕见。通过审证求因,外感表证的病因基本上都是诸如风寒、风湿、风寒湿、风寒夹痰等多种病因的叠加。中医就要从多种病因的角度来观察疾病,因而从复合性的病因层面来讲,中医观察疾病的视野较西医广阔得多。

(2)从病机层次论:人体依靠免疫功能识别"自己"和"非己"成分,从而清除或排斥进入人体的抗原物质（或人体本身所产生的损伤细胞和肿瘤细胞等），以维持人体的健康。西医将人体免疫功能分为不同的种类，如非特异性免疫、特异性免疫、体液免疫、细胞免疫等，但其层次性不明显。人体的免疫功能某种程度上相当于中医"正气"的防御能力，除了人体的形质结构外，还有卫、气、营、血、阴、阳、津、液、精的不同类别、层次的差异及其这些生理活性物质之间相互作用。

例如，辨证论治属于自身免疫性疾病范畴的银屑病。首先要注意观察各致病因素与各个层次正气相互作用的疾病现象。倘若患者皮肤出现紫红、痒、灼热感、针刺感，皮肤粗糙、脱屑、增厚，脉涩，可以诊断为营瘀、营分有热；但患处无汗、全身汗少，主要因卫分有湿邪郁遏，卫气失其宣通。可见该病是卫分、营分同病，但卫分与营分的层次浅深不同，卫分浅，营分深。倘若患者还有小便浑浊，则提示其气分有湿邪。由此可见该病卫气营均涉及。分层次观察疾病，就扩大了观察的范围。其次，要分清卫气营血的不同层次来施治用药。中医不仅仅停留在分层次层面，尚需探究厘清各个层次之间的有机联系：病邪是从卫分陷营分，还是从气分陷血分、营卫陷气血，抑或从气血分透达于营卫分？

（3）深度不尽相同："司外揣内""由表知里"是中医认识疾病的重要途径，即透过宏观现象（症状、体征、病史等），推求并认识人体与疾病本质。而西医尚可借助于现代科学技术，深入人体内部，从微观认识人体与疾病本质。在病种分类及病种诊断上，从打开人体"黑箱"的角度看，西医对于人体与疾病的观察确比中医深入。

诸如西医利用X线、CT可以了解内在病灶的部位、大小、性质；通过显微镜、电镜可以深入观察细胞结构等。但西医并未深入到身体里面一些综合的深层次的变化里去，是单向的特异的深入，没有立体发散的深度。中医认识到疾病是一个变化的过程，疾病的空间位置、基本性质是不断变化的。中医观察疾病、认识疾病已经深入到了证的层次。证是疾病现在时间段的具体的方方面面的性质，这就比西医更深刻、更系统。

（4）精度不全相同：医学诊断精确度的标志，如同循证医学追求的金指标一般，是客观上能反映疾病的关键问题。西医借助于现代科学和技术，已经有了飞跃的发展，不但非常深入，而且非常精准。相比之下，中医的技术手段较落后，在诊断的定性、定量上都存在很大的问题。虽然中医有虚实夹杂，七分虚三分实之类的定量描述，但并不准确，是根据印象、经验的推量，并不完全可靠。

综上所述，中、西医观察疾病的角度、广度、深度、精度各有优缺点，西医有其缺陷的地方，中医也有不足的地方，但从治病救人的角度，中医应站定自己的立场来审视西医的合理性。作为一名中医，首要的便是通过四诊技能训练，学会"如何从中医专业的角度观察疾病"，而不是走"西化"的道路。

（二）培养与提高临床观察能力

面对疾病，中医通过观察疾病现象进而认识疾病，做出疾病本质综合性质的判断，进一步选择出有针对性的符合疾病性质的治疗处理方案、预防措施、生活护理措施。观察的能力培养至关重要，否则就很难步入中医专业的殿堂。关键是我们要具备全面观察疾病现象的能力，以便全面收集证据。全面观察疾病现象与取证，这里包括两层意思。第一，有全面观察的准备，有全面观察的知识库，受过全面观察的训练，养成了较好的职业的训练。第二，在全面观察的基础上，要取得到"症"，这是辨证的基础。得"症"之后，要严格辨别，分辨生理与病理现象、真象与假象、疑似现象等。

（三）提高分析与判断力

观察的最终目的是为了认识疾病，首先要辨识单一症状或体征的基本性质及产生原因，辨识的依据是该症状或体征的具体特征及由来。例如头痛，枕后多属太阳，颠顶多属厥阴，耳前耳后多属少阳，前额多属阳明，这是根据头痛一症出现的部位特征来分析病位；昏痛多属风，紧痛多属寒，胀痛多属热，剧烈痛多属火，重痛多属湿，这是根据疼痛的性质特征来分析头痛的病因。

（四）补充症状学的基本知识库

补充症状学的基本知识库，正确掌握中医症状术语，为认识疾病和正确记录病案奠定基础。

（五）培养中医师基本职业素质

培养学生的中医医师职业素质。重视医德教育，从接诊交流、行为规范、诊断过程，学会与患者交流和处理各种工作关系，处处体现无微不至和谦虚谨慎的态度和精神。在让受训者熟悉医院环境和基本诊疗程序之后，学会如何关心患者、尊重生命。此外，通过模拟训练与临床实训，鼓励学生学习相关的知识，力争做到"上知天文，下知地理，中晓人事"，增强人文素养，在四诊资料收集中尽可能耐心、全面、细致、准确、规范，在辨证过程中充分体现中医学的整体观念和因人、因时、因地制宜的辨证思想。

第二章　观察症状是认识疾病的第一切入点

中医四诊技能训练的根本目的在于培养能够系统、全面、客观、动态地收集病情资料的能力与技巧，即获得以症状、体征为主的病情资料；并运用中医思维辨别、辨析、辨识这些病情资料，综合分析与进一步观察形成结论，成为临床上判断病种、证候类型的客观依据。

一、症状的内涵

症状，中医学又称征候、病候等，主要包括自觉症状与体征。自觉症状，即患者自身觉察到的各种异常感觉；体征，是由医师的眼、耳、鼻、指等感觉器官所直接感知的机体病理变化的外部表现。症状所涵盖的范围，除了自觉症状与体征，还包括与症状、体征相关的事件因素，即主要是用望闻问切的四诊方法所收集的症状、体征等事件因素，其具体蕴涵于现病史、既往史及治疗史、个人史、家族史这些内容之中。

（一）现病史

现病史包括发病史、起病史，即患者现在的症状、体征，以及此次疾病发生、发展的过程，这是最主要的内容，也是辨证的重要依据。例如，发热患者，要了解发热前是否受寒、受湿史，间隔多久后出现的发热；风团患者，应了解其是否接触过异常的物体、是否食用过虾蟹等食物。

1. 发病情况　主要包括发病的时间，是突然发作，还是缓慢发生；发病的原因或诱因；最初的症状及其性质、部位，当时曾做何处理等。一般凡起病急、时间短者，多属实证；凡患病已久，反复发作，经久不愈者，多属虚证，或为虚实夹杂证。如因情志不舒而致胁肋胀痛、急躁易怒者，多属肝气郁结；因暴饮暴食而致胃脘胀满疼痛者，多属食滞胃脘等。由此可见，医师通过询问患者的发病情况，对辨别疾病的病因、病位、病机有重要的作用。

尤其是小儿，难以叙述发病情况，因此应当主动了解是否有易使小儿致病的原因存在。小儿脏腑娇嫩，抵抗力弱，调节功能低下，易受气候及环境影响，从而感受外邪而发病，出现发热恶寒、咳嗽、咽痛等症；小儿脾胃较弱，消化力差，容易伤食，而出现呕吐、泄泻等症；婴幼儿脑神发育不完善，易受惊吓，而见哭闹、惊叫等症。所以着凉、伤食、受惊是小儿常见的致病原因,应当注意询问。

2. 病变过程　医师了解患者的病变过程,一般可按疾病发生的时间顺序进行询问。如某一阶段出现哪些症状,症状的性质、程度;何时病情好转或加重;何时出现新的病情,病情有无变化规律等。通过询问病变过程,可以了解疾病邪正斗争情况,以及疾病的发展趋势。

3. 诊治经过　有些患者,尤其是患病较久者,在就诊前已经在其他医院或门诊进行过诊断和治疗。所以对初诊者,有必要询问曾做过哪些检查,结果怎样;做过何种诊断,诊断的依据是什么;经过哪些治疗,治疗的效果及反应如何等。了解既往诊断和治疗的情况,可作为当前诊断与治疗的参考。

4. 现在症状　现在症状是问诊的主要内容。虽然现在症状属于现病史的范畴,但因其包括的内容较多,是问诊的重点,故另列"问诊的内容"一节专门讨论。

（二）既往史及治疗史

既往史及治疗史是指患者既往的身体情况,既往患过的主要疾病,以及治疗经过。既往史及治疗史,一方面为诊断现有病证提供参考,另一方面也可指导现在的治疗。既往的患病情况及治疗情况往往形成特异的体质,疾病跟着体质走。如疮家、淋家,今感风寒者不可辛温发汗。

（三）个人史

个人史包括生活史,即患者的个人生活经历、起居劳逸、饮食嗜好、情志等。个人史、生活史,主要也是为辨体质提供重要依据。如哮喘患者,长期饮牛奶,这是饮食偏嗜导致容易形成湿的体质;耳朵流脓水的患者,长期居住潮湿霉变的房屋,这是生活环境导致患者形成了湿浊的体质。

（四）家族史

家族史是指直系亲属的患病情况,中医认为有些体质是可以遗传的,如湿体质、阴虚体质,还有风湿热瘀毒都可以遗传,因而家族史也为辨体质提供了依据。

二、明辨症状

（一）分辨疾病现象与生理现象

分辨疾病现象与生理现象,即分辨四诊所收集的症状或体征是否是诊病或辨证的证据。一般来说,在知常达变的基础上,经采取补救措施或者纠正措施以后,情况依旧或者反复发作的现象是疾病现象。比如畏寒,倘若因为天气寒冷或着衣少引起者,经采取补救措施,症状消失,这就不是异常现象;若在同等环境、着衣相当的情况下,加衣仍旧怕冷,或者在他人不怕冷的情况下,自己经常感觉到怕冷,并且上述表现反复出现,这一般就是异常现象。异常现象跟病情有关,就要作为证据收集。

（二）分辨真症与假症

所谓假症,一般认为其本质属性与病证的本质属性相反的症状与体征,即为假症。但该类假症，绝大多数属于真症，如"热深肢厥证"的"肢厥"是从另一个侧面反映"阳盛格阴"疾病本质，有时可提示"凡厥者，阴阳气不相顺接"，阴阳的进退与动荡而生"风"的更深层次的发病机制。真正的假症，多出现在望诊、脉诊、问诊之中，往往有明显的前因可循，诸如化妆、光线、进食、运动等。

望舌时，如光线过暗，可使舌色暗滞；日光灯下，舌色多偏紫；白炽灯下，舌苔偏于黄色；用普通灯泡或手电筒照明，易使舌苔黄、白二色难于分辨。周围有色物体的反射光，可使舌色发生相应的改变。进食之后，由于食物的反复摩擦，使舌苔由厚变薄；饮水后，可使干燥舌苔变为湿润。过冷过热的饮食及刺激性食物可使舌色发生改变，如刚进辛热食物，舌色可由淡红变为鲜红，或由红色转为绛色。

某些饮食或药物会使舌苔染色，称为染苔。如饮用牛奶、豆浆、钡剂、椰汁等可使舌苔变白、变厚；食用花生、瓜子、豆类、核桃、杏仁等富含脂肪的食物，往往在短时间可使舌面附着黄白色渣滓，易与腐腻苔相混；食用蛋黄、橘子、柿子、核黄素等，可将舌苔染成黄色；各种黑褐色食物、药品，或吃橄榄、酸梅，长期吸烟等，可使舌苔染成灰色、黑色。一般染苔多在短时间内自然退去，或经揩舌除去，与病情亦不相符。如有疑问，可询问饮食、服药等情况进行鉴别。

另外，问诊时也会出现假症，主要是因为地域、语言、生活习惯导致医师与患者之间对同一症状的内涵理解有所差异造成。

（三）细辨类似及疑似症状

细致地辨别类似和疑似现象，即对某些模糊的症状进行复核与澄清。如胸闷、胸胀、胸痞、胸满四症，临床上往往兼见者多。闷是自外向内的压闭感；胀是自内向外的攻撑感；痞是堵塞感，不上不下；满主要是指体征，胸廓或肋间饱满，或兼有闷、痞、胀感。再如头昏、头痛，患者不一定描述得清楚，有时将头昏描述为头痛。细辨的前提是要细致观察，且要对症状术语的内涵与外延界定准确、清晰。

（四）细辨症状的差异

四诊是用直观法（视觉、触觉、听觉等）搜集病情信息的诊断方法，所以传统的四诊无法精确地对信息加以量（级）的描述。此处所谓的量（级），是指临床中对四诊所收集的每种信息（如每种症状、体征或脉象）加以程度的描述。由于每种症状或体征在临床中不但存在着程度不同的客观差异，而且其程度的不同常常提示不同的诊断意义，这就决定了我们必须对其定量分级。但这种分级只能做到大致的、人类感觉基本上能分辨清楚的定量分级。如"汗出"一症分为"大汗"和"微汗"，又如"弦脉"有"弦劲"与"略弦"的程度之分。

（五）深辨顺逆、吉凶症状

症状的顺逆、吉凶主要与疾病的转归预后相关。若阳虚之证，四肢犹温，为阳气尚存；若四肢厥冷，多病情深重。手足俱冷者，为阳虚寒盛，属寒证；手足俱热者，多为阳盛热炽，属热证。热证见手足热者，属顺候；热证反见手足逆冷者，属逆候，多因热盛而阳气闭结于内，不得外达，即热深厥亦深的表现，应注意鉴别。脉症顺逆，是指脉与症的相应与不相应，以判断病情的顺逆。一般而论，脉与症相一致者为顺，反之为逆。如暴病脉来浮、洪、数、实者为顺，反映正气充盛能够抗邪；久病脉来沉、微、细、弱者为顺，说明正虽不足而邪亦不盛。若新病脉反见沉、细、微、弱，说明正气虚衰；久病脉反见浮、洪、数、实等，则表示正气衰而邪不退，均属逆证。

再如麻疹可从疹点透发的情况及伴随症状判断病之顺逆，当病势顺利时，即使有发热、咳嗽、喷嚏、流泪等症，也可不必做特殊治疗，但当麻疹难以外透时，则应及时透疹，并防热毒闭肺、麻毒内陷。

三、牢记特征性症状

某些症状对疾病诊断具有特殊的价值，特征性症状常是诊断的关键，是病证诊断的特征性指标。如眉棱骨痛，除可为独立的疾病诊断外，还是疫斑热的一个重要症状。恶寒、寒战、高热、头身痛的患者，若定时发作，则为疟疾的典型表现。胸腔积液，诊为悬饮；心包积液，诊为支饮。汗气臊臭为主者，诊为狐臭；汗出色黄为主者，病属黄汗。咽喉有白色假膜不易剥脱，并有咳如犬吠的表现者，为白喉的特征；小儿阵发呛咳不止，咳后有鸡鸣样回声者，为百日咳的特征。口中有烂苹果味，为消渴厥的表现之一；口中有尿臊气，是肾绝的表现之一。消渴除可有口渴多饮、多尿等症外，必有血糖升高、尿糖阳性；风眩除有头晕、头痛等症外，必有血压高；皮水除有尿少、浮肿以外，必有蛋白尿、管型尿；甲胎蛋白定量大于400ng/mL，并持续1个月以上者，为肝癌的确诊依据。

个别关键症状的发现与正确认识，有时可能成为分析鉴别的重要依据。比如阴虚火旺的患者与虚阳浮越的患者，都可出现头面部的"火热"现象，而阴虚与阳虚的本质正好相反，到底是阴虚还是阳虚？下肢的不冷或冷、小便的短黄或清长等，往往是辨别的关键。亡阴与亡阳患者均可出现汗出不止，如何辨别？这时汗出身热还是身冷，汗液黏稠还是清稀，面色赤还是白，四肢温还是凉，以及舌象、脉象等都可能是辨证的关键。又如外感新病的有汗或无汗是辨别表疏与表实的关键；耳鸣的新或久、鸣声的强或弱、按之减轻或尤甚等，是辨别证候属实、属虚的依据。

四、症状名词术语的规范化

理论是由推理构成的，推理是由判断组成的，判断是由概念组成的。因此，明确概念的内涵与外延是形成判断推理的基础。但中医的概念由于缺乏严格的定义，其内涵的多义性和外延的不确定性决定了中医只能选择自然语言。与科学语言的单义性与确定性相比较，自然语言具有多义性、歧义性、语法结构不严格性等特点。

自然语言是人类语言系统发展过程中的初级阶段，在表达思想、传递情感、交流信息，特别是在形象思维中具有不可取代的价值。在科学认识中，也常借助于自然语言，但如果完全运用自然语言来表达概念，就不可避免地给认识结果带来或然性、模糊性和不确定性。在描述散脉时，许多脉书采用了"如丝在经，不卷其轴"，"如初春杨柳舞风"又如"如杨花散漫"等词语。使用这些自然语言，虽然比较形象生动，但因其或然性、模糊性和不确定性也为无限主观发挥留下了余地，给认识结果带来了极大的不确定性。其他很多脉象亦有类似情况。

临床诊断学科的稳定、长远发展需要明确的概念、规范的术语。辨别本学科已发现的疾病过程中的每种证据，并确定其概念，规定其术语。取"症"本身就是在辨别，要辨别清楚的前提是要明确概念的内涵与外延；准确的描述与记载，必须有规范化的术语。

五、双向翻译

所谓双向翻译，主要是指医师把中医的症状术语"翻译"成患者理解的语言进行交流，再把患者对症状的表述"翻译"成规范的中医术语。即问诊或医患交流的语言口语化（并不一定限于方言），病历记录规范化、术语化。口语是平时语言交流所使用的，不要求严谨或符合语法，只要谈话双方明了即可。语言规范化是有一定的语言语法、规则的，并要求严格遵守，是国家统一之后的语言范式。

中医学形成年代久远，由于中医的许多术语受到古汉语及社会历史背景的影响，中医术语具有一点的隐义性、多义性和歧义性，这一点不仅患者不理解，甚至初学者也不理解，如里急后重、畏寒、心悸、嗳气等。相反地，由于个体的敏感性及语言表达能力的差异，有些症状与中医术语无法等同。如有的患者把干咳理解为咳嗽，所以就可能出现"干咳、痰多"的表述；有的患者把小便次数增多理解为"多尿"，应予高度重视。例如"里急后重"一症，作为医师，一是要理解"里急后重"是什么意思，患者可能有什么感觉，有几种表达方式，要如何询问；二是当患者描述了一系列症状之后，应当能够判断是否属于"里急后重"。再例如，"形寒肢冷"是一个典型、也是常见的症状，但是患者不可能告诉医师"我形寒肢冷"，医师往往也就忽略了该症状。"形寒"就是患者自觉身体冷，"肢冷"就是手足不温，这就需要通过不断的实践去观察体会。

第三章　收集病情资料的方法

在临床上,西医与中医都是"透过现象"来认识疾病的本质。对疾病的全面观察与取证,是认识疾病本质的最基本要求。在临床上,我们应从中医角度去观察疾病、认识疾病。整体观、辨证论治、恒动观是中医学的基本特点,也贯穿于中医四诊的全过程,因此临床四诊是以患者的主诉为切入点,要求全面系统,并做到问辨结合、四诊合参,诊断与鉴别诊断结合,往复进行,动态掌握疾病的变化,跟得上"疾病变化的步伐"。

一、全面收集病情资料

在通常情况下,临床资料的收集并不十分困难。但要全面地占有临床资料并非一件易事,因为疾病的过程是一个复杂的过程,其表现有多方面,涉及生物、社会、心理、自然环境的方方面面。在诊断具体疾病时,全面地掌握病史及症状、体征变化过程中的真实资料,是取得正确结论的基础,相反,仅依靠零碎的、片面的资料或者以偏概全,必将导致错误的诊断结论。

对于临床大多数疾病,通过对四诊所得的临床资料的分析和综合,一般能做出正确的诊断,但其前提是四诊并重,全面观察、收集临床资料。因为:第一,疾病的过程是一个复杂的过程,其表现在多方面,只有四诊并重,才能全面、详细地获取所需临床资料;第二,四诊是从不同角度检查病情、收集资料,各种诊法独具特殊意义,不能互相取代;第三,在复杂、有时出现"假象"的病证中,只有四诊并重,才能鉴别真假,去伪存真。如患者自觉恶心、心悸、胸闷等,只能通过问诊获得;而舌象、脉象等有些征象只能是医师检查所得,不可能通过问诊获得;疾病过程中某些病理声音,如咳声的强弱、高低、清浊,只能凭医师的听觉去判断。因此,为了提高诊断的准确性,减少误诊,强调四诊并重是十分重要的,即如前人所谓"上工欲会其全,非备四诊不可"。

症是辨证的主要依据,当症状不明显、不典型时,地理、气候、季节、生活习惯、体质因素往往是辨证的关键。当患者以某一症状为主诉就诊时,应注意分析其可能存在的其他症状。如腹胀,兼以食少、神疲乏力、便溏、脉虚应辨为脾气虚证;如果兼胸胁胀闷、太息、脉弦为主症,则应辨为肝郁气滞证。怕冷,应辨别是畏寒还是恶寒,二者的辨证意义是不同的。因此,在四诊过程中,临床资料收集应尽可能全面、准确、规范。临床思维来自医师对病史、症状、体征及辅助检查结果的感性认识,这种感性认识的材料就是四诊收集的临床资料,这些资料越丰富、越全面,越有思考问题的余地,越有助于得出正确的、符合实际的概念和结论。

临床上许多疾病都具有典型性,有经验的医师常常只要抓住一些典型的特征就能做出正确的诊断。注重疾病的典型性与强调全面掌握病史资料是不矛盾的。同样一种疾病，发生在这个人身上可能表现得典型，而发生在另一个人身上又可能表现得不典型；在早期可能表现得典型，在晚期又可能表现得不典型；或本来有典型的临床表现，也许因为在病程中应用了某些药物而使其变得不典型。在诊断过程中，既要注意疾病的典型性，也不能忽略对疾病的全面分析，否则就容易发生误诊。因此，进行临床思维时必须充分发挥综合分析能力，使思维沿着正确方向延伸并获得正确的诊断。

另外尚需注意，一些"阴性"症状或体征必须要收集，正所谓"有者求之，无者求之"，这些"阴性"症状从"反向"对辨证诊病起到提示作用，甚至是决定性的鉴别作用。例如风寒感冒中，若出现"口渴"一症，则提示体内可能存在热邪，或风寒郁热渐影响到气分，因此在问诊时，应对"口渴"进行询问，若无该症状，应记录为"无口渴"或"口中和"，可在一定程度上排除热邪。

二、系统收集病情资料

无论是中医还是西医都认为，各种疾病是由一定的致病因素作用于人体，致使一定部位发生损伤，局部病灶结构或功能发生改变，从而出现症状或客观指标的异常。因此中医问诊必须要系统收集用于判断病因、病机、病位的诊断依据，并且三者缺一不可。但在临床症状比较典型或病因、病机、病位三者中一个指向性比较明确的时候，往往会忽略其他方面。所谓系统收集病情资料主要指的是系统问诊，系统问诊是多因素问诊而不是单一因素问诊。

在系统问诊时，应从病位问起，渐及病因、病机，因为人们对事物的认识一般是从"有形可征"开始的。具体而言，病位的认识是以五脏六腑为核心，联系其相应经络、官窍、肢体等，逐渐扩展开来。但病因、病机、病位三者并不是"平面"化的，应注意三者内部或三者之间在时间与空间上的关联。例如，对于病因"湿热"的问诊，要区别是湿热相合，还是湿邪郁热；湿热同在气分，或营分，或血分，还是湿在气分、热在营分等。

三、病证结合

中医应用理论认识、防治疾病的途径是辨"证"和诊病，虽然主要是辨"证"，但诊病也是不可或缺的。辨病有利于从疾病全过程、特征上认识疾病的本质，重视疾病的基本矛盾；辨证则重在从疾病当前的表现中判断病变的位置与性质，抓住当前的主要矛盾。正由于"病"与"证"对疾病本质反映的侧重面有所不同，所以中医学强调要"辨病"与"辨证"相结合，从而有利于对疾病本质的全面认识。

进行临床思维分析时，有时是先辨病后辨证，有时是先辨证后辨病。例如先通过辨病而确定了病种，便可根据该病的一般演变规律而提示常见的证候类型，因而是在辨病基础上进行辨证。当疾病的本质尚反映不够充分时，先辨证不仅有利于当前的治疗，并且通过对证的变化的观察，有利于对疾病本质的揭示，从而确定病名。

四诊过程中通常是"先识病，后议证"。通过患者的主诉即可确定主症，而作为主症的某个或几个症状，多出现于临床的某些病种之中。例如咳嗽，就多见于感冒、肺胀、痰饮、肺痈等之中。倘若见到咳嗽一症，问及患者尚有胸中胀闷、咳痰、气短而喘等症，则该患者极有可能为"肺胀"一病，随后可依据肺胀的常见证候类型，知常达变，先常证后变例，结合前文系统问诊的要求展开深入问诊。

四、诊辨结合

《黄帝内经》云"故远者,司外揣内,近者,司内揣外",说明中医临床诊断是"司揣内外"的过程,即为"诊"与"断"往复进行的过程。具体体现在问诊之中即须"问辨结合"。如一患者临床表现为"恶寒、发热、鼻塞、喷嚏、咳嗽、无汗、头痛身痛、流涕",初步判断其病因是"寒"。但患者尚诉及咽喉疼痛,查体发现其咽喉红肿,通过"辨"发现其病因中可能有"热"。但临床上往往"孤症不立",根据知识库还应询问患者是否有"口渴""小便黄""鼻涕黏稠"等症状,若患者有上述症状,则病因"热"的诊断成立,该患者极有可能为"寒包火"证;倘若无上述症状,则此热极有可能是"客热",并不是真正的"热"邪,此为寒邪郁闭,郁阳太过而已,治疗时通过解表散寒,解决了前因"寒",后果"热"自然会解除。

五、诊断与鉴别诊断交织进行

中医临床诊断的过程实质上是对拟诊断"病种"与"证候类型"确定或排除的过程,因此诊断与鉴别诊断交织并贯穿于四诊的全过程。中医传统的鉴别诊断有症状、证候、病种三种鉴别诊断方法,但每一种鉴别诊断都以完整、正确收集症状与症状鉴别诊断为基础。

临床上的某一单一症状,其产生的机制并不是单一的,绝对不能简单一一对应。单一症状往往是诸多病因、病机、病位相互作用的归序,因此对单一症状属性的认识要从病因、病机、病位三方面分别进行。例如,"口渴"一症,其产生机制就有热伤阴津、暑伤阴津、火伤阴津、燥伤阴津、水聚津液的不同。其中,热伤阴津有胃(气分)热伤津、阳明风热犯表(卫分气分)伤津、太阳(卫分)风热(温)伤津、手太阴(卫分)风温(热)伤津、其他脏腑经络热邪伤阴津、脏腑郁热等差异。此种实例在临床上不胜枚举。口渴的各种异常现象与疾病的病因、机制等属性有一定程度上的对应相关性。若欲认识每一个具体患者具体时间段的疾病性质,医师还需针对具体患者当时的口渴进行分析和鉴别,才能判断出引起口渴的原因、机制和来路,进而对患者疾病性质的认识有帮助。

症状鉴别诊断突出的是鉴别,鉴别是指依据现象的具体特征与类似症状进行分辨,并对其性质及产生的原因进行区别。因此,鉴别是分析的最基本手段,是判断之前必经的过程。症状鉴别主要有本症鉴别、伴随症鉴别和追究相关影响因素三种方法。

本症鉴别,是根据某一症状自身的不同现症特点,来鉴别该症的病因、病位或病机等本质类别的方法。本症鉴别时,首先要系统了解各单一症状固有的特征表现,再充分比较各特征表现的不同特点及病因、病位、病机的不同关系。立足本症特点,鉴别意义可靠、准确、适用性广。如疼痛的表现有其性质、部位、程度、时间、诱因等几方面特征;刺痛多血瘀、酸痛多湿邪、隐痛多虚证等。

伴随症鉴别是根据与该现象紧密伴随出现的不同症状特点来鉴别该症的病因、病位或病机等本质类别的方法。伴随症鉴别时,主要根据该症所涉及的病证,分别选择各病证中与该症产生机制紧密相关的,以出现概率较高的症状作为鉴别要点。例如"咳嗽"一症,若"卧则咳",多为饮邪或热邪;咽喉越咳越痒则多为"伏风"。

相关影响因素的鉴别,相关影响因素包括症状发生的前提、时间因素、地域环境因素、情志因素等。相关影响因素的鉴别是为了补充本症鉴别、伴随症鉴别,使诊断证据更完全、充分。如呕吐的相关影响因素鉴别，饮冷则呕吐，多因寒湿饮等阴邪内停；生气则呕吐，多因肝气犯胃、气机上逆。

六、动态观察

疾病从发生、发展到结局是一个动态的变化过程。中医学在长期的医疗实践中逐步认识到，在疾病过程中由于致病因素的不同、患者体质的差异、外在环境条件的不一致，以及医护措施的差别，均会影响到病程的演化，从而导致疾病过程复杂多变。在此过程中，症状是病史的主体，亦在处于动态变化之中。症状的特点及其发生发展与演变情况，对于形成诊断起重要作用。

动态观察主要内容包括以下四点：第一，单个的症状及其变化；第二，单个的体征及其变化；第三，与疾病发生发展变化和终结疾病的客观经过中的每一个相关事件；第四，疾病每种现象与时间的关联性。动态观察的实质是探究某一病证、症状或体征，原来"如何"，现在"又如何"。中医在此方面积累了丰富的经验，尤其是追溯病证在时间的"久暂""先后""季节""时辰"上的变化，是我们观察、认识疾病很重要的一条途径。

久暂，久病又称之为基础病变，往往是宿疾反复发作、迁延难愈；暂病又叫新感、猝病。在疾病状态下，宿疾与新感间一定会相互影响。中医认为，一旦有了新感，它必然会影响宿疾，只是直接和间接、是否迅速受到影响的问题。反过来，宿疾也一定会参与到新病的过程当中，"弱者易动"。例如经典中的"汗家不可发汗""衄家不可发汗""淋家不可发汗""疮家不可发汗"，就是因为有宿疾的"汗家""衄家""淋家""疮家"，在外感时，新病、宿疾相互影响，倘若辛温解表可以动血。另外，"久病多虚""久病入络""穷必及肾""暴病多实"等对于病证"久暂"的考究在临床上非常适用，很有诊断价值。

先后，即病证发生的先后顺序。一般而言，在先的病证往往是前提，在后的病证往往是后果。传统经典中的"始上焦，终下焦""病发于阳，而反下之，热入因作结胸；病发于阴，而反下之，因作痞""见肝之病，知肝传脾""由表及里"等都说明了发病有先后，因此四诊时，要回顾患者的病史，追问疾病先后次序的变化过程，"虽未能尽愈诸病，庶可以见病知源"，因为病之"源"可提示现在形成的后果病证的综合性质。

季节，是自然界阴阳交替变化的结果。人是自然之子，"天人相应"，季节气候的变化时时影响着人体的生理活动，有些疾病的发作与季节有着密切的关系，例如肺痨患者到了春天就容易咳血，反而冬天就相对安稳，因为肺痨属阴虚者多，到春天阳气萌动，虚火上炎就容易咯血。《素问·脉要精微论》说："万物之外，六合之内，天地之变，阴阳之应……四变之动，脉与之上下。"因此，正常人形成了与时令气候相应的四季脉象，《素问·平人气象论》总结为"春胃微弦""夏胃微钩""秋胃微毛""冬胃微石"曰平脉。

时辰的变化也时时影响着人体的生理活动。人体为适应自然，特别是昼夜的变化而进行相应的生理性调节。在疾病状态下，时辰的变化也同样影响着人体。如"太阳病欲解时，从巳至未上"。"巳至未上"就是上午9点到下午1点的时间段，太阳经阳气最为旺盛，与寒邪搏斗，往往可以战胜寒邪，寒邪欲解。阳明潮热，"阳明旺于申酉"，申酉指的是下午3点到7点，主要是指申酉时发热体温明显升高。女性"平旦腰痛"，主要是厥阴经（厥阴经别支络肾）的病变，因为厥阴旺于"丑至卯上"，腰痛虽是风湿为患，但此时并非是"不通则痛"，而是"不通欲通则痛"。另外，很多慢性疾病"旦慧，夕加，夜甚"也反映了时辰的变化对人体的影响。

第四章 以主症为中心的四诊思维线索

任何病、证都必然会反映出一定的"症",诊病、辨证就是要通过"症"而认识疾病内在的病理本质。主症是患者的主要痛苦,即患者表现的具有代表性的主要症状和体征,是诊断的主要依据,如头痛、头晕、腹胀、厌食、咯血、腹内包块、失眠、血压异常、黄疸、带下、乳房肿块等。

一、主症的诊断意义

临床诊断时,要善于抓住和确定主症,通过主症可以理出诊察和诊断的线索。

(一)四诊收集病情资料阶段

以主症为中心,有利于四诊思路条理清楚,病情资料重点突出、主次分明。如"咳嗽",首先应通过咳嗽的程度等而区分其是否为主症,同时应详细询问咳嗽产生的原因(或诱因)、咳嗽的时间、特征;其次应了解咳嗽的伴随症状,如有无吐痰及痰的质、量、色、气,有无气喘、胸闷、胸痛、喉痒等症;再次是询问全身的表现,如有无恶寒、发热、汗出,饮食、二便等情况,以及有关病史等;然后根据需要,进行必要的检查,如望舌、切脉、测量体温、听诊胸部有无异常声音、X线检查胸部有无异常改变等。这样,可以做到诊察有序,不致遗漏,线索清楚,从而有利于思维判断。

(二)诊病辨证阶段

仍应抓住主症,在围绕主症进行比较和做出相关分析的思维中,通过对主症的辨析,常可确定病变的位置、原因与机制。

1. 明确病名 对于每一种症状,不一定都能立即认识其内在的病理本质,尤其是内脏的病变,难以直窥其病位、辨别其性质,于是只能以外现的主要症状或体征代表疾病的主要矛盾,从而形成了以主症作为病名的现象。如发热、自汗、盗汗、头痛、嗜睡、神昏、目盲、耳聋、耳鸣、牙痛、齿衄、失音、咳嗽、气喘、胸痛、心悸、心痛、呕吐、呕血、胃脘痛、胁痛、黄疸、腹痛、泄泻、便血、腰痛、带下、尿血、水肿等,虽然这些实际上都只是"症",但以往一般将其视作为"病",这就充分说明了主症在诊断中的主导作用。

2. 明确病位　因为通过主症的辨析，常可确定病变位置，提示诊断的大致方向。如咳嗽为主者，病位不离乎肺；小便余沥不尽，病多责之于肾；心悸为主者，病位在心；呕吐为主者，病位在胃等。又如患者新起咳嗽、痰稀色白、恶寒发热、头身疼痛、无汗、苔薄白、脉浮紧等，若主症是恶寒发热、头身疼痛时，应是风寒袭表证（太阳伤寒证），主症若是咳嗽、吐痰时，则辨为风寒犯肺证。

3. 判断病因病机　有时虽然主症不能提示病位，但对明确病因病机具有重要意义。如水肿虽可由肺、脾、肾等多脏病变导致，单凭水肿尚不能确诊病位，但其提示水液内停是肯定的；盗汗常说明阴虚内热；壮热提示邪热亢盛；胀痛提示气滞；便秘可证明腑气不通等。

4. 提示综合性质　有些主症还可提示病位、病因、病机三种病理意义。如厌食油腻为主者，常提示有肝胆湿热蕴结，其中肝胆是病位，病因是湿热，蕴结是病机；多食易饥者，多为胃火炽盛；小便涩痛短赤，为湿热蕴结膀胱等。

（三）全面分析以保证诊断正确

临床上每一个症状对于疾病或证候的诊断来说都是有益的，即使某些阴性症状，如口不渴、大便正常、手足温、脉缓等，也常能起到鉴别诊断的作用。尤其是病性的寒、热、痰、湿、瘀、滞、气虚、阴虚等，一般都不是凭一两个症状便可确定，而是要收集全部资料进行综合判断。

比如患者牙痛为主症，可见于龋齿、牙痈等病，辨证则有风热、风寒、阴虚、胃火及肝郁血虚等证候类型，单凭一个牙痛症状不可能得出结论，必然要综合全身的各种表现才能做出诊断。如果新起发热恶寒、牙龈红肿、舌红、脉浮数，则为风热犯齿证；若红肿不甚、无热少痛、苔薄白、脉浮紧，则为风寒阻络证；若红肿疼痛较甚或牙龈渗血溢脓、腮肿连颊、口渴冷饮、口臭、便秘、舌红、苔黄燥，则为胃火燔齿证；若牙龈暗红微肿、口燥咽干、便秘尿少、舌红苔黄、脉数，则为阴虚胃热证。

二、确定主症的方法

（一）正确确定主症

通常主症是患者表现的一个或数个最主要的症状和体征，在一定临床经验的基础上不难确定。然而由于患者的陈述往往零乱、主次不分，因而主症的确定是诊断过程的难点之一。医师要善于从其所诉的病理表现中发现要害，及时把握方向。如患者有新起恶寒、发热、无汗、头痛、口渴、不欲食、苔薄黄等症，若不是其他症状特别突出，则一般应以发热作为主症。

主症的正确确定，依赖扎实的中医基础理论、熟练的四诊技巧、丰富的临床经验及细致认真的工作态度。同时，对主症的确定，必须按照症状的自然状态去识别和把握，尊重客观事实，不可主观臆断。

（二）明确鉴别主症

对已确定的主症，必须通过认真诊察，明确症状的真实含义，以利于鉴别诊断。如患者吐出血液，是"呕血"还是"咯血"？不注意观察则很容易混淆。若血中兼有食物残渣，血色暗红或鲜红，是为呕血，血来自消化道，病位一般在胃；若血随咳嗽而出，夹杂有泡沫和痰，是为咯血，来自于呼吸道，病位多在肺。其区分还可以结合其他资料，如有无胃脘痛、肺病史、肝病史、药物、大量饮酒史等。必要时，还须借助纤维内窥镜等检查，以进一步明确主症，如咳嗽、咯痰、咯血、胸痛、支气管镜检查有异常改变，则为肺系疾病；若胃脘痛、呕吐、呕血、X线钡餐透视或纤维胃镜检查发现胃黏膜病变，则病位在胃。

（三）详审主症特征

主症的特征，包括症状发生的确切部位、时间、严重程度、性质、加重或减轻的条件、病变的新久缓急等，务必诊察清楚、描述详细。

如头痛是临床常见的主症之一，可见于多种病证之中。把握头痛的不同特征，可以为进一步诊断提供主要依据。如前额痛多属阳明经病变，多见于眼、鼻及血劳等病；侧头痛多属于少阳经病变，多见于耳病以及偏头痛、面风痛等；后头痛多属太阳经病变，多见于项痹、风眩及脑瘤等；颠顶痛多属于厥阴经病变，多见于神郁病等；头痛部位固定持久，或持续性加重，多见于脑瘤、颅脑痈等。

又如发热，可有多种不同的特征，不同的发热所主的病证不一。因此应当注意掌握发热的新久、时间、程度，发热的自我感觉与体温的关系等发热的特征。如身热不扬多属湿热蕴结证；五心烦热多为阴虚内热证；因劳累而出现发热者，多属气虚发热；热势常随情绪波动而起伏者，多为肝郁化火。发热持续时间不定，变化无规律者，可见于感冒、肺热病、悬饮、心瘅、风寒湿痹等；体温持续于39～40℃而不退，1日内体温波动在1℃以内者，为壮热（稽留热），常见于时行感冒、肺热病、湿温、温毒发斑等；1日内体温波动达3～4℃以上，其低点可降至37℃以下者，为间歇热，常见于疳毒内陷、流注、重症痨病、疟疾等；体温在37.4～38.5℃之间，持续2周以上者，为长期低热，常见于痨病、内脏胀（著）类疾病、肿瘤、痹病类疾病、瘿气、脏躁、神郁等疾病。

再如疼痛的性质，可有胀痛、刺痛、闷痛、隐痛、空痛、酸痛、灼痛、冷痛、喜按、拒按等，这些对辨别病情的寒、热、虚、实、气滞、血瘀等都具有重要意义。

三、围绕主症进行询查

主症确定以后，还须详细了解与主症密切相关的症状，再诊察全身其他病理信息。

（一）询查伴随症状

主症的伴随症状，通常和主症在病理上有密切的关系，往往可以进一步提示主症的病因病机。所谓伴随症状，即某一症状直接引起的其他症状或体征。

如发热为主要表现者，须询问有无恶寒、汗出、口渴等情况；不寐为主症者，须了解有无多梦、心烦、记忆力降低、神疲等表现；泄泻为主症者，须了解有无腹痛、腹胀、呕吐等症状；腹痛为主症者，须了解脘腹部感觉、食欲食量、大便等情况。比如腹痛暴作，伴呕泄剧烈，不能进食者，多为类霍乱或暴泻等病；腹痛，且有里急后重、下痢脓血者，多为痢疾。干咳少痰，痰中带血，唇干鼻燥，咽喉干痒而痛，舌尖红，苔薄黄干，脉浮数，为燥邪犯肺证；胃脘疼痛，兼胸胁脘腹胀闷，嗳气，善太息，易怒，每因情志郁结而加重，系肝气郁结，肝胃不和之证；不寐，兼见多梦，容易惊醒，胆怯多虑，心悸气短，舌淡，为心胆气虚证。

例如"咳嗽"一症，"气动则有声，声异脏器疾"，咳嗽多因肺气失于宣肃所致，因此咳嗽一症的紧密伴随症多为肺系（肺、息道、咽喉、鼻）疾病的症状。加之"肺主皮毛"，"五脏六腑皆令人咳，非独肺也"，咳嗽亦可见到大量其他的伴随症状。与肺系相关的伴随症状，须问及咳嗽时是否有痰、喘、哮、胸痛、胸闷等症状。若患者有痰，须问痰之形色质量及味等。其他伴随症状，例如咳则失气，气与咳俱失，为小肠咳之状；咳则右肤下痛引肩背，甚或不可动，动则咳剧，为脾咳之状；咳则呕，或长虫出为胃咳之状；胁下痛，甚则不可以转，转则两肤下满为肝咳之状；咳则遗溺，为膀胱咳之状；咳时面红、汗出多火热……诸如此类。

（二）诊察全身其他症

确定主症，询问伴随症之后，还应对全身其他症状、体征进行诊察，即对尚未了解到的情况做详细询问。临证之初，缺乏诊断经验，询问可以参考"十问歌"的内容进行。按"十问歌"的提示，可以对寒热、汗出、头身、胸腹、二便、饮食口味、耳目、起病、既往史、个人史等资料全面了解。

但在收集病情资料时，应根据诊断与鉴别诊断的方法，主要依据脏腑、经络、气血津液阴阳等各自的生理病理特点及临床表现，病因、病机的生理病理特点及临床表现，临床相关病种的常见临床表现，进行有所侧重的问诊。例如病所为肾者，其生理有以下内容：①位置：肾位于腰部，左右名一，腰为肾之府。②络属：足少阴肾经属肾络膀胱，足太阳膀胱经属膀胱络肾；肾与膀胱相表里。③联系：其华在发，开窍于耳及二阴，在体主骨，外应于腰。④五行：五行属水，五季为冬，在声为呻，在志为恐，在液为唾，在味为咸，在色为黑，在变为栗。⑤功能：肾藏精（主生长、发育、生殖）；肾主水；肾主纳气；肾内寄元阴元阳，为脏腑阴阳之本，肾为"水火之宅。"⑥生理特点：肾宜潜藏，肾精宜封藏，不宜随便耗泄；肾火宜潜位，不宜过于亢奋。肾病的主要临床表现：①生长、发育、生殖障碍：腰膝酸软；早衰，五迟，五软；阳痿，遗精；不育，不孕，女子经少经闭。②下元不固：尿失禁，遗尿滑精，带下量多，滑胎，余沥不尽。③肾失摄纳肺气：喘息，呼多吸少。④肾不主水：浮肿，尿少，腰下肿甚。

（三）做相关的检查

根据主症的不同，应做必要的体格检查及实验室检查。如神昏为主要表现者，体检除脉象、血压、体温、呼吸等之外，应做角膜反射、瞳孔反射、病理反射检查，应根据可能的不同病种做相应的辅助检查，如血常规、小便常规、肝功能、心电图、脑脊液、脑电图、脑血管造影、脑超声波、脑CT等。又如胁痛为主症者，体格检查应明确胁痛的部位，胁部有无隆起或塌陷，胁下有无包块，腹部有无肌紧张，有无触痛、压痛及反跳痛等；一般应做血、小便、大便常规检查；据病情需要，可做肝功能、肝胆B超；必要时做病原学诊断、甲胎蛋白测定、胸部及腹部X线摄片、CT、胆道造影等检查。

四、围绕主症进行诊病

主症是疾病诊断的主要依据。麻疹、白喉、百日（顿）咳、多寐、不寐、痴呆、颤病、偏头痛、脑鸣、心动悸、紫癜、血溢病、哮病、干胁痛、呃逆病、暴泻、久泄、肥胖病、厌食、癃闭、尿崩、遗尿、小便不禁、遗精、早泄、梦交、不育、月经先后无定期、经期延长、痛经、闭经、崩漏、经间期出血、带下病、不孕、梦交、阴痒、胎水过多、脐带绕颈、胞衣不下、恶露不下、初生大便不通、脐血、夜啼、臀红、迎风流泪、上胞下垂、目劄、时复目痒、暴盲、目偏视、白睛溢血、脓耳、聋哑、久喑、鼻息肉、口疮、重舌、肛裂、脱肛、瘘管、肛门失禁、黄水疮、灰指甲、雀斑、鸡眼、胼胝、乳衄、乳头破碎、黄汗、眉棱骨痛、胁肋痛、干燥病等,实际上都是以主症作为病名。

以主症作为病名的诊断条件,第一是该症状所涵盖的病种较少,可用该主症代表某具体病种者,如呃逆、痛经等。有些症状为"大症",一个症状可能出现于10余种乃至数十种具体疾病之中,因而以其作为具体病名便不恰当。如血自肛门排出(包括血随便出,或便黑如柏油状,或单纯下血的症状),称为便血,便血可因痔疮、肛裂等局部病变导致,也可见于肠癌、臌胀、胃疡(胃溃疡)等肝脾胃肠等病中,疫斑热、稻瘟病等急性热病,血溢病、紫癜,以及黄胖病、蛊虫(血吸虫)病、食物中毒、药物中毒等,因此不能简单地将便血作为疾病诊断,应当明确导致便血的具体病种,并做出病名诊断。第二是主症突出而其他症状不十分明显。如咳嗽为主症,其他症状不突出,检查肺部无特殊的病理改变者,一般可诊断为肺咳。

某些疾病诊断虽不是单纯根据一个主症而确定,而是除了主症以外,还需要有其他重要症状,或有特征性症状方能确定者,仍可围绕主症进行诊断。如胸闷、心痛是诊断胸痹(心痛)的主要依据;心痛甚而肢厥是厥心痛的主要表现;反复发作鼻塞、下鼻甲肿大为主症者,为鼻窒;睫毛倒入、畏光流泪为主症者,为倒睫拳毛。

五、围绕主症进行辨证

辨证是在深入了解主症特征的基础上,结合兼症及其他有关信息如起病、季节、病史等进行综合分析,并概括为某证的诊断思维过程。

如发热为主症,根据发热的特征、伴随症、全身症、舌象、脉象等的不同,可以辨别出其病因、病位、病性、病势等证候本质。新起恶寒发热,并有头身疼痛,无汗,鼻塞流清涕,脉浮紧者,为风寒束表证;新起发热而微恶风寒,少汗或无汗,口渴,头痛,咽痛,咳嗽,舌尖红,苔薄黄,脉浮数者,为风热犯表证;发热,面赤,口大渴,汗大出,舌红,脉洪大者,为气分热盛证(阳明经证);日晡潮热,手足汗出,脐腹胀满疼痛,大便秘结,舌红,苔黄燥,脉沉实者,为阳明腑实证;身热夜甚,心烦不寐,渴不多饮,皮肤干燥,斑疹隐隐,尿黄便结,舌绛,苔黄少津,脉细滑数者,为营分热盛证;发热于夜间明显,神昏谵语,斑疹显露,面赤唇红,尿黄便秘,舌深绛,脉滑数者,为血热内扰证(血分证);午后或夜间发热,手足心发热,或骨蒸潮热,心烦,少寐多梦,颧红,盗汗,口干咽燥,便结尿黄,舌质干红或有裂纹,苔少,脉细数者,为阴虚内热证;发热常在劳累后发生或加剧,头晕乏力,气短懒言,自汗,易于感冒,食少,便溏,舌质淡,苔薄白,脉弱而数者,为气虚发热证;自觉发热,面红如妆,阵发烘热,下肢清冷,小便清长,舌淡苔润,脉浮数无根者,为虚阳浮越证;时觉发热,热势常随情绪波动而起伏,精神抑郁或烦躁易怒,胸胁胀闷,口苦而干,苔黄,脉弦数者,为肝郁化火证;暑季或高温下劳作,症见高热,烦躁甚或神昏,面红目赤,无汗,伴恶心,胸闷,舌红或绛紫,苔黄干,脉沉数者,为暑热内郁证。

又如主症为胃脘痛，根据胃脘痛的特征、伴随症及全身症状、既往病史等，可以辨别证候。胃痛暴作，恶寒喜暖，呕吐清水痰涎，得温痛减，遇冷痛甚，口和不渴，舌苔薄白，脉弦紧者，为寒邪犯胃证；胃脘灼热疼痛，身热，汗出，渴喜冷饮，大便干结，小便短黄，舌红苔黄，脉洪数者，为胃热炽盛证；胃脘胀闷，攻撑作痛，脘痛连胁，嗳气频繁，大便不畅，每因情志不畅而作痛，舌苔薄白，脉沉弦者，为肝胃不和证；胃痛，脘腹胀满，嗳腐吞酸，或吐不消化食物，或大便不爽，舌苔厚腻，脉滑或沉实者，为食滞胃脘证；胃痛部位固定而拒按，或痛如针刺，食后痛甚，或见吐血便黑，舌质紫暗，脉涩者，为瘀阻胃络证；右上腹突发钻顶样绞痛，缓解后呈持续性胀痛，伴恶心呕吐，吐出胆汁或蛔虫，脉弦者，为虫扰胆膈证；胃痛隐隐或灼痛，嘈杂似饥而不欲食，口燥咽干，消瘦乏力，大便干结，舌红少津，脉细数者，为胃阴虚证；胃痛隐隐，喜温喜按，空腹痛甚，得食痛减，时吐清水，纳差，神疲乏力，甚则手足不温，大便溏薄，舌质淡，苔白，脉虚或迟缓者，为脾胃虚寒证。

第五章　医患沟通技巧与注意事项

中医学是自然科学和人文科学的完美结合。中医的服务对象是人,因此在利用四诊手段收集患者病情资料时,不仅把患者作为具有脏器、生物学意义上的人,更要把其作为既抱有病痛、又正在社会中生活、具有心理和社会活动的人来看待。一般而言,与患者交流越多,有效的沟通越多,则获得的信息就越全面,诊断的正确率就越高,临床误诊率就越低,也就能更好地治疗患者;并在此过程中,把人性的关爱传递给患者,让处于弱势的患者感受到人格的尊重。医师也因此不断提高诊疗水平,赢得良好声誉,减少医患矛盾。在四诊技能训练时,医患沟通意识、能力及其技巧的培养是必不可少的一个关键环节。

一、医患沟通的概念

医患沟通,就是医患双方为了治疗患者的疾病,满足患者的健康需求,在诊治疾病过程中进行的一种交流。狭义的医患沟通,是指医疗机构的医务人员在日常诊疗过程中,与患者及家属就伤病、诊疗、健康及相关因素(如费用、服务等),主要以诊疗服务的方式进行的沟通交流。它构成了单纯医技与医疗综合服务实践中十分重要的基础环节,也是医患沟通的主要构成。由于它发生在各医疗机构中的医患个体之间,虽然面广量大,但绝大部分的医患沟通一般范围小、难度小、影响小,不易引起人们的关注。它的主要意义在于,科学指引诊疗患者伤病,提高现实医疗卫生服务水平。

广义的医患沟通,是指各类医务工作者、卫生管理人员及医疗卫生机构,还包括医学教育工作者,主要围绕医疗卫生和健康服务的法律法规、政策制度、道德与规范、医疗技术与服务标准、医学人才培养等方面,以非诊疗服务的各种方式与社会各界进行的沟通交流,如制定新的医疗卫生政策、修订医疗技术与服务标准、公开处理个案、健康教育等。它是在狭义医患沟通的基础上衍生出来的医患沟通,由许多未处理好且社会影响较大的医患沟通(关系)个案所引发,但广义的医患沟通产生的社会效益和长久的现实意义是巨大的,它不仅有利于医患双方个体的信任合作及关系融洽,更重要的是它能推动医学发展和社会进步。

但应注意,医患之间的沟通不同于一般的人际沟通,患者就诊时,特别渴望医护人员的关爱、温馨和体贴,因而对医护人员的语言、表情、动作姿态、行为方式更为关注、更加敏感。这就要求,医务人员必须以心换心,以情换真,站在病患的立场上思考和处理问题。

二、医患沟通的意义

首先,医患沟通是提高诊疗技术的关键之一。诊病与辨证的前提是对患者疾病起因、发展过程的了解,病史采集和体格检查就是与患者沟通和交流的过程,这一过程的质量决定了病史采集的可靠程度和体格检查的可信度,在一定意义上也就决定了疾病诊断正确与否。中医诊断在病因上重视自然条件对人体的影响,重视社会心理因素的影响;在临床资料采集方面重视四诊合参,重视患者的自我感受;在诊断辨证思维方面重视整体观念,重视因人、因时、因地制宜。

其次,医患沟通是提高医师人文服务水平的关键之一。包括中医学在内的医学的本质是"人"学,患者不仅需要帮助照顾,需要治疗安慰,更需要尊重与理解。学会与患者沟通,理解他们在病痛中的感受,是医师基本责任之一。关注、真诚、尊重、同情、爱心是有效沟通的基础。

第三,医患沟通是体现医师职业精神的直接手段,也是构建和谐医患关系的有效途径。

三、医患沟通的常见模式

(一)主动-被动模式

在这种模式下,医务人员处于主动的支配地位,患者则完全被动服从,医师有绝对的权威性。这是一种古老的医患模式,不利于发挥患者的主观能动性。该模式多用于意识障碍者或婴儿。

(二)指导-合作模式

在这种模式下,医师起主导作用,患者积极配合。这是目前最常用的医患关系模式,主要适合于急性患者。

(三)共同参与模式

以医患平等关系为基础,为治好疾病这一共同愿望,双方各自发挥自己的积极性,相互支持,相互配合,共同与疾病做斗争。这是值得提倡的医患关系模式。

四、医患沟通技能要素

(一)人文素养

医患沟通是人与人的沟通,常常又是处在"强者"与"弱者"的沟通状态,这就特别需要医者具有较强的人文素养,不仅要有仁爱之心,还要有人文知识,从职业标准来说就是要有医学基本观。没有人文素养,即便他有再多的沟通技巧,他也不乐意与每一个患者沟通,而是有相当强的沟通选择性。所以,人文素养决定了医者愿不愿意与患者沟通,是态度问题,是医患沟通技能提高和应用的动力所在。

(二)礼仪习惯

人与人交往第一"回合"便是礼仪,表现在目光、微笑及问候语,这是给人的第一印象。这里最重要的是目光中的信息，医者尤其要表现出仁慈、友善、同情的心理，他会一下切入患者的心灵，这就需要人文素养的支撑。礼仪需要养成习惯，习惯成自然，给人就更亲切、更可信。

（三）语言技巧

人际交往中语言如何表达是一门艺术，技巧性很强。医患沟通的语言表达技巧性就更强，因为医者说话的对象是身心非正常的患者，这种技巧有相当强的医学专业性。它的技巧性表现在：有的话不能说，有的话一定要说；有的话不可直说，而要婉转地说，有的话则要直说；有的话不让患者说，有的话让患者多说……总之，医者的语言技巧也是行医的基本技能。

（四）善解人意

准确的判断对方的心理和行为的真正含义，是人际沟通的重要前提。由于人的个性特征的多样性和社会因素的复杂性，人们在表达意思时，常常不是直截了当，而是曲折迂回或含蓄隐晦，这就需要沟通者，特别是主动沟通者——医者，更能通过患者及家属的看似简单的语言和行为，领会他们的真实意思。确切地说，善解人意是一种理解人心的能力，是悟性，既有先天的条件，又有后天努力的积累。

（五）宽容心态

医务人员在与患者及家属交往沟通中，还需要大方宽容的心态和度量。前面我们已谈到，由于病患的影响，患者和家属都不是正常人的思维和心态，受不良情绪和异常情感的控制，易表现出狭隘、猜疑、对立、计较及过分细致的言行。这需要医务人员宽大为怀，心胸开阔，不要与患者及家属过分的言行发生"碰撞"，而要顺其自然并因势利导，将患者及家属引导到更有利于诊治疾病、增强医患关系的方向上来。

（六）社会阅历

患者来自社会生活的各个层面，是社会的缩影。如果没有相当的社会阅历和人生经验，医务人员就不能理解他们的真实意思，就不能有效地与患者及家属沟通，更不能解决较复杂的医患矛盾。可以说，较多的社会阅历能帮助医务人员提高学识水平和声望，丰富自身内涵，是医务人员成熟干练的标志之一。

（七）专业素质

实际上，让患者及家属对医务人员最敬佩的地方就是医护人员的医学知识与诊疗技能，即"有水平""有本事"，这应是医务人员的"看家本领"。患者和家属十分看重医务人员的这种学识与能力，对他们认为放心的人会比较乐于接受沟通。患者依从性好，往往就"言听计从"，十分有利于诊断、治疗及处理医患关系。

（八）通俗表达

对于没有受过正规系统医学教育的患者及社会人群来说，医学知识是相当深奥难懂的。医务人员基本上都受过良好的医学教育，对一般医学知识和诊疗常规有着较强的理解能力,可以较系统地解释医学知识,并习惯用专业术语讲话。而对患者及家属而言,他们需要通俗的解释,需要简单形象的描述,需要确切的说明,否则,他们就不能与医务人员有效地沟通。所以,通俗表达医学知识是医患沟通特别重要的一种能力,而且是需要后天努力学习的环节。

五、医患沟通技能的增强

(一)加强教育培训

从上述八个要素看,增强个人的医患沟通技能最重要的环节是进行教育和培训。只有通过教育和培训,才能使医务人员从思想认识上理解沟通的重要性,才能增强人文精神,掌握人文知识,提高文明素养,训练沟通技能,从而积极主动地开展医患沟通。但是这种教育一定要有针对性,要联系实际,解决医务人员的实际思想问题,不宜空谈理论和简单说教。技能培训也非常重要,培训方案应务实、形象、易学,由浅入深,从易到难,案例式训练会更激发学员的兴趣。

(二)勤于临床实践

为什么老医师的沟通能力明显比年轻医师强呢?没有什么秘诀,最简单易行的途径就是多接触患者、多参加诊疗工作,而不是多看书、多查资料。青年医务人员在大量的临床实践中,身临其境,全身心感受各种人和事,全方位应对处理各方面的矛盾,会很快不同程度地增强这八个沟通技能,并能从老医务人员身上和患者及家属那里学到许多书本上、学校里学不到的东西。

(三)增加社会活动

过去,由于种种历史的原因,医务人员一般都埋头搞业务,不介入各种社会活动,接触社会方方面面较少,对社会生活的影响力也仅局限在救死扶伤、卫生健康方面。但在今天,社会生活发生了巨大的变化,医院与医务人员同其他行业一样,完全被融入市场经济的大社会环境中,过去被动接触社会的思维与行为方式已不能适应这种快速多变且利益交织的经济社会。所以,医务人员应该主动参加各种社会公益活动,大量触及社会生活的边角,广泛接触并影响上层建筑和经济基础中的各种人物,增多沟通的渠道,增大沟通的信息,增强沟通的效力。

六、医患沟通的主要流程

(一)医方示善

医疗服务中,医护人员应该主动显示善意,体现人道与仁爱的医学人文精神,这也是中国礼仪之邦的文化传统。有效表达善意,需要医护人员首先用和善的肢体语言伴及亲切的口头语言,使患者及家属感受到温暖、尊重及诚意的氛围,并在之后的沟通中保持下去。这部分技巧特征是医护人员单方主动显示人文言行。

1. 运用得体的称呼语　合适的称呼是建立良好沟通的起点。称呼得体,会给患者以良好的第一印象,为以后的交往打下互相尊重、互相信任的基础。医务人员称呼患者的原则是:① 要根据患者的身份、职业、年龄等具体情况因人而异,力求确当。② 避免直呼其名，尤其是初次见面呼名唤姓不礼貌。③ 不可用床号取代称谓。④ 与患者谈及其配偶或家属时，适当用敬称，以示尊重。

2. 和善的肢体语言 即对患者及家属给予祥和的表情、谦和的举止、轻柔的动作及医学专业的行为。需注意不同患者应有区别对待，如面对急重症患者不宜微笑，急诊患者和家属更需要快速诊治的专业行为。要把肢体语言放在最重要的沟通地位，因为肢体动作能最直接、最有效地表达出医护人员对患者的真诚态度。

3. 亲切的口头语言 在表达肢体语言的同时，需要我们对患者及家属给予尊敬的称呼、基本的礼貌、必要的介绍、合适的安慰。语言亲和得体，是根据不同患者情况而选择，要考虑当地文化习俗。医护人员养成这种习惯很重要。

（二）医方倾听

了解患者信息主要通过倾听。患者诉说中，经常被医师打断会影响医患有效沟通。倾听，要求医护人员全神贯注接收患方全面信息，不随意打断患者，要准确理解并掌握患方重要信息，多使用"要点反馈"技巧。倾听技巧中的特征，是医护人员将医学思维与人文言行有效结合，医师获取患者信息中需要用医学知识和经验分析判断，并整理出有利于诊断和治疗的信息，同时要兼顾对患者诉说的尊重，否则，患者关键信息将缺失，也会降低对医师的信任。

（三）医患谈话

医患谈话是医患沟通的主要环节，其中至少下列八种技巧需要根据不同的患者有重点地综合运用。这些技巧特别需要人文言行与医学思维密切结合加以应用，以展现出医学的艺术与医患的和谐，这是医患谈话的特征。

1. 要点反馈 医患谈话中，医师从诊断、治疗及服务的医学考虑，选取患者说的关键信息，当时口头重复向患方确认，作为重要信息记录（记忆）下来。

2. 职业语言 医师语言必须以医学专业、相关知识及法规制度为基础，适度通俗易懂。交代治疗方案、判断病情及预后时，要恰当说明医疗服务的风险性和不确定性，让患者及家属获得医疗风险心理承受力是相当重要的医患沟通目的。

3. 讨论选择 患者确诊后，医患讨论治疗方案已是基本医疗程序。医师首先要让患者及家属全面知情并必要分析（知情需保护患者），并设身处地考虑患者身心与社会经济因素，根据医疗条件和患者病情适度引导患方，但最后必须尊重患方选择的治疗方案。

4. 鼓励语言 被疾苦折磨的患者渴求医护人员的鼓励，他们需要表扬、肯定、同情及乐观的语言，尤其是危重患者和心理负担重的患者应得到更多的关心。

5. 抚触肢体 患者身心都是柔弱的，医护人员对患者肢体亲切的安抚，医学上是必要的，更是患者需要的。临床上适宜的患者安抚方式主要有握手，搀扶，轻抚肩、臂、手等；需要医护人员注意的是，患者性别和年龄的差别对其感受不同，老年人和儿童更需要肢体关爱，女性患者要避免被误解。

6. 告知坏消息 "坏消息"包括患者死亡或严重病情等。告知家属患者已死亡的消息，要采取由轻到重"渐进式"的方法，并适当安慰，使其家属心理逐步接受亲人逝去的噩耗，降低情绪反应，减少对己对人的不良影响；告知严重病情，要提前了解患者及家属的相关信息,有所准备,一般先与家属沟通。针对不同的患者及家属,或直接或间接告知,或委婉告知,或"避重就轻"告知。其基本原则是有利于保护患者身心,有利于家属配合,有利于实施医疗。

7. 回避难题　医患交流中,遇到难以回答和难以解决的问题时,要坚持尽量使医患沟通当场不失败的策略,要保持平稳情绪,绝不能激化矛盾。明智之举是暂避难题:对患方首先要态度真诚,积极沟通,如遇不能解决或解释的问题,可换位思考,说明不利于患方的因素,或医院条件限制困难,或转给同事来处理,或向上级汇报等。切忌欺骗患者,要为下次成功沟通铺垫基础。

8. 聊天　这是很人性的沟通技巧。患者和家属非常需要医护人员像朋友一样对待他们,医患闲聊家常、爱好、时事等患者有兴趣的良性话题有利于患者减压心理负担,有利于医患相互熟悉和相互信任。需要注意,这种放松式聊天不能涉及疾病和治疗,时间也不宜长,每日数分钟就可能产生良效。

(四)医患合作

医患双方通过多次沟通后达成了共同意向或决定,建立了互信关系,医护人员在患方配合下,以主导的姿态和负责的行为实施医疗服务。毋庸置疑,由于医患多方面的不同之处,医疗服务过程中还会产生新的问题或矛盾,医患沟通又进入了一个新的过程,此时仍从医方示善开始。

现在许多医院都轻视医患沟通在建设和谐医患关系中的作用,还制定了相应的制度和规范要求,有的甚至是人性化的要求,这些当然是有益的。但是需要注意的是,沟通不仅仅是谈话,以为说了话就完成了沟通是不全面的,甚至是不正确的。患者对医者有殷切的期盼,有敏感的观察。他们对医者不仅要"听其言",而且要"观其行"。因此,医患沟通最重要的是医师的态度。医师必须诚恳、平易近人,有帮助患者减轻痛苦和促进康复的愿望和动机。

为了发挥医师在建设和谐医患关系中的主导作用,首先需要医师学习和掌握多种沟通手段和运用技巧,倾听是最重要也是最基本的一项技巧,但遗憾的是,它常常被繁忙的医师所忽视,医者在与患者的语言沟通中应当是一位善听者。其次要学会接受与肯定,无条件地接受患者,不能有任何拒绝、厌恶、嫌弃和不耐烦的表现,同时肯定患者感受的真实性,切不可妄加否定。

第六章 问诊训练

一、教学目的与要求

1. 掌握问诊的基本方法、操作规范、注意事项。
2. 掌握临床接诊的一般流程。
3. 掌握问诊的基本内容。
4. 掌握主诉的含义及书写主诉的要求。
5. 掌握常见现在症的鉴别要点及临床意义。
6. 熟悉与患者交流的基本技巧。
7. 了解西医症状学的内容,中医常见现在症常见于哪些西医疾病。

二、实训组织形式

以课堂讲授、模拟实训与临床带教的形式组织进行。

1. 将学生每2人分成小组,在老师的指导下,一人模拟患者,另一人模拟医师,患者可按照预先设计好的病情资料进行回答医师的提问,当模拟医师确认询问完成后,两人再交换角色,更新病历资料,继续询问,模拟患者按照新的病情资料内容回答。当模拟医师确认询问完成后,双方可将自己模拟患者时所用的病情资料交给对方,各自可将自己收集的病情资料与预先设计好的病历资料进行核对,找出自己询问遗漏或错误的地方,也可由指导老师点评。

2. 老师举出一些问诊方法错误的案例,让学生指出错误之处,提出正确的方法或纠错的方法。

3. 临床带教与标准患者模拟临床实景,学生分组,确定主问者。事先将患者的性别、年龄、受教育背景等基本信息与所患病种告知学生,学生查阅资料,主要针对该病种及其常见临床证候类型进行准备。并完成问诊流程的设计、症状术语与口语之间的“翻译”;由主问者对患者进行询问,小组其他成员补充问诊,指导老师点评。

4. 播放临床问诊实例,学生完成口语与症状术语之间的“翻译”,书写病历记录,并针对问诊缺漏或错误之处进行补充问诊或纠错。

5. 模拟医师记录问诊结果与分析,每位学生对问诊信息加以总结归纳,书写主诉、病情资料、诊断与分析。

第一节　问诊的流程

一、接诊流程

问诊是"诊病之要领，临症之首务"，其首要之处便是有效、规范化地接待患者，这既是确保准确收集患者信息和疾病治疗的基础，也是建立良好医患关系的手段。

在传统问诊中，医师往往把患者主要作为医学关心的对象，即把患者从具有脏器的人的角度来进行的诊察工作。而接诊，不仅仅把患者作为具有脏器的人，还要把其作为既抱有病痛、又正在社会中生活、具有心理和社会活动的人，也就是把患者看作一个全人来倾听、关爱与诊察。接诊有利于医师与患者的有效沟通。完整有序的接诊流程是实现医患有效沟通的重要保证。

一般认为，接诊流程包括以下几方面。

（一）接诊前的准备

1. 创造良好的就诊环境　接诊最好在一个单独的诊察室或诊室中相对独立的空间中进行，以避免相互干扰，也使患者有一种保密感和安全感，有利于患者吐露"隐情"。首先，布局协调、明亮、整洁、有序是对诊室最基本的环境要求。其次是尽可能安静，能够保证患者个人隐私不被泄漏。医师最好是与患者一对一地谈话，不会有人突然闯入干扰。如果是多人接诊的房间，应该在诊桌、诊床四周挂上窗帘。再次，应保持室内空气的清新，温度、湿度适宜。

2. 医患之间适宜的位置　医师应与患者处于90°的位置在座位上接诊患者，即医师与患者侧向而坐。医师与患者处于直接面对位置时，患者易于紧张与不安。诊察床除了洁净、床单按期更换消毒之外，其高低位置对医患沟通也有影响。诊察床高低原则是患者在仰卧位时与医师座位治疗时眼睛处于基本平行的水平。

3. 接诊医师的仪态仪表　医师在第一时间给予患者印象的不是医学知识的多寡和医疗技术的高低，而是仪态仪表。因此，医师必须保持整洁、端庄的仪表仪态。接诊前要检查衣着打扮是否得体，白大衣、袖口、领口、鞋袜等是否洁净，指甲是否剪整，头发、面部是否洁净，口腔是否有异味等。

4. 接诊医师的心理准备　接诊医师，尤其是第一次接触患者的医师，容易出现自我感觉良好或过度紧张的心理。接诊医师的心理准备是非常必要的，实习医师要从一开始就养成接诊前进行相应心理准备的良好习惯，要清楚地知晓理论与实践是有距离的，理论需要在实践中反复运用才会成为临床实际能力。对于初期接诊容易紧张的医师，则应通过反复模拟训练等方式克服紧张的心理。

一般在临床接诊中，应该做好应对以下几种患者的心理准备。

（1）**具有恐惧心理的患者：**有些患者因为对医师、疾病或治疗方法不了解而存在恐惧心理，对于这些患者，医师就要通过说明与告知以帮助患者放松。首先，转移患者的注意力。其次，对患者进行支持和安慰，帮助他们克服恐惧感。再次，可以让患者做深呼吸，放弃可怕的想法，多考虑愉快的事情。

（2）情绪不佳的患者：患者往往认为自己患病是不公平的、倒霉的，伴随疾病的折磨，常感到莫名的恼火，再加上看病路远不便、就医环境较差、经济负担沉重、家庭关系紧张、社会偏见认识、疾病无法治愈等因素，更容易造成情绪不佳。作为医师应首先承认患者的情绪不佳，但不能专注于此，并进行适当的引导与开解。

（3）异性患者：所谓面对异性患者，主要是指男性医师面对女性患者。女性患者由于生理构造和功能的关系，常常表现出一些与男性患者不同的心理状况，如压抑、羞怯、脆弱、敏感等。由于我国传统风俗的影响及患病部位的特殊性，许多妇科疾病患者不愿意在一些公开的场合诉说自己的病情，有时因害怕别人讥笑而有意地隐瞒病情，甚至连自己的亲人也不告诉，形成一种沉重的压抑心理。

作为医师，要尊重女性，体现关怀，要有意识地为女性患者着想，尽量满足她们的合理要求，要思想端正、举止端庄、表情严肃、语言诚恳、解释细致。对于女性患者的检查应当遵守相应的特殊规定，如男医师对女患者的隐私部位检查必须要有第三人在场等。

（4）对中医抱有疑虑或过高期望的患者：有些患者采用西医西药治疗一段时间后，转而寻求中医药治疗，但又对中医的理论与治疗方法抱有很多疑虑，作为医师不能激烈地反驳患者，要跟患者讲明中医的科学性。另有些患者对中医十分信任，并且期望过高，此时医师在感谢患者对中医信任的同时要对患者进行宣教，包括中医药方面的常识，尽可能向患者介绍所患疾病的知识，让患者对自己的病情及诊疗、预后有一个了解，从而有一个恰当的心理准备和期望值。

（二）接诊初期的导入

1. 问候与寒暄　一般可以使用"您好""您请坐""让您久等了"等。根据情况，还可以适当使用如"今天天气可真好啊"等语言。这种寒暄与问候可以传达给患者已被医师接纳的心理感受，有助于解除不安和紧张情绪。在问候与寒暄过程中应视患者的年龄、性别的不同而对其称呼有所差异，比如儿童可以称呼为"小朋友"，比医师年龄大许多的称呼为"老人家"等。

2. 确认患者姓名　经常使用的是"您是某某吧"，需要注意的是必须使用全称，不能使用"老李""小王"之类的称呼，因为这是与患者确定就诊契约非常重要的环节，因此，不能使用省略语言。

3. 医师自我介绍　医师对患者礼貌地进行自我介绍这一行为，间接地向患者传达了一种医患平等的信息。因此，建议医师尤其是实习医师在接诊时进行自我介绍。

4. 说明接下来要进行的事项　医师需要切脉、腹诊、穴位诊断或触摸肝脾、淋巴结等检查时，要提前对患者说明具体检查的事项，使用"接下来我来切一下脉""我要对您的腹部进行一下检查"等。

（三）接诊中期的询问与倾听

询问习惯上称为问诊，是中医诊察疾病的重要环节与方法，问诊与倾听的内容将在后面章节"中医临床问诊的一般流程"中详细论述。

（四）望闻切诊

望诊与闻诊可穿插在问诊过程中进行；按脉诊操作规范进行脉诊，一手脉诊不少于1分钟，两手脉诊以3～5分钟为宜。

（五）一般检查与专科检查

1. 根据疾病的部位和性质不同，选择相应的体位和方法。
2. 操作手法要轻巧柔和、规范，避免突然暴力或冷手按诊。
3. 按诊操作必须细致、精确、规范、全面而有重点。
4. 检查时依次暴露各被检部位，力求系统、全面，但要避免反复翻动患者。
5. 按诊综合检查的顺序一般是先触摸、后按压，由轻而重，由浅入深，从健康部位开始，逐渐移向病变区域，先远后近、先上后下、先左后右地进行。
6. 注意争取患者的主动配合，使患者能准确地反映病位的感觉。
7. 要边检查边注意观察患者的反应及表情变化，以了解病痛所在的准确部位及程度。

（六）接诊后期的结束方式

完整、有序的接诊结束方式也是接诊中不可缺少的环节与技能之一。接诊后期包括以下几个环节。

1. 病历的最后归纳　指对目前为止所叙述的最为重要的关键点进行语言上的归纳。如"您一个多月来一直头痛，还伴有头晕，有时还有些恶心，是吗？""您这次就诊最主要的目的，是想通过中药治疗治疗您的失眠，对吗？"对患者的病历进行归纳并与患者确认。

2. 再确认　再确认是接诊结束时的重要环节，往往通过这一确认，使患者想起一些遗漏的病患信息，询问是否还有遗漏的内容。使用诸如"您还有什么要补充的吗"等确认语言，可以有效地提醒患者，从而有利于更加全面地收集病患信息。

3. 给予患者提问的机会　这是尊重患者的表现之一，也是避免遗漏病患信息的问诊技巧之一。

4. 交代治疗后的观察事项与健康教育　应交代患者对治疗后可能出现的某些症状或体征的变化进行观察，这样既可以在患者复诊时翔实地了解其病情，又可以在出现某些症状或体征时使患者心中有数，减轻其心理负担。同时应对患者的行为、生活方式与心理情绪等方面进行指导与教育。

5. 使用结束语言　使用"今天就到这吧""辛苦了，多保重""没有其他问题了吧，请按时服药"等，当确认患者已没有其他问题时，本次的接诊及医患关系才告正式结束。当然也可以使用"服药一周后再来"等预约患者方式结束本次接诊过程。

二、中医临床问诊的准备工作

整体观、辨证论治、恒动观是中医学的基本特点，也贯穿于中医问诊的全过程，因此在临床问诊，以患者的主诉为切入点，要求全面系统，并做到问辨结合、诊断与鉴别诊断结合，往复进行，动态掌握疾病的变化，跟得上"疾病变化的步伐"。由于问诊是中医通过望闻问切四诊收集病情资料过程中临床思路与中医思维的集中体现,因此准备工作必须充分而扎实。

(一)"备"患者

临床上既有初诊患者,又有复诊或转诊患者,加之其身体状况、病情轻重、情绪状态都有所差异,因此要针不同类型的患者,设计相应的问诊方法。

1. 一般患者的问诊方法　在接诊患者时,当对患者一般情况登记完成后,首先应当从主诉开始进行询问,围绕主诉对患者展开有目的、有步骤的询问。通过主诉常可确定询问或检查的主次和秩序,初步估计病情的轻重缓急及其救治原则。为了系统有效地获得准确的资料,询问者应遵循从一般到特殊的提问进程,如先问"你哪里不舒服",后问"你这症状有多长时间(有多久)"。

具体要做到全面、系统、动态的问诊,注意问诊过程中病证结合、问辨结合、诊断与鉴别诊断结合。要真正达到上述要求,必须养成良好规范的问诊习惯,对中医的基本理论与常见病、多发病及其常见证候类型的临床表现烂熟于心。初学者可参照中医住院病历结合"十问歌"的内容进行问诊,但要注意两点:一是当症状不明显、不典型时,地理、气候、季节、生活习惯、体质因素往往是问诊的关键;二是一些"阴性"症状或体征必须要收集,正所谓"有者求之,无者求之",这些"阴性"症状可从"反向"对辨证诊病起到提示甚至是决定作用。

除此之外,尚需注意某一症状或体征与其相似症状或体征的差异;还应注意某一症状或体征的前后对比,如"这个症状原来如何,现在又如何"。

2. 危重病患者的问诊方法　对于急性或危重疾病患者,应抓住主症扼要询问,重点检查,以便争取时机,迅速治疗、抢救患者。待病情缓解后,再进行详细询问,切不可机械地苛求完整记录而延误治疗、抢救时机。

3. 复诊、转诊患者的问诊方法　对复诊患者,应重点询问用药后的病情变化。有些患者,尤其是患病较久者,在就诊前已经在其他医院进行过诊断和治疗。所以对转诊者,有必要询问曾做过哪些检查,结果怎样;做过何种诊断,诊断的依据是什么;经过哪些治疗,治疗的效果及反应如何等。了解既往诊断和治疗的情况,可作为当前诊断与治疗的参考。

4. 特殊患者的问诊方法　当患者有如下特殊情况时,如缄默与忧伤、焦虑与抑郁、多话与唠叨、愤怒与敌意、多种症状并存、文化程度低下或语言障碍、重危或晚期患者、残疾患者、老年人、儿童、精神病患者,在询问病史时应根据患者的具体情况给予适当的安抚、鼓励、启发、引导。必要时请陪同人员协助提供病史。

问诊时应及时核定患者陈述中的不确切或有疑问的情况,如病情与时间、某些症状与检查结果等,提高病史的真实性。

(二)备问诊内容

询问者应按项目(主诉、现病史、过去史、个人史、家族史)的序列系统询问病史,问清症状开始的确切时间及表现,跟踪自症状首发至目前的演变过程,根据时间顺序追溯症状的演变及诊治经过,避免遗漏重要的资料。

1. 第一次接触的慢性病患者　问诊的内容与程序应该是:引导式问诊→问本次

就诊的主要问题（包括主诉、现病史、简单的既往健康史）→问患者及其背景（职业及家庭等相关信息）→问患者的就医背景→问疾病与健康问题的联系（有无不良生活习惯等）→进一步澄清问题。

2. 急症患者　强调直接问诊，边诊边治，直接以询问病情为主，然后及时施治或转诊，或等病情稳定后再问患者及其背景→问就医背景→问患者与健康问题的联系→进一步澄清问题。

3. 复诊或已建立健康档案的患者　先花几分钟时间浏览患者的病历或健康档案（了解患者及其背景、既往的健康状况）→问本次就诊的问题及目的→问本次就医的背景→问本次就诊的问题与患者及其背景的联系→进一步澄清问题。

（三）备问诊语言与技巧

1. 问诊语言口语化　问诊语言口语化没有一定的范式，如同平时语言交流一般，不要求严谨或符合语法，只要谈话双方明了即可，亦不一定限于方言。要做到口语化，问诊时医师语言要通俗易懂。首先，要避免使用特定意义的医学术语，如隐血、心绞痛、里急后重、尿频尿急等；其次，要向患者尽量具体解释某一症状的内涵，如口渴解释为"觉得嘴巴里面干，想喝水，喝了水后嘴巴干可以明显缓解一段时间"，对于其中一些症状的描述可以适当使用比喻或类比，诸如口涩可描述为"嘴巴里面像吃了生柿子一样"，口黏可描述为"嘴巴里面像吃了猪蹄一样"；再次，要了解所从医地域的方言与语言习惯。

2. 避免暗示　问诊时遇到患者叙述病情不够清楚全面时，医师可以适当给予启发式引导，但不能凭自己的主观意愿去暗示或诱导患者叙述病情。暗示性提问是一种能为患者提供带倾向性的特定答案的提问方式，很易使患者为满足医师而随声附和。如"你的胃痛放射至左侧肩胛下，对吗"，恰当的提问应是"你除胃痛外还有什么地方痛吗"。不提复杂或诱导性问题，如"当你头痛时伴有呕吐吗""下午你发热对吗"。如果问，应问"你头痛时还有其他不舒服吗"，患者会按照自身症状说出其他感受，如此可获得真实资料。

3. 举止适宜　医师应通过沟通在最短时间内赢得患者认可，做到态度和蔼而严肃认真。特别要微笑着注视着对方的眼睛说话，适当的时候应微笑或赞许地点头示意。在询问过程中，对于患者的病情，切忌有惊讶的语言和表情反应，以免给患者带来不良刺激，增加思想负担而使病情加重。

4. 学会倾听　与患者之间不要设置任何障碍，交谈时应采取前倾姿势注意倾听。不要轻易打断患者讲话，让患者有足够的时间回答问题。成功的倾听不仅应该是形式上的礼貌待患，而且是内容上的服从医疗；不仅是现象上的尊重患者，而且是本质上的关爱患者。这样就会成为医患沟通的"高手"。

三、中医临床问诊的一般流程

（一）患者自诉与医师倾听

一般以"请问有什么需要帮忙的"或"您哪里不舒服"为问诊前导语，在医师的适当引导与提示下，让患者充分自诉病情（包括治疗史等），把本次就诊的主要目的与简要病情叙述清楚，其间可以适当催促、重复、概括与确认、解释说明。

（二）确定主症与主诉

主诉，是患者感受最主要的痛苦或最明显的症状或体征，也就是本次就诊的重要原因及患病到就诊的时间。主诉是医师对患者就诊或入院前病情的高度概括和描述，要求医师对患者发病过程必须全面了解，并且用最简洁的文字进行科学提炼和归纳，思维逻辑性强、符合病情实际、内容准确完整。因此，主诉从一个侧面不同程度地反映了医师的思想、专业技能水平和综合分析判断能力、鉴别诊断能力与文字写作能力。

1. 如何确定主诉　书写病历记录的医师对主诉的内涵不明确，就不能按要求采集病史，缺乏主动性，可能只会采集到部分病史，或者只是根据患者自然陈述，想当然地进行归纳，结果往往容易造成病情遗漏，甚至漏诊或误诊。

如患者诉1周来头昏乏力、胃脘痞满、纳食减少，进一步追问得知1周来每日解黑色大便1～2次，望诊面黄舌淡，考虑患者首诉诸症为"便血"所致，主症应以解黑便为主，主诉可归纳为"大便色黑伴头昏、纳差1周"。再如，患者因纳呆、腹胀、恶心5天求治，进一步询问患者，同时有小便深黄，望诊身黄、目黄，家属证实患者病后肌肤渐黄，虽然患者并非因身黄、目黄、溲黄为主要痛苦而就诊，但其特异性比患者首诉诸症要强，当视为主症，主诉可归纳为"身黄、目黄伴纳呆、腹胀、恶心5天"。可见，主症不单纯是对患者感觉最痛苦的主要症状的简单记录，而应是临床医师结合临床思维后的总结概括。

医师问诊要注意倾听患者的主诉，然后有目的地进行深入、细致的询问。如了解到患者以"头痛"为主要痛苦时，应进一步询问其头痛的部位、性质、程度、时间及其他伴随症状等。同时，也要兼顾到如头痛与睡眠、工作、精神情绪、五官疾病等情况，以免遗漏病情。又如主诉为"发热"，则要追问是否恶寒、有无出汗、渴或不渴、发热时间和热型等，进而有利于证候分析与诊断。

记录主诉要简明，如"活动后心悸气短2年，下肢水肿2周"。不可采用诊断结果（病名），如"患心脏病2年"或"患糖尿病1年"，通常不把病名或患者的诊断检查结果作为主诉。若患者就诊时无自觉症状，仅仅是西医学体检、化验或仪器检查发现异常时可以例外。

主诉提炼和归纳为以下3种常见情况：① 无宿病的，以患者本次就诊最痛苦的症状、体征及持续时间为主诉。② 有宿病的，但患者本次就诊最痛苦的症状、体征与宿病关系不密切，即以本次就诊最痛苦的症状、体征及持续时间为主诉，宿病则归入既往史的范围。③ 有宿病的，患者本次就诊最痛苦的症状、体征是宿病的加重或复发、并发的，即以宿病症状、体征及持续时间为主诉。

2. 如何界定"现病史"中的现病　"现病史"中的现病是病史中的主体部分，围绕主诉，详细记录从起病到就诊时疾病的发生、发展及其变化的经过和诊疗情况。界定"现病史"中的现病，首先要确定好主诉的内容及其时间，注意与既往史鉴别，既往史是指患者过去健康与疾病的情况，二者的时间界定主要是根据主诉所定病症及其所记时间为准，即主诉所述病症及其时间之内者属"现病史"中的现病内容，主诉所述病症及其所定时间以外的其他疾病则属既往史的内容。

（三）复核主症

中医的概念，特别是对于症状的描述缺乏严格的定义，其内涵的多义性和外延的不确定性加之患者由于生活地域、社会阅历的差异，医患之间不可避免地对某一症状的认识结果带来或然性、模糊性和不确定性，因此对症状的复核就尤为重要。要向患者尽量具体解释某一症状的内涵，其根本目的就是要保证患者语言描述的病情与其真实的病情相一致。

（四）问清主症

1. 问清主症的基本特征 主症的基本特征主要包括新旧、具体部位、性质、程度及直接诱因，主症的前后变化及其条件（主要指缓解与加重因素），以及上述内容与时间（季节、时辰等）的相关性等。

问症状的"新旧"主要了解某一症状是新发还是宿疾迁延而来。临床上的症状，除有全身性的症状如恶寒、全身汗出等，但更多的是一些表现于局部的症状，如肢冷、口渴、头痛、胃痛等。倘若是局部症状，则问清该症状表现在什么具体部位对判断病位有关键提示意义。问主症的基本特征与时间的相关性，主要是以时间为线索了解某一主症的发病情况、病变过程与诊治经过。

在了解该症状发病经过与病情变化的基础上，尚需问清该症状的直接诱发因素，如咽痒而咳、水入即呕、起则头眩等，即咳与"咽痒"、呕与"饮水"、头眩与体位改变"起"直接相关，此时"咽痒""饮水""起"就成为某一症状的直接诱因。

2. 要问清主症的紧密伴随症状 即某一症状直接引起的其他症状或体征。与问清该症状的直接诱发因素不同，问清主症的紧密伴随症状是将主症作为"前因"，其他症状为"后果"；而问直接诱发因素是将主症作为"后果"来问前因。如问呕而渴，咳而面红，越咳咽喉越痒等。

尚需说明的是，在问诊过程中，无论主症还是其他症状都要问清该症状的基本特征与紧密伴随症状。

（五）问其他症状

问清除了主症之后，还应问患者还有哪些不适与体征。此类症状所涉及的范围极广，根据诊断与鉴别诊断的方法，按照"十问歌"进行问诊。主要依据以下三点来确定问诊范围：一是脏腑、经络、阴阳气血津液等各自的生理病理特点及临床表现；二是病因、病机的病理特点及临床表现；三是临床相关病种的常见临床表现。

（六）问既往史

既往史主要包括患者平素身体健康状况，以及过去的患病情况。小儿应当注意询问预防接种、传染病和传染病接触史。

（七）问个人生活史

个人生活史主要包括生活经历、精神情志、饮食起居、婚姻生育等。医师询问患者这些情况，在诊断疾病上也有着重要的意义。

（八）问家族史

家族史是询问患者的家庭成员，包括父母、兄弟姐妹、爱人、子女等人的健康和患病情况。必要时应注意询问直系亲属的死亡原因。询问家族史，是由于遗传性疾病与血缘关系密切；有些传染性疾病，如肺痨等，与生活密切接触有关。

（九）补充问诊

结合望问切诊与体检所收集的病情资料，初步诊病辨证之后，针对先前问诊遗漏之处或所需鉴别之处，补充问诊。如脉诊时见到脉促，或结，或代，或三五不调，则应补充问患者是否有心悸、胸闷、气短等症状。

四、如何围绕主诉深入询问（以失眠为例）

（一）问诊准备

1. 了解失眠的定义　失眠是患者经常不易入睡，或睡而易醒不能再睡，或睡而不酣时易惊醒、甚至彻夜不眠的病症，常伴有多梦，又称为"不得眠""不寐"。失眠者白天出现精神不振、疲乏、易激惹、困倦和抑郁等表现。病程标准：至少每周发生3次，并至少已1个月。

2. 了解失眠的主要临床表现
（1）入睡困难型，就寝半小时甚至1～2个小时仍难以入睡。
（2）睡眠表浅、易醒、多梦型，每晚醒3～4次以上，醒后不易入睡。
（3）早醒型，多于凌晨3～4点醒来，醒后不能入睡。

（二）问主症

1. 复核主症
（1）确定失眠的持续时间与发生频次："失眠出现有多长时间了"，"一周中失眠几次"。通过询问确定患者的失眠是否达到病程标准。
（2）排除其他情况引起的失眠：① 排除一过性失眠："你都是什么时间睡，什么时间醒"，以排除患者因作息时间改变引起的失眠。② 排除其他病痛引起的失眠："你平时还有些什么病，它们影响你的睡眠吗"。③ 排除个人体质差异引起的失眠："第二天精神、精力怎么样"。由于"每天保证8小时睡眠"的观念深入人心，临床上有部分患者常因自己"睡眠时间短"前来就诊，但他们的精神、体力却不受影响，因此此类情形也不能诊断为失眠。④ 其他："你认为自己的失眠与什么因素直接相关"，以此排除因情志抑郁、郁怒、饮茶与咖啡、衣被厚薄、多言语等引起的失眠。

2. 问失眠的季节性　问"你一年四季都失眠"或"你的失眠在什么季节较严重"。一般来说，春季较重者，多与春季人体肝气升发有关，患者可能平素肝气较旺或肝阴不足；夏季较重者，多因气津不足或体内实热所引起；秋季较重者，多因阴虚引起；冬季较重者，多因郁热、瘀热或阳虚（阳浮）引起。若患者一年四季失眠都较重，多因体质虚弱或体内有明显实邪郁热所致。

3. 问入睡的难易程度　问"平时入睡需要多长时间"或"有入睡困难吗"，若患者有入睡困难,则须问:①"睡前有睡意吗",无睡意者多为实火。②"会心烦吗",有心烦者多为实热,或虚热,或阳浮引起。一般心烦者多有唉声叹气,但须鉴别是平缓的"唉",还是郁怒之"唉",前者多是难以入睡的正常表现,后者则提示体内有热。③"入睡之时会突然觉醒吗",突然觉醒者,多为肝火、心火或阳明实热所致。

4. 问睡眠状态

(1)问睡眠的深浅:"睡着后睡得沉吗",若患者整夜似睡非睡,多与气血阴阳亏虚有关;若"彻夜不眠"者,则与气分热、瘀热、阴虚火旺有关。

(2)问夜醒次数与时间:①"一晚上醒几次"或"醒后容易复睡吗"。多醒(超过3次)容易复睡者,一般与气、血、阳亏虚有关;难以复睡者多与阴虚虚热或火旺有关。②"一般是什么时间醒"。子时多醒者,多与肾有关;凌晨3点左右多醒者,多与肝或瘀热有关;凌晨4~5点醒者,多与少阳有关。③"是什么原因让你醒的"。惊醒者,多与心、胆、肾有关;噩梦而醒者,多与肝火、肝阳上亢、心火有关;因口干而醒者,多与阴虚、瘀热或湿热阻滞津液上承有关;若因小便而醒者,多与肾虚有关。此部分问诊内容主要涉及夜醒的主要直接诱发因素,若有较明显的夜醒的主要直接诱发因素,有相当一部分患者的主症需要相应改变,如"夜寐多惊醒""噩梦多醒""夜醒多,伴口干""夜醒多,夜尿多",问诊内容也须相应改变。

(3)问夜梦:"梦多吗","第二天能记得作了什么梦吗","有没有噩梦"。须结合脏腑功能、气血津液的盈亏与运行来判断具体的机制。有梦者,多与心肝有关;噩梦者,多有火邪有关;整夜有梦而无噩梦者,多与虚证有关。

(三)问其他伴随症状

通过询问患者或陪诊者,了解患者的睡姿、动惕、流涎、磨牙、呓语、汗出、肢体的温凉等。

(四)问其他症状与病史等

按"中医临床问诊的一般流程"进行询问。

五、如何围绕主诉深入询问(以咳嗽为例)

(一)复核主症

主要了解患者是咳还是嗽,或咳嗽,或干咳,排除清嗓。

咳,有声无痰,非无痰,痰不易出;声先痰后。嗽,有痰无声,非无声,痰随嗽出;声不甚响。咳嗽,声痰都较明显。干咳,有声无痰,重咳几下,无痰或痰极少,清嗓:自觉咽喉有痰,频频清嗓。

(二)问主症

1. 症状之演变　在了解咳嗽发病经过与病情变化的基础上,主要须问清咳嗽的直接诱发因素,常见有:① 咽痒(少数为干,或干痒同见)作咳,多为风邪(主要是外风)所致,干者多兼燥。② 天突穴处痒作咳,多为风邪(主要是伏风)所致。③ 咽喉有痰作咳,多为湿、痰所致。④ 咽喉异物感,多为喉痹(湿、痰)(与上条鉴别:结合有无痰出鉴别）。⑤ 气从胸中或心下上冲咽喉作咳，多为气、火上攻或饮动所致。⑥ 咽喉刺激感以致呛咳。呛咳，是指异物（刺激性气体或水、食物等）进入气管引起咳嗽，突然喷出异物。主要根据引起呛咳的具体诱因来判断；饮水者所致者，多饮邪；咽喉中泛酸苦水者多肝胃不和或胆胃不和（郁热者多）。卧则咳，多为火热、饮、血分热所致。⑦ 鼻后滴漏，多在鼻渊、鼻鼽中多见，须结合原发病问诊。

还应追溯咳嗽发病之原始病因，是因风寒、食、劳、怒郁等何者而起。

2. 症状之新旧　① 新发咳，多为肺有实邪，风、热、寒、火等犯肺所致。② 久病忽咳，多为新伤风食。③ 久咳，多为气血亏虚。④ 久嗽，多为湿痰内郁，痰出则咳少止，少顷又咳。

注意：患者以"咳嗽"为主症，首当鉴别其为外感咳嗽还是内伤咳嗽，从病程上看还不能判断此为外感或是内伤，可以通过询问其发病原因以及其他兼症来判断其证候。

3. 咳嗽的时间（季节、时间节律）　主要须问清咳嗽多发季节及咳嗽在一日之内的多发时间段。

（1）咳嗽多发季节：咳嗽多发于春季，多因春气上升所致，与肝关系密切；咳遇春而咳发，多为脾病。咳嗽多发于夏季，多有火热之邪。咳嗽多发于秋季，多为燥或阴虚，寒包火者亦不少见。咳嗽多发于冬季，多因风寒或寒包火引起。

（2）咳嗽之昼夜节律：主要询问咳嗽在一天之内哪些时间段多发。① 日夜不咳，晨起咳嗽两三声，多为痰湿郁热。② 五更嗽，或五更、清晨痰多，多因脾虚所致。③ 日轻夜重咳，多因血不足或亏虚所致。④ 黄昏熟睡中忽咳两三声，多因食积生痰。⑤ 上半日咳，痰稠黄，多有胃火。⑥ 午后咳，痰黑黏滞，多属于阴虚火旺。⑦ 日夜嗽，晨起嗽甚，多因食积生热，热气入肺所致。⑧ 黄昏、五更、上半夜咳，多为实证。⑨ 后半夜咳，多属虚证，或本虚标实，痰湿所致。

4. 咳嗽之程度　若为单声咳嗽，或每次咳嗽只有两三声，多为虚证；若欲咳不可忍，咳嗽连声，多为风邪（内风或外风）、火热之邪、风火相合，痰湿饮郁闭于肺或上焦。

5. 咳嗽缓解与加重因素

（1）常见缓解因素：如环境温度变化，或得饮，或痰出而减等。① 若活动减轻，多因气滞、湿阻所致。② 热敷减轻，多有寒、湿、痰、饮在肺。③ 进食、得饮缓解，多属肺胃阴虚燥热，肺胃气逆。④ 咳痰得出则缓，多因痰、饮、水、湿阻肺所致。⑤ 饭后咳即减，多属脾胃虚而咳。

（2）常见加重因素：如遇环境温度变化，或进食，或劳作，或运动，或怒郁着急之后咳嗽加重等。① 见风易作者，多因风邪上袭或内风上攻所致。② 受凉、生冷易作者，多属寒、饮束肺。③ 进食油腻、腥荤加重者，多为湿痰阻肺。④ 进食辛辣、煎炸易发者，多属火热、痰热蕴肺。⑤ 因郁怒易作者，多为肝火（气）犯肺。⑥ 运动易作，多为痰滞郁热。⑦ 闻及油烟后易作，多与湿、痰与火、热相搏，或阴虚有热、血虚生风有关。⑧ 劳累、汗出后加重，多属气虚或阳虚受风。

6. 结合闻诊问咳嗽之声音　若患者就诊时无咳嗽，须通过问诊，亦可以嘱患者试咳两三声以了解患者咳嗽的声音。但后者有较大的不确定性。一般而言，咳声有力或洪亮，多属实证；咳声轻清，多属正虚、邪微。具体表现有：① 咳声重浊，咳声不扬（如声从瓮中出）或沉闷，多为痰、湿停聚，或湿热、痰热。② 咳声紧闷，多因寒、湿闭阻多属实证,是浊停聚于肺,肺失肃降所致。③ 咳声清脆,多因风、燥、热扰所致。④ 咳声短促或咳声高亢,多因风、热、气上冲。⑤ 咳声咯嗽,不急不剧,多为湿、痰留连,多夹有热。⑥ 咳声带痰鸣音,多属痰浊阻滞;咳声带水鸡音,多属水饮阻滞。⑦ 咳声频作,咳后有回声,多属痰饮与风、热搏结。⑧ 咳嗽嘶哑,病缓程长者,多为阴虚津伤;病急程短者,多为痰与寒、热搏结。⑨ 咳声嘶哑,如犬吠,为肺肾阴虚,疫毒攻喉。⑩ 阵发性、痉挛性咳嗽为顿咳,风痰、热饮搏结(百日咳)。

(三)主症紧密伴随症状

"气动则有声,声异脏器疾",咳嗽多因肺气失于宣肃所致,因此咳嗽一症的紧密伴随症多为肺系(肺、息道、咽喉、鼻)疾病的症状。加之"肺主皮毛","五脏六腑皆令人咳,非独肺也",咳嗽亦可见到大量其他的伴随症状。

1. 与肺系相关的伴随症状　主要须问及咳嗽时是否有痰、喘、哮、胸痛、胸闷等症状。若患者有痰须问痰之形色质量及味等,尤其需问及患者咳痰或嗽痰的难易程度。

(1)咯痰情况:① 问痰之形色质量:痰白如沫或稀薄色白,多属风寒。痰白清稀水样或如蛋清牵丝,多属水饮。痰白黏聚,色浊不净,多因痰湿、寒湿所致。咯痰多泡,多属风邪袭扰于肺。咯痰稠、黄,多属火热煎熬肺液。咯痰色白,少而黏稠,多属风燥所致。痰稀色灰黑,多属肾经寒饮。痰稠色灰黑,多属脾经湿痰。痰中带有血丝,多属火邪伤络(含郁火),或阴亏肺燥。痰黄脓浊或有腥臭,多为湿热生痰蕴毒。咳唾涎沫,色白清稀,多属虚寒肺痿,津气不布。② 问咳痰或嗽痰的难易程度:但咳无痰或痰少黏连成丝,不易咳出,多为燥、火伤肺或肺阴亏损所致;咳而有痰,痰不易出,多为寒、湿阻滞,肺气不宣,或痰饮、水湿滞于焦膜;咳即有痰,或痰多易出,多属痰、饮、水、湿犯肺。③ 问痰之合邪:风痰者,多因风寒、花粉、吸入烟尘或油漆诱发,其咳声轻扬,痰多清稀夹有泡沫,咽痒阵咳,甚则胸骨后或天突穴有痒感,咳喘略明显,喘息多有咳嗽引起。寒痰者,多遇寒即咳嗽,咳声紧,喘时伴憋闷,痰清稀,咳甚时可伴胸紧痛或伴呕逆,饮冷则咳喘,小儿病深者在冷天大哭或大笑则咳喘,病重则面色青晦、唇紫暗。热痰者,上气咳逆,遇重衣厚覆则咳喘更剧,间咳出黄浓痰,也有痰色并非黄稠,但有胸膈烦热,渴而喜饮,甚则喘急鼻煽,欲得呼出为快。湿痰者,咳而憋闷明显,痰声辘辘,咳痰甚多而白浓,甚则卧则喘咳加剧而痰涎壅盛,小儿可咳则吐痰,咳声沉闷,甚则声如从瓮中出。燥痰者,喉干痒而干咳,痰量少,色黄或白,痰出艰难,口干咽燥,夜间尤甚,咳而噼噼连声。

(2)肺系症状:主要询问鼻及咽喉的症状。如问鼻部的鼻塞(一侧或两侧)、流涕、喷嚏、鼻内痒、呼气热、嗅觉下降等;咽喉的咽痒、咽痛、咽肿、咽堵、咽干等。

(3)表证的表现:一般而言,"有一分恶寒,便有一分表证",因此咳嗽问表证的表现,主要问寒热之有无,以及寒热与体温之关系;寒热之关系(二者并作、一者但作,前后);寒热之新旧,轻重,持续时间;寒热之发作特点(时间性,部位);寒热消长与缓解因素等。

(4)咳嗽的其他主要紧密症状:喘息有音,甚则唾血,多为肺咳;咳则遗尿,多为大肠咳;咳则失气,气与咳俱失,多为小肠咳;咳嗽则右胠下痛引肩背,甚或不可动,动则咳剧,多为脾咳;咳则呕,或长虫出,多为胃咳;咳嗽则胁下痛,甚则不可以转,转则两肤下满,多为肝咳;咳则呕胆汁,多为胆咳;咳嗽则腰背相引痛,舌本干,咽作咸,甚则咳涎,多为肾咳;咳则遗溺,多为膀胱咳;咳则腹满,不欲饮食,多为三焦咳;咳嗽则心胸间隐隐作痛,多为心包咳。

（四）问其他症状与病史等

按"中医临床问诊的一般流程"进行询问。

六、如何围绕主诉深入询问（以腹痛为例）

腹痛的问诊内容主要有:腹痛出现的时间、疼痛的部位、性质、伴随的症状、既往病史等。

（一）问疼痛的时间

询问者应问清症状开始的确切时间。跟踪自首发至目前的演变过程,根据时间顺序追溯症状的演进可避免遗漏重要的资料。建议询问者可用以下方式提问。

医师:你哪里不舒服?

患者:我肚子疼。

医师:从什么时候开始的?

患者:今天上午。

医师:几点?

患者:10点左右。

医师:10点以前疼不疼?

患者:昨天晚上就有点疼,不过不明显。

医师:昨天晚上几点?

患者:9点左右。

医师:昨天晚上9点以前疼不疼?

患者:不疼。

医师:确实一点也不疼?

患者:一点也不疼!

注意:现在医师可以确定他的发病时间是昨天晚上9点左右。这样在核实所得资料的同时,可以了解事件发展的先后顺序。

（二）问腹痛的部位

由于机体的各个部位与一定的脏腑、经络相联系,腹痛的部位往往代表着脏腑、经络病变的部位,对于诊断有着重要的意义。腹痛的部位涉及以下几方面:初始的地方、最痛的地方、固定在哪、转移到哪和牵涉到什么地方。建议采用以下方式询问腹痛部位。

（1）开始哪疼?

（2）后来呢?

（3）现在哪疼?

（4）（如果有转移时）从这到这大概有多长时间?

（5）哪最疼？

（6）除了肚子外，别的地方疼吗？譬如肩、背、腰、腿？

注意：我们在问诊腹痛部位时，尽量让患者自己用其一指指出腹痛的具体部位。

（三）问腹痛的性质

由于导致疼痛的病因、病机不同，故疼痛的性质亦异，因而询问疼痛的性质可以辨别疼痛的病因与病机。建议询问者采用以下的方式问。

（1）刚开始时疼得厉害吗？

（2）后来是轻了还是重了？（主要是用其问清楚是持续性加重，还是没变化）

（3）是一直疼，还是一阵一阵的？（看看是不是绞痛）

（4）有不疼的时候吗？（主要是想了解疼痛是不是持续性的）

（5）如果有阵发性疼痛，还要问清楚之间的时间间隔，譬如"两阵疼痛之间有多长时间"。

（6）哪些情况使疼痛更厉害了？（了解使疼痛加重的因素）

（7）哪些情况使疼痛有缓解了？（了解使疼痛缓解的因素）

（8）疼痛部位固定吗？（了解固定痛与走窜痛）

（9）疼痛像什么样？或怎么痛法？（了解属胀痛、刺痛、冷痛、灼痛、重痛、酸痛、绞痛、空痛、隐痛、掣痛等）

（10）按着舒服点吗？（了解虚实）

注意：一般而言，新病疼痛，痛势剧烈，持续不解，或痛而拒按，多属实证；久病疼痛，痛势较轻，时痛时止，或痛而喜按，多属虚证。

（四）问其他情况

伴随症状、诱因、既往史等，对急性腹痛的诊断和鉴别诊断也有很高的参考价值。在主要症状的基础上又出现一系列的其他症状，这些伴随症状常是鉴别诊断的依据。因为不同疾病可出现相同的症状，单凭一个症状无法判断是哪种疾病，必须要问清伴随症状诊断才有方向。例如急性上腹痛可有多种原因，若患者同时伴有恶心、呕吐、发热，特别是又出现黄疸和休克时，就应该考虑急性胆道感染的可能。但是当某一症状按一般规律应出现的伴随症状而实际上没有出现时，也应将其记录于现病史中以备进一步观察，因为这种阴性症状往往具有重要的鉴别诊断意义。建议采用以下方式问诊。

（1）除了肚子疼，还有别的不舒服吗？譬如发热、恶心呕吐、腹胀。大小便怎么样？育龄期妇女要问月经。

（2）开始肚子疼的时候，你在干什么？肚子疼怎么引起来的，自己知道吗？肚子疼之前感冒过吗？

（3）原来有过这个病吗？

（4）平常有什么病吗？譬如糖尿病、心脏病、结核、皮疹、精神方面等。如果有，要问清楚。

（五）小结

至此，总结一下患者主诉肚子疼的问诊要点。

（1）肚子疼从什么时候开始的？

（2）在那之前疼不疼？

（3）确实不疼吗？

（4）开始哪疼？

（5）后来呢？

（6）现在哪疼？

（7）（如果有转移时）从那到这大概有多长时间？

（8）你觉得哪最疼？

（9）除了肚子外，别的地方疼吗？譬如肩、背、腰、腿？

（10）刚开始时疼得厉害吗？

（11）后来是轻了还是重了？

（12）是一直疼，还是一阵一阵的？

（13）有不疼的时候吗？

（14）两阵疼痛之间间隔多长时间？

（15）除了肚子疼，还有别的不舒服吗？有没有发热、恶心呕吐、腹胀？大小便怎么样？月经呢？

（16）开始肚子疼的时候，你在干什么？怎么引起来的，知道吗？肚子疼之前感冒过吗？

（17）原来闹过这个病吗？

（18）平常有什么病吗？譬如糖尿病、心脏病、结核、皮疹、精神方面等。

七、如何围绕主诉深入询问（结合六经辨证，以外感发热为例）

问诊的一个重要功用是对疾病的本质进行鉴别，通过鉴别得出确定的诊断结论。中医对于疾病本质的判断主要可归纳为病因、病机、病所（位）三个要素，然而临床中同一个疾病可以有多个病因、病机、病所（位）。本节以外感发热为例，展示如何通过问诊对较单纯的外感发热进行鉴别诊断，为判断其发生的主要病因、关键病机和症结病所（位）提供可靠的依据。当然，仅凭问诊一般还无法得出确定的诊断结论，还须四诊合参，进行综合分析，才能得出具有排他性的准确诊断（图6-1）。

第二节　问诊的内容

问诊的内容主要包括问一般情况、主诉、现病史、既往史、个人生活史、家族史等。但临床应根据就诊不同的对象，如初诊或复诊、门诊或住院等不同的病历书写要求，进行有目的的系统而有重点的询问。

问现在症所涉及的范围较为广泛，内容较多，初学者可参考"十问歌"进行问诊，即"一问寒热二问汗，三问头身四问便，五问饮食六胸腹，七聋八渴俱当辨，九问旧病十问因，再兼服药参机变，妇女尤必问经期，迟速闭崩皆可见，再添片语告儿科，天花麻疹全占验。"

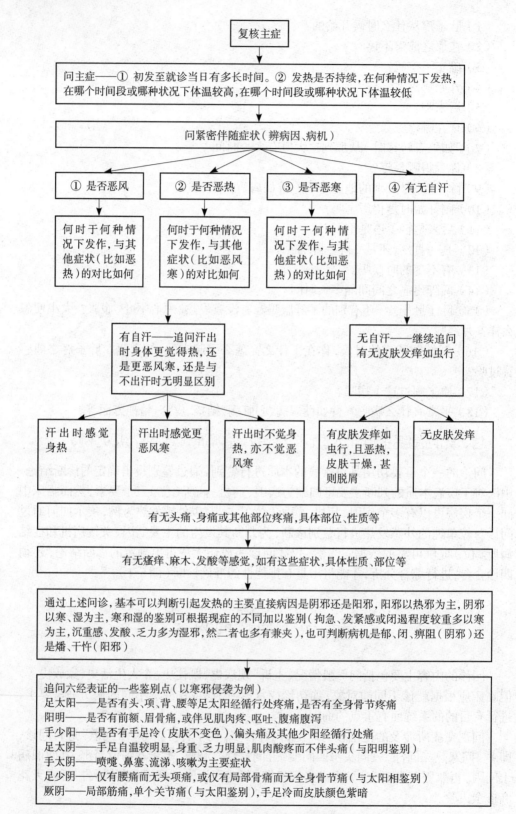

图6-1　外感发热鉴别诊断问诊示意图

一、问寒热

（一）询问要点

首先问患者有无怕冷或发热症状，若有，进行第二步问诊，必须询问怕冷与发热是否同时出现，还应注意询问寒热的新久、轻重程度、持续时间的长短，寒热出现有无时间或部位特点，寒热与体温的关系，寒热消长或缓解的条件，及其兼症等。

寒热即口语中的发冷（怕冷）与发热。它包括全身和局部的寒热表现，在临床上分为自觉与他觉两种。如自觉通身怕冷有恶寒、恶风、畏寒、憎寒等；他觉通身怕冷有肤冷身凉；自觉局部怕冷有自觉背恶寒、足下恶风；他觉局部怕冷有手足厥冷、手足厥逆、指趾（头）冷、手凉足凉、胃脘凉等。局部的发热如手足自温等。患者的他觉寒热症状应归属于"按诊"的内容，但此类症状多由患者自觉或由他人曾诉及，所以在此一并讨论。

（二）症状辨析

1. 怕冷

恶风：指患者遇风觉冷，避之可缓者。主要见于太阳中风表证。

恶寒：指患者自觉怕冷，多加衣被或近火取暖而不能缓解者。主要见于表证。

恶风寒：恶风、恶寒是指患者怕冷恶风的感觉，但就临床所见，一般恶寒者皆有恶风，恶风者亦多兼恶寒。

畏寒：指患者自觉怕冷，多加衣被或近火取暖而能够缓解者。主要见于里虚寒证。

寒战：又称为振栗，振即振战，栗为寒战。振栗是正邪交争的一种临床症状，当正胜邪时，则振栗汗出而解；如正不胜邪时则病情恶化。

手足厥逆：即手足（四肢）表面温度低于正常并伴手足寒冷感觉的临床表现。此既为体征，亦属症状范畴。一般冷至腕、踝者名厥冷；冷过肘、膝者名厥逆。多见于阳虚阴盛或热深肢厥证。

肤冷：指周身皮肤凉冷，低于正常体温的症状。多属阳虚。

2. 发热 指体温高出正常标准（正常人体温一般为36～37℃，成年人清晨安静状态下的口腔体温在36.3～37.2℃；肛门内体温36.5～37.7℃；腋窝体温36～37℃），或体温正常而患者自觉全身或局部（如手足心）发热。

壮热：指高热（体温在39℃以上）持续不退，不恶寒只恶热的症状。多见于伤寒阳明经证和温病气分阶段，属里实热证。

潮热：指按时发热，或按时热势加重，如潮汐之有定时的症状。下午3～5时（即申时）热势较高者，称为日晡潮热，常见于阳明腑实证。午后和夜间有低热者，称为午后或夜间潮热。有热自骨内向外透发的感觉者，称为骨蒸发热，多属阴虚火旺所致。午后或夜间发热亦可见于瘀血积久，郁而化热者。发热以夜间为甚者，称为身热夜甚，常是温病热入营分，耗伤营阴的表现。

微热：指发热不高，体温一般在38℃以下，或仅自觉发热的症状。发热时间一般较长，病因病机较为复杂。多见于温病后期和某些内伤杂病。

手足自温：手指或足趾发热，远心端甚于近心端，蕴蕴发热，多见于太阴风湿表证。

手足心热：指手足心发热，多见于阴虚火旺证。

（三）寒热的类型

1. 恶寒发热　指患者恶寒与发热同时出现，是表证的特征性症状。

2. 但寒不热　指患者只感寒冷而不发热的症状，是里寒证的寒热特征。

3. 但热不寒　指患者只发热而无怕冷之感的症状，多系阳盛或阴虚所致，是里热证的寒热特征。

4. 寒热往来　指患者自觉恶寒与发热交替发作的症状，是正邪相争，互为进退的病理反应，为半表半里证寒热的特征。往来寒热是发热止而恶寒作，或恶寒止而发热作，发热与恶寒交替而现；表郁轻证之寒热如疟，是恶寒与发热同时并现，寒热同作同休，一日再发或二三度发。

5. 厥热　指躯体发热与四肢发冷相伴而见的现象，故称为"厥热并发"。另外尚有躯体发热与四肢发冷交替出现的情况，又称为"厥热交替"，由于此极为少见，故一般将厥热通指厥热并发，厥热交替则不属此例。

二、问汗

（一）询问要点

询问时，应首先询问患者汗出与否。若有汗，则应进一步询问汗出的时间、多少、部位及其主要兼症；若无汗，则应重点询问其兼症。但应注意，人体躯干与四肢、上下部位的不同，汗出的多少有所差异。若人体头面部、颈项胸背汗出明显，可见明显汗水，则上肢与腰部、臀部则汗出黏衣，下肢则潮湿，应视为汗出正常。

（二）症状辨析

1. 全身汗出

汗出：是指身汗在不应当出汗之际（如不在大运动量活动或高温之下的情况下）全身明显汗出的异常现象；或者医师对服药后（尤其是发汗药）出现全身明显汗出反应的客观记载。"汗出"，既是一种症状，也是一种体征。主要见于风邪、风热犯表，里（气分）热盛；内风夹热、心火炽盛，厥阴瘀热；亦可见于虚证。

汗不止：持续半天乃至一二日以上的通身大汗淋漓，不能自已。往往伴有身寒肤冷，甚至冷汗直流。首先要注意很可能是死证。

大汗：即汗出偏多，大汗淋漓如水，即摸到了浑身的汗水。多见于阳明热盛。

微汗出：即小汗，患者一直有小量的汗水，即他人触及其皮肤时，可发现其体表一直有少量的汗水。多因风热或风邪犯肺之表或为风寒犯表向愈的表现。

无汗：指利用视觉与触觉，均发现患者全身皮肤没有汗出，同时又无"脱影"的客观现象。多属风寒（湿、饮、水）表证或津血亏虚。

汗出不彻：主要指患者虽有汗出的现象，但汗出不够透彻的体征。所谓"汗出不够透彻"，是指疾病过程中患者体表汗出旋出旋收的现象，其每次汗出往往难以持续20分钟以上，且不彻全身。多为寒风犯表或风邪兼加寒湿水饮等邪所致。

2. 局部汗出

但头汗出：指患者常自汗出（经常，容易，持续或间歇），但出汗的范围仅限于头颈部（包括项部），以下则无汗。主要为湿邪郁热所致。

额上汗出：指在疾病过程中，患者汗出仅于前额的现象。主要为湿邪郁热所致。

汗出剂腰而还：又称为"腰以下不得汗"。主要为湿邪郁热所致。

四肢不得汗出：指汗出仅限于身躯，四肢却不得汗出的现象。主要因风湿郁表所致。

手足汗出：又称为手足濈然汗出，是指人体手足经常明显汗出的症状体征，其汗出的量不但明显多于正常人手足汗出的量，而且远多于自身躯体汗出的量，病情稍重和偏重时则可持续手足汗多。包括手足背掌、手指、足趾汗出，手足比正常人汗出明显；比自身其他部位汗出明显；出汗的时间比较长，湿漉漉，多见于手背。主要由于阳明（大肠、胃）热与燥矢或湿饮里结盛，或阳明（胃、大肠）寒湿或水饮郁里。

阴下汗出：前阴常汗出，有时可波及腹股沟或会阴部。多见于下焦湿热或肝肾阴虚。

汗出偏沮（注）：无论在适当或不适当的温度环境中，一旦汗出即仅出左或右半身者（包括肢和体），称之为"汗出偏沮（注）"。主要因水饮郁热，或经脉瘀滞所致。

3. 其他异常汗出

盗汗：是寐时全身出汗而不自知、寤则汗自止的现象。主要见于阳明气分热证与阴虚内热。

目合则汗：这是一种稍特殊的"盗汗症"，其特征是：典型的患者表现为刚入眠目合，甚至在刚进入蒙眬状态目半合的情况下，即盗汗出；不典型的则寐半小时左右开始出汗；其中大部分患者（小儿）睡熟睡沉之后不再出汗，所以此类汗出时间大多比较短；儿童的"目合则汗"则为先头汗出。其直接原因多为阳明热邪偏盛，而非阴虚内热或气虚。

战汗：在疾病过程中，患者突然出现寒战，继而全身壮热而寒战消失，接着就汗出的现象。"战汗"属正胜邪却、邪从表解的极端情况。

4. 异常汗质

汗出如珠：汗出如珠粒状（成人汗珠大者可达 5～6 mm），顷时冒出，着而不流，甚至成串相叠；常以额上为著，质地并不稠、黏、滑。为阳气散脱将尽之象，较之冷汗淋漓更危。

汗出如油：汗出质地稠腻滑，透明并发油光。一般额上为著。为真阴枯亡，无所秘藏，浮越外泄之象。

汗出而黏：患者时自汗出，汗出虽不多，但触之微有黏手之感，故难成流汗之势。多因湿邪或湿浊郁热所致。

5. 异常汗色

黄汗：汗出色黄，其特征是易出汗，会导致常洗的白色内衣在两个月之内明显呈出黄色，甚至汗出沾衣，白色内衣如黄柏汁浸后一般。主要因湿热之邪影响营血分所致。

黑汗：是指患者汗出呈暗黑色。往往是通过观察患者昼夜所穿内衣才发现的，即除了黑色的内衣外，在出黑汗的患者的内衣上，有较多且散在的小黑点或小黑斑点，采用一般的洗涤方法无法完全洗净。可见于营血分湿浊瘀热。

6. 汗气（嗅）异常

汗出酸馊：患者所出之汗闻之可发现其有一股明显酸馊气味者。多属气分湿热均重。

汗出腐臭：所出之汗明显腐臭甚至臭气味。多属湿热化浊，甚至湿热浊毒，由气及血。

汗出腥膻：汗出的气味如鱼腥或羊膻气息者。多属患者体表营卫或气分久有湿浊。

三、问疼痛

（一）询问要点

主要问疼痛部位、性质、程度、时间、喜恶等。① 问疼痛要把部位与性质综合起来分析。② 兼顾疼痛时间、冷热及按压喜恶等进行分析。③ 兼顾相应证候兼症进行分析。

（二）症状辨析

疼痛在临床上，容易与强直（硬）、拘急、困重相混淆。强直，主要出现在颈部与背部，是筋脉肌肉强直、俯仰不能自如之状。一般以外感病证者较为多见，某些内伤杂病者亦可见有项背强，当须审辨。拘急，多见于四肢、腹部，手足拘急是指四肢筋脉拘紧挛急而屈伸不利的一种临床表现，似有抽筋感，多因风湿或气血不足所致。困重，以沉重感为主，主要因湿邪所致。

1. 疼痛的性质

胀痛：指疼痛兼有胀感（有自内向外的攻撑感）的症状。是气滞作痛的特点。如胸、胁、脘、腹胀痛，多是气滞为患。但头目胀痛，则多因肝火上炎或肝阳上亢所致。

刺痛：指疼痛如针刺之状的症状。是瘀血致痛的特点。

冷痛：指疼痛有冷感而喜暖的症状。常见于腰脊、脘腹、四肢关节等处。寒邪阻滞经络所致者，为实证；阳气亏虚，脏腑经脉失于温煦所致者，为虚证。

灼痛：指疼痛有灼热感而喜凉的症状。火邪窜络所致者，为实证；阴虚火旺所致者，为虚证。

重痛：指疼痛兼有沉重感的症状。多因湿邪困阻气机所致。但头重痛亦可因肝阳上亢，气血上壅所致。

酸痛：指疼痛兼有酸软感的症状。多因湿邪侵袭肌肉关节，气血运行不畅所致，亦可因肾虚骨髓失养引起。

绞痛：指痛势剧烈，如刀绞割的症状。多因有形实邪阻闭气机，或寒邪凝滞气机所致。

空痛：指疼痛兼有空虚感的症状。多因气血亏虚，阴精不足，脏腑经脉失养所致。常见于头部或小腹部等处。

隐痛：指疼痛不剧烈，尚可忍耐，但绵绵不休的症状。多因阳气精血亏虚，脏腑经脉失养所致。常见于头、胸、脘、腹等部位。

走窜痛：指疼痛部位游走不定，或走窜攻冲作痛的症状。若胸胁脘腹疼痛而走窜不定，称之为窜痛，多因气滞所致；四肢关节疼痛而游走不定，多见于痹病，因风邪偏胜所致。

固定痛：指疼痛部位固定不移的症状。若胸胁脘腹等处固定作痛，多是瘀血为患；若四肢关节固定作痛，多因寒湿、湿热阻滞，或热壅血瘀所致。

掣痛：指抽掣牵引作痛，由一处连及他处的症状，也称引痛、彻痛。多因筋脉失养，或筋脉阻滞不通所致。

除此之外，新病疼痛，痛势剧烈，持续不解，或痛而拒按，多属实证；久病疼痛，痛势较轻，时痛时止，或痛而喜按，多属虚证。

2. 疼痛的部位

头痛：指头的某一部位或整个头部疼痛的症状。前额连眉棱骨痛，病在阳明经；后头连项痛，病在太阳经；头两侧痛，病在少阳经；颠顶痛，病在厥阴经等。痨虫犯脑、疟疾、中毒等均可引起头痛，某些耳、目、鼻的疾病亦可引起头痛，临床应根据病史、兼症及头痛的性质辨别头痛的原因。

胸痛：指胸的某一部位疼痛的症状。胸居上焦，内藏心肺，故胸痛多与心肺病变有关。临床应根据胸痛的具体部位、性质和兼症进行诊断。此外，肺癌、胸部外伤等亦可导致胸部疼痛。

胁痛：指胁的一侧或两侧疼痛的症状。多与肝胆病变有关。

胃脘痛：指上腹部、剑突下，胃之所在部位疼痛的症状。胃失和降、气机不畅，则会导致胃脘痛。胃脘突然剧痛暴作，出现压痛及反跳痛者，多因胃脘穿孔所致。胃脘疼痛失去规律，痛无休止而明显消瘦者，应考虑胃癌的可能。临床应根据病史，结合疼痛的性质和兼症进行辨证。

腹痛：指剑突下至耻骨毛际以上（胃脘所在部位除外）的腹部疼痛，或其中某一部位疼痛的症状。大腹痛，多属脾胃；小腹痛，多属膀胱、大小肠及胞宫；少腹痛，多属足厥阴肝经循行的部位。腹部持续性疼痛，阵发性加剧，伴腹胀、呕吐、便闭者，多见于肠痹或肠结，因肠道麻痹、梗阻、扭转或套叠，气机闭塞不通所致。全腹痛，有压痛及反跳痛者，多因腹部脏器穿孔或热毒弥漫所致。脐外侧及下腹部突然剧烈绞痛，向大腿内侧及阴部放射，尿血者，多系结石所致。腹部脏器破裂，或癥瘤亦可引起腹痛，疼痛部位多是破裂脏器或癥瘤所在部位。妇女小腹及少腹部疼痛，常见于痛经、异位妊娠破裂等病。另外，某些心肺病变可引起上腹部疼痛。肠痈、脂膜痈等病，可致全腹、脐周或右少腹疼痛。总之，腹痛病因复杂，涉及内、妇、外、儿各科，需要问诊与按诊相配合，首先查明疼痛的确切部位，判断出病变所在的脏腑，然后根据病史，结合疼痛的性质及兼症，确定疼痛的原因。

背痛：背痛是指自觉背部疼痛的症状。脊痛不可俯仰者，多因寒湿阻滞或督脉损伤所致；背痛连项者，多因风寒客于太阳经腧所致；肩背痛，多因寒湿阻滞，经脉不利所致。

腰痛：指腰部两侧或腰脊正中疼痛的症状。腰部酸软而痛，多因肾虚所致；腰部冷痛沉重，阴雨天加重，多因寒湿所致；腰部刺痛，或痛连下肢者，多因瘀血阻络或腰椎病变所致；腰部突然剧痛，向少腹部放射，尿血者，多因结石阻滞所致；腰痛连腹，绕如带状，多因带脉损伤所致。另外，骨痨、外伤亦可导致腰痛。临床应根据病史和疼痛的性质以确定引起腰痛的原因。

四肢痛：又称为"肢节疼痛"，指四肢的肌肉、筋脉和关节等部位疼痛的症状。多因风、寒、湿邪侵袭,或风湿郁而化热,或痰瘀、瘀热阻滞气血运行所致,亦可因脾胃虚损、肾虚所致。

周身痛:指头身、腰背及四肢等部位皆痛的症状。新病周身痛者,多属实证,以外感风寒、风湿或湿热疫毒所致居多;久病卧床不起而周身痛者,多属虚证,常因气血亏虚,形体失养所致。

四、问头身胸腹不适

(一)询问要点

指问头身胸腹除疼痛之外的其他不适或异常。主要包括头晕、胸闷、心悸、胁胀、脘痞、腹胀、身重、麻木、阳痿、遗精,以及恶心、神疲、乏力、气坠、心烦、胆怯、身痒等症。这些症状不仅临床常见,各有重要的诊断价值,并且只能由患者自己才能感觉到,故应注意询问。

(二)症状辨析

1. 头部症状　头晕:指患者自觉头脑眩晕,轻者闭目自止,重者感觉自身或眼前景物旋转,不能站立的症状。主要与肝阳上亢、痰湿内阻、气血亏虚、肾精亏虚、瘀血内阻有关。

头晕的临床表现与目眩、眩冒基本相同,但有细微差异。眩者,是眼目昏花;冒者,是眼前发黑。头晕、目眩是视物昏花、头脑旋转;眩冒是头脑旋转严重而眼前发黑甚或晕仆倒地。

除此之外,头晕容易与头懵、头重相混淆。头懵者,以自觉头脑不清醒为主;头重者,自觉头部沉重,难以抬起。

2. 耳部症状　耳鸣:可为单侧或双侧,是指患者自觉耳内鸣响的症状。须与脑鸣相鉴别,脑鸣主要指脑内(头部正中往上)鸣响,多与肾虚、髓海不足有关,而耳鸣是以耳为中心左右鸣响。突发耳鸣,声大如雷,按之尤甚,多属实证。可因肝胆火扰、肝阳上亢,或痰火壅结、气血瘀阻、风邪上袭,或药毒损伤耳窍等所致。渐起耳鸣,声细如蝉,按之可减,或耳渐失聪而听力减退者,多属虚证。可因肾精亏虚,或脾气亏虚,清阳不升,或肝阴、肝血不足,耳窍失养所致。

耳聋:是指听力减退,甚至听觉完全丧失的症状,可为单侧或双侧。耳鸣与耳聋常同时出现,或先后发生。耳聋的病因病机及辨证与耳鸣基本相同。

重听:指患者自觉听力略有减退,听音不清,声音重复的症状。日久渐成者,以虚证居多;若骤发重听,以实证居多,常因痰浊上蒙或风邪上袭耳窍所致。

耳胀:是指自觉耳内胀闷不适的症状。

耳闭:是指耳内胀闷,且有堵塞感,听力减退的症状。耳胀、耳闭的病因病机基本相同,多因风邪侵袭,经气痞塞,或痰湿蕴结于耳,或邪毒滞留,气血瘀阻所致。

3. 目部症状

目痒:指自觉眼睑、眦内或目珠瘙痒的症状,轻者揉拭则止,重者极痒难忍。两目痒甚如虫行,伴有畏光流泪、灼热者,多属实证,因肝火上扰或风热上袭等所致。目微痒而势缓,多属虚证,因血虚,目失濡养所致,亦可见于实性目痒初起或剧痒渐愈,邪退正复之时。

目痛：指患者自觉单目或双目疼痛的症状。可见于许多眼科疾病，原因复杂。一般痛剧者，多属实证；痛微者，多属虚证。

目眩：亦称眼花。指患者自觉视物旋转动荡，如坐舟车，或眼前如有蚊蝇飞动的症状。其病因病机与头晕基本相同。

目昏：是指视物昏暗、模糊不清的症状。

雀盲：是指白昼视力正常，每至黄昏以后视力减退，视物不清的症状，亦称夜盲、雀目、鸡盲。

歧视：是指视一物成二物而不清的症状。目昏、雀盲、歧视三者，皆为视力有不同程度减退的病变，有各自的特点，但其病因、病机基本相同，多因肝肾亏虚，精血不足，目失所养引起。

目瞑：即闭目懒睁，不喜阳光刺激的症状。主要因气血虚弱所致。

目泣自出：即眼泪不由自主地流出。多由素有伏饮，复感风寒，引动伏饮所致。

迎风流泪：是指遇风吹，眼泪不由自主地流出。多为肝阴血不足，复感风寒，迫津外泄所致。

目瞤：即眼皮频频振跳，不能自制。多责之肝脾，为中风之象。

4. 鼻部症状

鼻塞：是指鼻不通气，呼吸时气体通过鼻腔时受阻，严重者鼻塞不通而张口呼吸。鼻塞虽有寒热之别，但终因肺窍不利所致。临床上，鼻塞可单侧，可双侧。若1～2分钟内转侧可通者多为饮邪所致，长时间可通者（4～5分钟）多为湿邪所致。

鼻干：是指自觉鼻腔干燥的症状。多属热气壅滞，或内热耗津所致。

鼻鸣：是指因鼻中分泌物增多，气息不利而发出的鸣响。鼻鸣与鼻塞两者皆有鼻息不利的表现，但鼻塞以呼吸时气体通过鼻腔不利，甚至鼻腔不通为主；鼻鸣除鼻息不利外，随着呼吸尚有鼻中鸣响，鼻鸣甚时亦可发展为鼻塞。多为太阳中风证。

5. 咽喉症状

咽干：是指咽喉干燥而言。多因风热、风燥或里（燥）热伤津，或湿痰饮等阻滞津液上承，或体内阴液亏虚引起。

咽痛：又称为咽喉痛、喉咙痛、咽嗌痛，是指咽喉部位疼痛而言。多因实热上攻或虚火上炎于咽所致。

咽梗：又称为咽喉梗阻、"咽中如有炙脔"、喉咽噎塞，是指咽中若有异物梗阻的症状。多因七情郁结，痰气交阻于咽喉，或痰湿郁滞于咽喉所致。

梅核气：以咽中似有梅核阻塞，咯之不出，咽之不下，时发时止为主要表现的疾病。临床以咽喉中有异常感觉，但不影响进食为特征。因情志不遂，肝气瘀滞，痰气互结，停聚于咽所致。

6. 胸部症状

胸闷：指患者自觉胸部自外向内的压闭（憋气）的症状，多因气虚、气滞致心肺疾患引起。

胸胀：指患者自觉胸部自内向外的攻撑感，多因气滞或水湿痰饮瘀血阻滞所致。

胸痞：指患者自觉胸部堵塞感。多因气虚、气滞或水湿痰饮瘀血阻滞所致。

胸满：指胸部满闷不舒，既是一个自觉症状，又是一个体征，可见胸部饱满，甚或肋间、锁骨上窝饱满。多因水湿痰饮瘀血阻滞而气滞所致。

临床上,胸闷、胸胀、胸痞、胸闷多兼见。

7. 心部症状

心悸:指患者自觉心跳不安的症状。包括心跳明显加快、心跳沉重,甚或出现心跳提至咽喉的感觉。心悸包括怔忡与惊悸,多是心与心神病变的反映。因受惊而致心悸,或心悸易惊者,谓之惊悸。心跳剧烈,上至心胸,下至脐腹,悸动不安者,谓之怔忡。怔忡多由心悸发展而来,病情较心悸为重。临床上,心悸要与卑惵进行鉴别,卑惵属于怔忡的范畴,但患者常有情志改变,多感自卑,常倚门后,见人至则遁去。另外尚需与脐上悸、脐下悸进行鉴别。

心中热:是指患者自觉心胸烦热不宁的一种症状,它不同于心中懊恼。

心中懊恼:是指心中郁闷不舒,无灼热感。临床上,心中懊恼多与心中热同见。多为郁热或湿热扰动所致。

心烦:是指心中烦热不安的自觉症状,多见于热证之中。

烦躁:是指心中烦热不安,手足躁扰不宁的症状。烦与躁实为两症,前者多属自觉,后者多为他觉,但于临床,二者每多互见,故常烦躁并称。其病因病机与心烦基本相同。但心烦、烦躁与躁、躁烦容易混淆。躁者,手足躁动不宁也,多因里热炽盛,或阴盛阳虚,阴邪(水湿痰饮)阻滞所致,故有"阳烦阴躁"之说。躁烦一症,与烦躁同类,即手足躁动与心中烦乱相兼而现,但"所谓烦躁者,谓先烦渐至躁也;所谓躁烦者,谓先发躁而迤逦复烦者也"。

8. 心下症状

心下痞:是指心下胃脘堵闷不舒的症状。痞多因气机阻塞不畅所致,常有"心下痞硬""心下满""按之濡""心下闷""心下支结"等名称。心下痞硬,是指脘腹部满闷不舒,且按之腹肌有紧张感的表现。心下满,是指胃脘部痞闷胀满的症状。按之濡,是指胃脘部按之柔软而不坚硬疼痛的表现。心下闷,是指胃脘痞闷不舒的症状。心下支结,是指患者自觉胃脘间有物支撑梗阻似的,烦闷不舒,不硬不满的一种症状。

心下硬:是指医师切按患者胃脘部肌肉略有紧张感的一种体征。心下硬不同于心下痞,区别在于心下痞是患者自觉胃脘部有堵闷不舒的感觉,而心下硬是他觉症状,需体检方可得之。此外,尚有"心下硬满""心下因硬""胸下结硬""心下坚"等名称。心下硬满,是指患者自觉胃脘部胀满不适,按之肌肉略有紧张感;心下因硬,是指患者自觉心下疼痛,按之肌肉紧张特甚;胸下结硬,是指胃脘部痞结胀硬的表现;心下坚,是指按之心下坚硬,即心下肌肉紧。

9. 两胁症状

胁胀:指患者自觉一侧或两侧胁部胀满不舒的症状。多与肝胆病变有关。

10. 脘腹症状

嘈杂:是指胸部或胃脘部有灼热不舒的感觉,似痛非痛,似热非热,似辣非辣,如同啖蒜齑状。发于胸部者,多见于胸痹;发于胃脘、心下者,多因胃阴虚、血虚、湿热或痰热所致。

脘痞:指患者自觉胃脘胀闷不舒的症状,是脾胃病变的表现。

腹胀:指患者自觉腹部胀满,痞塞不适,甚则如物支撑的症状。多为脾胃、大肠病变所致。另有脘腹闷、脘腹满,其鉴别要点参考"胸部症状"。

11. 躯体症状

身重：指患者自觉身体沉重的症状。其症主要与水湿泛溢及气虚不运有关。

麻木：分为麻、木两种，均是感觉减退之象。麻者，以麻痹为主，似虫行肌肉、筋脉之内；木，又称为肌肤不仁，是指肌肤麻痹不仁，搔之无疼痛痒感的症状。多为经脉痹阻，气血不畅所致。

身痒：是全身皮肤或黏膜受刺激而需抓挠的一种症状，似有虫行皮上或皮中之感。风邪、风寒、风热犯表可见，亦可见于正虚、血弱等，临床当分清寒热虚实而辨治之。

五、问饮食口味

（一）询问要点

1. 口渴饮水问诊要点　有无口干，有无口渴。若有口渴，则应问清口渴的频次（1日之内）、程度、出现时间，以及口渴的直接诱因、饮水的多少、喜冷喜热、饮后感觉等。

2. 饮食口味问诊要点　主要询问患者的食欲及食量，通过询问有无饥饿感及其饥饿感出现的时间、进食时是否有滋味、进食后的感觉及伴随症状、平素饮食口味及喜好等，来识别脾胃及相关脏腑功能的盛衰。

（二）问诊时的注意事项

1. 分辨口干与口渴　一般而言，口干是自觉口腔干燥；而口渴则是自觉口腔干燥，想喝水，喝水后，口干缓解，自觉舒畅。口渴与否是依据口干结合饮水来判断的。

2. 分辨生理性口干（渴）与病理性口干（渴）　生理性口干（渴）的出现，一般都有较明显的诱因，如长时间不喝水、天气炎热、运动汗出、食物过咸等；出现频次不高，多为偶尔出现；多难以忍受；出现时间多不定时，一般发生于进食、大汗、运动之后。

病理性口干（渴）多无明显诱因，经常出现，多可以忍受，口渴多出现于晨起口干口渴、夜醒口干口渴（因干致醒，醒后觉干）等。

3. 分辨食欲与饥饿感　食欲，是对进食的要求与进食的欣快感，一般有食欲的人在饭前都有一定程度的饥饿感。但食欲并不等同于饥饿感，人体出现饥饿感时，就会想吃东西，但进食时不一定有欣快感，如饥不欲食。

4. 分辨胃纳（纳食、纳谷）与食欲　胃纳（纳食、纳谷）主要指食量而言，食欲则是进食的要求与进食的欣快感，属于"欲望"的范畴，在疾病过程中，多与预后转归有关。

（三）症状辨析

1. 口干与饮水　口干，又称为口燥，是指口中津液缺乏而口舌干燥的证候。一般口干则欲饮，不干则不欲饮，但当津液输布发生障碍时也会出现口干而不欲饮的情况。

口渴：是指在疾病过程中出现的，患者自觉口干，欲饮水，饮水则舒的症状，较之平时频繁而强烈,同时每天的饮水量也明显多于平时的一种症状体征。多由热盛津液耗伤,或阴液亏少引起。

口不渴:指口不干,亦不欲饮。提示津液未伤。多见于寒证、湿证。因寒、湿之邪为阴邪,不耗伤津。

口渴引饮:又称为口大渴,是指口中干燥,并大量饮水。为里热炽盛,津液大伤的表现。严重腹泻,或汗、吐、下及利尿太过,耗伤津液,或消渴病,均可导致口渴引饮。

渴不多饮:指患者虽有口干,但饮水不多。主要见于湿热证、温病营分证或阴虚证。

水入即吐:指饮水后随即吐水的症状。多由痰饮内停所致。

但欲漱水不欲咽:指患者口干,少量饮水并不下咽,湿润口腔即可。多因瘀血内阻,气不化津,津不上承而致。

2. 食欲与食量

食欲减退:又称不欲食、食欲不振,是指患者进食的欲望减退,甚至不想进食的症状。食欲减退是疾病过程中常见的病理现象,主要是脾胃病变的反映,抑或是其他脏腑病变影响到脾胃功能的表现。

纳呆:又称为“胃纳呆滞”,是指食欲不振,进食后有饱滞之感的症状。多因湿邪困脾,或食滞胃脘引起。

纳差:所谓“纳”指“胃纳”,“纳差”意指食量减少。多因脾胃虚弱而致。

厌食:指厌恶食物,甚至恶闻食臭的症状,或称恶食。多因食滞胃脘、湿热蕴脾、肝胆湿热引起,尚可见于孕妇。

妊娠恶阻:指孕妇厌食兼严重恶心呕吐者,因妊娠后冲脉之气上逆,影响胃之和降,一般属生理现象。

消谷善饥:指患者食欲过于旺盛,进食量多,但食后不久即感饥饿的症状,亦称多食易饥。多因胃火炽盛,腐熟太过所致,亦可见于胃强脾弱。

饥不欲食:指患者虽然有饥饿的感觉,但不想进食,勉强进食,量亦很少的症状。多属胃阴虚证。此外,蛔虫内扰亦可见饥而不欲食的症状。

饮食偏嗜:可分为饮食偏嗜与偏嗜异物两种,正常人由于地域或生活习惯的不同,亦常有饮食偏嗜,不属病态。

除中:是指危重患者,本来毫无食欲,突然索食,食量大增的症状。是假神的表现之一,因胃气败绝所致。

3. 口味

口淡:指患者味觉渐退,口中乏味,甚至无味的症状。多见于脾胃虚弱、寒湿中阻及寒邪犯胃。

口甜:指患者自觉口中有甜味的症状。多因湿热蕴结于脾而致。

口黏腻:指患者自觉口中黏腻不爽的症状。常见于痰热内盛、湿热中阻及寒湿困脾。

口酸:指患者自觉口中有酸味,或泛酸,甚至闻之有酸腐气味的症状。多见于伤食、肝胃郁热等。

口苦:指患者自觉口中有苦味的症状。多见于心火上炎或肝胆火热之证。

口涩:指患者自觉口有涩味,如食生柿子的症状。多与舌燥同时出现。为燥热伤津,或脏腑热盛,气火上逆所致。

口咸:指患者自觉口中有咸味的症状。多认为是肾病及寒水上泛之故。

六、问睡眠

(一)询问要点

1. 问失眠 确定失眠的持续时间与发生频次,排除一过性、其他病痛等引起的失眠;问失眠的季节性,问入睡的难易程度,问睡眠状态(深浅、夜醒次数等),确定失眠的表现特点(不易入睡、睡后易醒、时时惊醒、夜卧不安);尚需注意对于夜梦的询问。注意兼症,以资鉴别。

2. 问嗜睡 主要针对嗜睡的表现特点(睡意浓、困倦昏沉、食后嗜睡、神疲嗜睡等)进行询问;注意兼症,以资鉴别。

(二)症状辨析

失眠:指患者经常不易入睡,或睡而易醒,难以复睡,或时时惊醒,睡不安宁,甚至彻夜不眠的症状。又称为不寐或不得眠。失眠主要是由于机体阴阳平衡失调,阴虚阳盛,阳不入阴,神不守舍所致。失眠须与不得卧、卧起不安进行鉴别。不得卧,又称为不能卧,患者除失眠以外,尚有因呼吸困难或心烦意乱等而不能平卧或安舒静卧之意,并非独指困倦而不能睡之状。卧起不安,主要是指心境烦乱而坐卧不宁之状。

嗜睡:指患者精神疲倦,睡意很浓,经常不自主地入睡的症状。亦称多寐、多眠睡。嗜睡多因机体阴阳平衡失调,阳虚阴盛或痰湿内盛所致。嗜睡可伴轻度意识障碍,叫醒后不能正确回答问题者,此种嗜睡常是昏睡、昏迷的前期表现。嗜睡与昏睡、昏迷不同,后者难以呼醒,强行唤醒而仍神志模糊,甚至呼之不醒。

七、问二便

(一)询问要点

1. 问大便 问大便应注意询问大便的间隔时间,排便的时间,大便的形状、质地、颜色、便量、气味,以及排便前的感觉(如腹痛、肠鸣等)、排便时的感觉(如腹痛、通畅与否、有无肛门灼热等)、排便后的感觉与兼症等。

2. 问小便 问小便应注意询问小便的次数(1日之内,尤其注意夜间小便的次数),小便的性状、颜色、尿量、气味,以及排尿前的感觉、排尿时的感觉(尿中断、尿等待等)、排尿后的感觉与兼症等。

(二)注意事项

1. 应注意区分大便干稀程度 其中问诊大便形状与质地时,应注意区分大便干湿程度,如大便干时,则有大便干、大便干硬、大便如羊矢状(或算盘子样)等不同情况;如大便稀时,则有水样大便、鸭溏、溏薄、糊状的差异;即使是同一次大便中,亦有前干后成形、初头硬、先干后溏等不同情况。因其所提示的病因病机及病情严重程度有所差异,理应问清。

2. 如何询问尿量　除了询问24 h总尿量之外，中医更侧重于对于每次小便量的观察，因此须结合望诊，要求患者使用量杯或透明玻璃瓶收集小便，以观察每次小便的量、颜色、混浊与否、静置后是否有沉淀等。

（三）症状辨析

1. 问大便

（1）便次异常

便秘：又称大便难。指大便燥结，排便时间延长，便次减少，或时间虽不延长但排便困难的症状。可见于胃肠积热，或阳虚寒凝，或气血阴津亏损，或腹内癥块阻结等。便秘除常见于肠道病变外，肛门部的病变、瘘病、风（暗）痱、肠外肿块压迫、温热病过程中、过服止泻药或温燥之品、腹部手术之后、全身衰惫状态等均可出现便秘。

泄泻：又称腹泻，是指大便次数增多，粪质稀薄不成形，甚至呈水样的症状。外感风寒湿热疫毒之邪，或饮食所伤，食物中毒，痨虫或寄生虫积于肠道，或情志失调，肝气郁滞，或久病脾肾阳气亏虚等均可出现泄泻。泄泻与痢疾都是大便次数增多，但痢疾以腹痛、里急后重、痢下赤白黏冻为特征性症状。

（2）便质异常

便溏：是指大便不成形，形似溏泥，俗称薄粪。与腹泻不同，一般排便次数可不增多，也可次数稍有增多。便溏的临床表现为大便时溏时泻，迁延反复。多因湿热或脾虚引起。

溏泄：是指泻下清稀或垢秽的粪便。多因湿热或脾虚引起。

鸭溏：又称"鹜溏"，是指泻下的大便水粪相杂，色青黑如鸭粪。多由寒湿而致。

飧泄：是指大便泄泻清稀，并有不消化的食物残渣，肠鸣腹痛。多因肝郁脾虚，清气不升所致。

泡沫样大便：是指大便稀溏，并带有泡沫。多因脾虚，偏食淀粉或糖类食物过多而致。

蛋花汤样大便：是指大便清稀，如蛋花汤样。多见于急性腹泻，因寒湿而致。

豆腐渣样大便：是指大便清稀，带有黏液，其中粪质形似豆腐乳。常因湿热秽浊而致。

水样大便：是指大便清稀，如水样。多见于急性腹泻或食物中毒，多因寒湿而致。

污便：是指不故意弄脏内裤，欲大便解不出，时常屁股和内裤有少量大便，见于严重便秘患者。由于大便在大肠局部嵌塞，可在干粪的周围不自觉地流出肠分泌液，酷似大便失禁。

下利气：是指泄泻与矢气并见，亦称"气利"。多因湿蕴气滞或肠虚气陷所致。

下利清水：是指大便稀，量少，色纯青。多为热结旁流的症状表现。

完谷不化：是指大便中含有较多未消化食物的症状。病久体弱者见之，多属脾虚、肾虚；新起者多为食滞胃肠。

溏结不调：指大便时干时稀的症状。多因肝郁脾虚，肝脾不调所致。若大便先干后稀，多属脾虚。

脓血便：又称大便脓血，指大便中含有脓血黏液。多见于痢疾和肠癌，常因湿热疫毒等邪所致。果酱样大便见于肠套叠；暗红色果酱样脓血便则见于阿米巴痢疾。

便血：指血自肛门排出，包括血随便出，或便黑如柏油状，或单纯下血的症状。多因脾胃虚弱，气不统血，或胃肠积热、湿热蕴结、气血瘀滞等所致。若血色暗红或紫黑，或大便色黑如柏油状者，谓之远血，多见于胃脘等部位出血。正常人进食动物血、猪肝等含铁多的食物也可使粪便呈黑色，而服用铋剂、炭粉及某些中药等药物也会使粪便变黑，但一般为灰黑色无光泽，做隐血试验阴性可帮助鉴别。若便血鲜红，血附在大便表面或于排便前后滴出者，谓之近血，多见于内痔、肛裂、息肉痔及锁肛痔（直肠癌）等肛门部的病变。除胃肠病变外，许多全身性疾病，如疫斑热、稻瘟病、血溢病、紫癜、食物中毒、药物中毒等，均可见到便血症状。

（3）排便感异常

虚坐努责：指无大便而有便意，虽经努力解便而无便可解者，常伴解便后气短疲乏，为气虚下陷之兆。

暴注：又称为暴注下迫，突然剧烈腹泻，迫不及待。多因热迫大肠所致。

肛门灼热：指排便时自觉肛门灼热的症状。多因大肠湿热，或热结旁流，热迫直肠所致。

里急后重：指便前腹痛，急迫欲便，便时窘迫不畅，肛门重坠，便意频数的症状。常见于湿热痢疾。多因湿热内阻，肠道气滞所致。

排便不爽：指排便不通畅，有涩滞难尽之感的症状。两者可单独存在，有时也可交替发生。多因湿热蕴结大肠、肝郁脾虚、食积化腐所致。

大便失禁：指大便不能随意控制，滑出不禁，甚至便出而不自知的症状。常因督脉损伤、年老体衰、久病正虚、久泄不愈、脾虚气陷、肠道湿热瘀阻等，引起脾肾虚损，肛门失约所致，多见于脊柱外伤、久泻、休息痢、脱肛、肛门及肠道癌瘤、高年体衰及久病虚损等。

肛门气坠：指肛门有下坠感觉的症状。肛门气坠常于劳累或排便后加重，多因脾虚中气下陷所致，常见于久泄久痢或体弱的患者。

（4）便色异常

大便色深：指大便颜色偏深，可呈深黄色、酱黄色甚至色黑。多因胃肠有热引起。

青色大便：指大便色青。多因肝郁或肝风引起。

绿色大便：指大便呈绿色。多为脾虚，进食不足所致。此外，有些吃配方奶的小儿，排出的粪便也呈暗绿色。

陶土色大便：指大便呈灰白色、陶土色。多见于各种原因所致的胆道阻塞患者。

（5）气味异常

大便酸臭难闻：多属肠有郁热。

大便溏泻而腥：多属脾胃虚寒。

大便臭如败卵：为伤食，是食积化腐而下趋的表现。

2. 问小便

（1）尿次异常

小便频数：又称为尿频，指排尿次数增多，时欲小便，甚则一日达数十次的一种症状。多因湿热蕴结膀胱而致，常见于淋病类疾病；或多因肾阳虚或肾气不固，膀胱失约所致，常见于老人及神衰、久病肾虚等患者。

癃闭：小便不畅，点滴而出为癃；小便不通，点滴不出为闭，合称癃闭。癃闭有虚实之分。实性癃闭多由瘀血、结石或湿热、败精阻滞与阴部手术等,使膀胱气化失司,尿路阻塞所致。虚性癃闭多因久病或年老气虚、阳虚,肾之气化不利,开合失司所致。

（2）尿量异常

尿多:又称为尿量增多,指每次尿量明显超过正常量次的症状,常与尿次增多同见。小便清长量多者,属虚寒证。若多尿、多饮而形体消瘦者,多为消渴,或为脑神病变。

夜尿频多:夜晚小便次数、每次尿量明显增多者,多见于肾阳虚证。

尿短少:每次尿量减少,尿短时,尿次可见增多,或正常,或减少。就一般而言,在有尿意的情况下,成人每次尿量 ≤ 80 mL,是绝对尿短;每次尿量在80～120 mL者,为尿短;每次尿量在120～180 mL者,为尿略短。尿短,尿次减少者,或见于热盛伤津、腹泻伤津、汗吐下伤津;或见于心阳衰竭及脾、肺、肾功能失常,气化不利,水液内停;或见于湿热蕴结,或尿路损伤、阻塞等,水道不利所致。尿短,尿次增多者,多见于湿热下注膀胱。

（3）尿色异常

尿黄:即小便偏黄,甚者小便黄赤。就一般而言,小便色甚于二道绿茶水时,即可认为是尿黄。多提示里热证。

小便赤:是指尿液颜色呈深黄、黄赤或黄褐,甚至尿如浓茶的异常表现。多提示里热证。

小便清:小便微微黄,似白开水的颜色。多见于寒证或肾阳虚证。

尿血:是指血从小便排出,尿色因之而淡红、鲜红、红赤甚至夹杂血块。尿血与血淋不同,尿血多无疼痛,或仅有轻度胀痛及灼热感;血淋则小溲滴沥涩痛难忍。多见于湿热下注或肾阴虚火旺证。

尿浊:小便浑浊如米泔水,或滑腻如脂膏。多因脾肾亏虚,清浊不分,或湿热下注,气化不利,不能制约脂液下流所致。

（4）排尿感异常

小便不利:是指小便排出困难的一种症状,亦称"小便难"。所谓小便排出困难,主要是指小便不畅,或尿道滞涩,或尿前等待,或出现尿中断,往往与尿量减少同见。主要因湿邪或湿热阻滞气机,或肾阳虚,气化不利而致。

尿道涩痛:指排尿时自觉尿道灼热疼痛,小便涩滞不畅的症状。可因湿热内蕴、热灼津伤、结石或瘀血阻塞、肝郁气滞、阴虚火旺、中气下陷等所致。常见于各种淋病类疾病,膀胱的癌病、痨病等亦可见尿痛。

余溺不尽:指小便之后仍有余溺点滴不净的症状。多因病久体弱、肾阳亏虚,肾气不固,湿热邪气留于尿路等所致。常见于劳淋、精癃等病中,或见于老年人及久病体弱者。

小便失禁:指小便不能随意控制而自行溢出的症状。多因肾气亏虚,下元不固,膀胱失约,或脾虚气陷及膀胱虚寒,不能约摄尿液所致。尿路损伤,或湿热瘀血阻滞,使尿路失约而出现小便失禁,亦可见于邪闭心包证。

遗尿:指成人或3岁以上小儿于睡眠中经常不自主地排尿的症状。多因禀赋不足,肾气亏虚或脾虚气陷及膀胱虚寒所致,亦可因肝经湿热下迫膀胱引起。

八、问妇女

（一）询问要点

主要针对女性患者的经、带、胎、产情况进行问诊。生育年龄的妇女，还应询问妊娠、胎产情况。

1. 问月经　应注意了解平素月经的周期，行经的天数，月经的量、色、质（尤其要询问经血中是否夹有血块），以及经前、经期、经后不适，有无闭经或行经腹痛，末次月经日期及初潮或绝经年龄等。若有生产史或流产史者，须问及恶露的量、色、质，恶露的干净时间，月经复潮时间，以及生产或流产前后月经周期、行经天数的差异。

2. 问带下　应注意询问带下量的多少、色质和气味等情况。另外尚需询问月经前后带下的情况等。

（二）注意事项

1. 月经周期的计算　临床上，一般把阴道下血或带下中夹血出现的时间视为月经的第1天；2次阴道下血或带下中夹血出现的时间间隔，即为1次月经周期。另需说明的是，阴道下血或带下中夹血不一定是行经，须排除子宫功能性出血、经间期出血、胎动不安、性生活接触后出血，必要时可以借助B超、性激素、血HCG来判断患者是否行经。

2. 经量多少的判断　经量一般为50～100 mL，由于个人体质年龄的差异而有所不同，但经量的多少难以精确观察。判断经量的多少，一般是定性判断，即选择患者月经最多的一天，一昼夜须换3～5次卫生巾，且每次更换的卫生巾上血量比较饱满，应视为月经量正常。或患者大便或小便时，经血自阴道中明显流出者，也应视为月经量正常。

（三）症状辨析

1. 经前诸症　经前诸症一般有经前乳房胀，或胀痛，或乳头触痛；腰酸腰痛，甚至酸痛如折；小腹坠胀或小腹下坠；白带偏多或色黄；颜面痘疹新发；口疮新发；大便秘结等。

2. 经期异常

月经先期：指连续2个月经周期出现月经提前7天以上的症状。多因脾气亏虚、肾气不足，冲任不固，或因阳盛血热、肝郁化热、阴虚火旺，热扰冲任，血海不宁所致。

月经后期：指连续2个月经周期出现月经延后7天以上的症状。多因营血亏损、肾精不足，或因阳气虚衰所致；亦可因气滞血瘀、寒凝血瘀、痰湿阻滞、冲任不畅所致。

月经先后无定期：指月经周期时而提前，时而延后达7天以上的症状，亦称经期错乱。多因肝气郁滞，气机逆乱，或脾肾虚损，冲任失调，血海蓄溢失常所致。

3. 经量异常

月经过多：指月经血量较常量明显增多的症状。多因血热内扰，迫血妄行；或因气虚，冲任不固，经血失约；或因瘀血阻滞冲任，血不归经所致。

月经过少：指月经血量较常量明显减少，甚至点滴即净的症状。多因营血不足，或肾气亏虚，精血不足，血海不盈；或因寒凝、血瘀、痰湿阻滞，血行不畅所致。

崩漏：指非正常行经期间阴道出血的症状。若来势迅猛，出血量多者，谓之崩（中）；势缓而量少，淋漓不断者，谓之漏（下），合称崩漏。崩与漏虽然在病势上有缓急之分，但发病机制基本相同，且在疾病演变过程中常互相转化，交替出现。崩漏形成的原因主要是热伤冲任，迫血妄行；瘀血阻滞，血不循经；脾气亏虚，血失统摄；肾阳虚衰，冲任不固；肾阴不足，阴虚火旺，虚火迫血妄行。

4. 经色、经质异常　一般而言，月经量少时，经色暗红或淡暗红或鲜红，经量多时，经色鲜红，俱视为正常经色。若经色淡红质稀，为血少不荣；经色深红质稠，乃血热内炽；经色紫暗，夹有血块，兼小腹冷痛，属寒凝血瘀。

5. 经期诸症　一般有痛经，经行小腹冷，经行呕吐、头痛，经行腹泻等。

痛经：指在行经时，或行经前后，周期性出现小腹疼痛，或痛引腰骶，甚至剧痛难忍的症状，亦称行经腹痛。若经前或经期小腹胀痛或刺痛拒按，多属气滞血瘀；小腹灼痛拒按，平素带下黄稠臭秽，多属湿热蕴结；小腹冷痛，遇暖则减者，多属寒凝或阳虚；月经后期或行经后小腹隐痛、空痛，多属气血两虚，或肾精不足，胞脉失养所致。

6. 闭经　指女子年逾18周岁，月经尚未来潮，或已行经，未受孕、不在哺乳期，而停经达3个月以上的症状。多因肝肾不足，气血亏虚，阴虚血燥，血海空虚；或因痨虫侵及胞宫，或气滞血瘀、阳虚寒凝、痰湿阻滞胞脉，冲任不通所致。

7. 带下异常

白带：指带下色白量多，质稀如涕，淋漓不绝而无臭味的症状。多因脾肾阳虚，寒湿下注所致。

黄带：指带下色黄，质黏臭秽的症状。多因湿热下注或湿毒蕴结所致。

赤白带：指白带中混有血液，赤白杂见的症状。多因肝经郁热或湿毒蕴结所致。若绝经后仍见赤白带淋漓不断者，可能由癌瘤引起。

九、问男子

男子在阴茎勃起、排泄精液等方面的异常不仅是男科的常见疾病，也是全身性病理变化的反映，因此，应加以询问，以作为诊断男科或其他疾病的依据。男子在阴茎勃起、排泄精液等方面的异常，主要可概括为阳痿、阳强、遗精、早泄等。

阳痿：指患者阴茎不能勃起，或勃起不坚，或坚而不能持久，不能进行性交的症状。阳痿不是患者的不适感觉，而是性功能低下的表现。

遗精：指患者不性交而精液遗泄的症状。其中，清醒时精液流出者，谓之"滑精"；梦中性交而遗精者，谓之"梦遗"。

早泄：指性生活时排精过早的现象。多因肾虚，相火过旺所致。

阴冷：阴茎或阴囊冷而不温。多因命门火衰或寒气凝滞于肾所致。在妇女者，自觉阴户内有寒冷感，甚至腹内也觉冷。

阳强：指阴茎无故而坚硬勃起，久久不萎，精液自泄的主症。为阴虚阳亢，命火妄动之象。

十、问小儿

小儿问诊通常以询问患儿亲属为主，最好能直接询问与患儿密切接触的家长或保育者，年龄较大的患儿也可以作为问诊对象，但对其主诉的可靠性要加以分析。问小儿除一般问诊内容外,还要结合小儿的生理病理特点,着重询问出生前后情况、预防接种、传染病史及发病原因。尤其要重视小儿个人史的问诊,小儿个人史包括胎产史、喂养史、生长发育史、预防接种史等。

1. 胎产史　要问清胎次、产次、是否足月、顺产或难产、有否流产,以及接生方式、出生地点、出生情况、孕期母亲的营养和健康情况等。

2. 喂养史　包括喂养方式和辅食的添加情况,以及是否已经断奶和断奶后的情况。对年长儿还应询问饮食习惯、现在的食物种类和食欲等。

3. 生长发育史　包括体格生长和智能发育,如坐、立、行、语、齿等出现的时间;囟门闭合的时间;体重、身高增长的情况。对已入学小儿还应了解学习成绩,推测智力情况。

4. 预防接种史　包括卡介苗、麻疹减毒活疫苗、脊髓灰质炎减毒活疫苗、白喉类毒素、百日咳菌苗、破伤风类毒素混合制剂、乙型脑炎疫苗、流行性脑膜炎菌苗,以及甲型肝炎减毒活疫苗、乙型肝炎血清疫苗等疫苗的预防接种情况。记录接种年龄和反应等。

第三节　问　诊　训　练

一、问诊案例示范

(一)教学方法

设定5～10个案例示范,亦可进行临床带教与标准患者模拟临床实景。

教学重点:如何围绕主诉展开问诊;主诉、主症的确定;问现在症的基本内容。

教学难点:如何围绕主诉展开问诊;确定主诉、主症。

(二)案例实训

案例一

医师:你哪里不舒服?

患者:咳嗽。

医师:有多久啦?

患者:十来天了。

(注意:患者以"咳嗽"为主症,病程十来天不算长但也不短,咳嗽一症,首当鉴别其为外感咳嗽还是内伤咳嗽,从病程上看还不能判断此为外感还是内伤,可以通过询问其发病原因及其他兼症来判断其证候。)

医师:还记得10天前是怎么引起咳嗽的吗?

患者:可能是着凉了吧。10多天前天气突然变冷,一下子降温十多度,我没有及时加衣,所以病了这么多天,这些天天气一直都很冷,所以病也总不见好。

(注意:患者有感受寒邪的病因,但并不能确立是表证,也有可能是一个表邪入里的里证,要确立其证候,还需对其症状进行了解。)

医师:怕冷吗? 有没有发热的症状?

患者:怕冷,有发热,我刚才量了体温有38.5℃。

（注意：现已知患者有怕冷和发热，但还需鉴别是恶寒发热还是寒热往来，以判断该病的病位。）

医师：怕冷和发热是同时出现还是一阵冷一阵热？

患者：又怕冷又发热。

医师：有汗吗？

患者：没有，除非是吃了退热的药时会有汗。

（注意：恶寒、发热同时出现是表证的特征性症状，且有感受寒邪的病史，加之无汗这一症状，可基本确立这是一个风寒表证。但因本病病程有十来天，是否有寒邪入里化热的证候存在而成表里同病之证，应对其生病以来的情况仔细询问。）

医师：请您详细讲讲生病以来的情况。

患者：好的。十几天前因为着凉了开始出现咳嗽，鼻塞，流鼻涕，又发热又怕冷，头身痛。当时我服用了感冒药之后好像鼻塞、流鼻涕症状好了一点，可这咳嗽反而加重了，这几天咳嗽得我胸都痛，晚上睡觉都被咳醒。

（注意：由上可以看出该患者目前是以咳嗽为主症，仔细询问其咳嗽的特点，是干咳还是痰咳，如果是痰咳，那么痰的性状有助于诊断。）

医师：咳嗽有痰吗？是什么样的痰呢？

患者：是白痰，比较稀，痰也多，总觉得咽喉痒痒的。

（注意：患者有咳嗽、痰白、质稀等临床表现，加之寒热、头痛等临床表现，可以考虑为表里同病的风寒犯肺证。）

问题：

（1）根据病情资料，提出患者的主诉。

（2）根据上述问诊资料，整理出现病史。

（3）针对病情资料，初步进行证名诊断。

参考答案：

（1）主诉：咳嗽伴恶寒发热10余日。

（2）现病史：10天前因感受寒邪出现咳嗽、恶寒发热、无汗、头身痛、鼻塞、流鼻涕，服药后鼻塞等症状减轻。现症见：咳嗽，咯稀白痰，恶寒发热，体温38.5℃，无汗，头痛，咽痒，舌质淡红，苔薄白，脉浮紧。

（3）初步诊断：风寒犯肺证。

案例二

医师：你哪里不舒服？

患者：心口痛。

医师：你指给我看看。

患者：在这（手指上腹部胃脘处）。

医师：还有哪里不舒服（胸痛、胸闷、心慌等）？

患者：没有。

（注意：有些患者称胃痛为心口痛，故须注意疼痛的部位，并且要与心病的真心痛相鉴别，真心痛的疼痛常在左侧胸膺部。）

医师：多长时间了？

患者：2天。

（注意：从病程长短辨虚实，病程长者多属虚证，病程短者多属实证。）

医师：怎么个痛法？

患者：感觉胃里痛而且胀得很厉害，跟有什么东西堵住一样，很难受。

（注意：从疼痛的性质辨气血，以胀痛为主，属于气滞，痛如针刺或刀割属于血瘀。本病例以胀痛为主，首先考虑气滞。）

医师：疼痛是一阵阵的，还是一直都痛？

患者：一直都痛。

（注意：患者持续性疼痛，可初步判断属实证。）

医师：按着会舒服些吗？

患者：不行，不能用力按，按就痛。

（注意：有拒按的症状进一步证实属实证。）

医师：以前发过吗？

患者：没有。

医师：吃东西怎么样？

患者：不能吃，吃了痛得更厉害。

（注意：凡属暴痛，疼痛剧烈，甚则拒按，食后痛剧，痛处不移者属实。凡是疼痛日久或反复发作，绵绵不休，痛而喜按，得食痛减者属虚。体格壮实者多实，年高体弱者多虚。新病多实，久病多虚。）

医师：还有哪里不舒服（嗳气、恶心、呕吐等）？

患者：有，嗳气的时候会有股酸酸的、像馊了饭菜的臭味冲出来。一点都不想吃东西，闻到食物的味道就作呕，如果能吐出来就好过些。

（注意：胃脘胀痛拒按、恶食、嗳气腐臭或酸腐等均为伤食症状。）

医师：你吐出来的东西是什么样子？

患者：就是头天吃的饭菜。

医师：发病前有没有吃东西吃得过多？

患者：有，前天来了几位多年不见的朋友，接连吃了几顿，就感觉不舒服了。

（注意：饮食停滞胃痛多有暴饮暴食的病史。感受外邪也可引起胃脘胀满而痛，主要有外感病史，可见风寒、风热、暑湿等表证。）

医师：口苦不苦？

患者：不苦。

（注意：注意食滞胃脘与湿热蕴脾证鉴别：前者病因为"伤食"，临床上以伤食证为特征。后者病因为"湿热"，由外感湿热，或过食肥甘，湿热蕴脾所致，以口苦而腻、渴不欲饮或身热起伏、舌红苔黄腻、脉濡数等湿热证为特征。）

医师：大、小便怎么样？

患者：想拉大便，但是总拉不出来，好不容易拉出来了，又感觉拉得不痛快。我平时经常便秘，现在大便稀稀的，拉大便时肚子痛得厉害，还有大便特别臭。小便还可以。

（注意：大便不爽符合食滞胃脘的诊断。）

问题：

（1）根据病情资料，提出患者的主诉。

（2）根据上述问诊资料,整理出现病史。

（3）根据病情资料进行证名诊断。

参考答案:

（1）主诉:胃脘胀痛拒按,伴嗳腐吞酸2天余。

（2）现病史:患者因暴饮暴食出现胃胀、胃痛。刻诊:胃脘胀满,疼痛拒按,嗳腐酸臭,恶闻食气,恶心,呕吐不消化食物,吐后痛减,大便不爽,舌苔厚腻,脉滑。

（3）诊断:食滞胃脘证。

案例三

医师:你哪里不舒服?

患者:我肚子胀,总不想吃东西。

医师:是整个肚子胀吗? 疼不疼? 能指指具体部位吗?

患者:整个肚子都胀。不疼。

医师:从什么时候开始的?

患者:快有半年了。

（注意:腹胀半年,病程较长,一般为虚性腹胀,但也不能仅凭时间定论,下面应进一步询问腹胀的特点来鉴别诊断。）

医师:具体描述一下平时肚子胀的情况。肚子是一直胀还是时好时坏?

患者:我这肚子胀有时候轻有时候重,用热水袋敷一敷或用手揉揉会好一些。

医师:吃饭怎么样?

患者:总不想吃东西,觉得肚子胀,吃了东西后又更觉得不好受,好像不消化一样。

医师:二便情况怎么样?

患者:经常腹泻,吃点凉的就更不行了。小便还可以吧。

医师:平时身体怎么样?

患者:稍微活动就觉得累,喘不过气来。有时候还头晕。

（注意:腹中满胀时好时坏,喜温喜按,不思饮食,气短乏力,大便泄泻均为脾阳虚之证。）

同时望诊所见:形体消瘦,面色萎黄,舌淡苔白。诊脉濡缓。

问题:

（1）根据病情资料,提出患者的主诉。

（2）根据上述问诊资料,整理出现病史。

（3）根据病情资料进行证名诊断。

参考答案:

（1）主诉:腹胀食少半年。

（2）现病史:患者半年来腹部时胀,喜温喜按,不思饮食,食后腹胀更甚。刻诊:神疲乏力,大便泄泻,舌淡苔白,脉濡缓。

（3）诊断:脾阳虚证。

案例四

医师:你有什么不舒服?

患者：我这里总疼（手指着两胁）。

（注意：两胁为肝胆二经的循行部位，故胁痛病变主要在肝胆，其成因较多，临床辨证主要依据疼痛的特点及兼证，要注意分清气、血、虚、实。）

医师：多长时间了？知不知道怎么开始的？具体描述怎么个疼法。

患者：我1年前得过急性肝炎，但后来治好了，肝功能检查报告正常（病例记载与患者所述吻合）。这次疼有半年多了，开始的时候累了或是生气了就有点疼，我也没有在意，后来就一直隐隐地疼，好像火热一样，累了就会疼得厉害些。

（注意：临床上根据疼痛的性质往往能判断疾病的性质，如疼痛为胀痛，走窜不定，多为气滞；刺痛，痛有定处，多为瘀血；灼痛多为火热侵袭，灼痛剧烈、病程短多为实火，隐隐灼痛、病程长者多为阴虚。我们从患者描述的情况来看，病程较长，隐隐作痛，痛无休止，且劳累后加重，则可推测为阴虚作痛。）

医师：还有哪里不舒服？

患者：总觉得嗓子干，有时还觉得头晕。两只眼睛也特别涩，经常得点眼药水，可减轻点。

（注意：从上述患者描述的情况来看，均为一派阴虚失养的表现。）

医师：二便情况怎么样？

患者：大便有点干，小便还可以。

医师：平时吃饭怎么样？脾气怎么样？

患者：吃饭还可以，就是口干。我这个人脾气特别躁，有一点不顺心的事情就会生气，最近特别心烦，觉也睡不好，老做噩梦。

医师：你躺下，我给你检查一下。

按诊右胁下未触及肿块，无明显压痛。同时望诊所见：两颧潮红，舌红少津。诊脉弦细。

问题：

（1）根据病情资料，提出患者的主诉。

（2）根据上述问诊资料，整理出现病史。

（3）根据病情资料进行证名诊断。

参考答案：

（1）主诉：两胁隐隐灼痛半年。

（2）现病史：患者1年前曾患甲型肝炎，经治疗获愈。半年前于劳累或生气后出现两胁疼痛，未采取任何治疗，后转为持续性隐痛，劳累或生气后加重。刻诊：两胁隐隐灼痛，伴口干，两目干涩，急躁易怒，心烦失眠，两颧潮红，大便略干，舌红少津，脉弦细。

（3）证名诊断：肝阴不足证。

二、纠错训练

（一）教学方法

设定2～3个案例示范，亦可进行临床实际病例录像放映或标准患者模拟临床实景。

教学重点：如何围绕主诉展开问诊；主诉、主症的确定；问诊的思路；问诊内容的前面性与系统性；临床症状术语的问诊口语化与病历书写的规范性。

教学难点：如何围绕主诉展开问诊；问诊内容的全面性与系统性；临床症状术语的问诊口语化与病历书写的规范性。

（二）案例实训

案例一

患者,女,33岁。

主诉:咳嗽2个月。

自诉:咳嗽,2016年1月末时自觉无明显诱因下出现咽喉疼痛牵涉到右侧耳部出现针扎样疼痛,疼痛呈阵发性。服用药物治疗后未见明显好转,后未做相关治疗后疼痛消失。3月3日开始出现咽喉痒感,干咳,自觉有痰但难以咯出,无鼻塞、流鼻涕,无发热,后在江西省中医院服用清燥救肺汤合止嗽散加减,服药5剂后,未见改善而咳嗽加剧至今。

现病史:2016年1月末时自觉无明显诱因下出现咽喉疼痛牵涉到右侧耳部出现针扎样疼痛,疼痛呈阵发性。服用药物治疗后未见明显好转,后未做相关治疗后疼痛消失。3月3日开始出现咽喉痒感,干咳,自觉有痰但难以咯出,无鼻塞、流鼻涕,无发热,自觉咳嗽伴见左侧口角溃烂,后在江西省中医院服用清燥救肺汤合止嗽散加减,服药5剂后,未见改善而咳嗽加剧至今。

刻诊:咽喉觉有痒感,干咳一两声伴见少量痰涎,晨起咳痰为黄绿色,其他时间则为白色,自觉质黏,难以咯出,无鼻塞、流鼻涕,自觉与昼夜无明显相关,自觉在偏凉、有风的环境中咳嗽较为明显,咳甚剧烈时偶有汗出,无咳甚呕吐,咳甚脸红未查,怯寒。左侧口角溃烂,无瘙痒,无滋水。有心慌,心悸。汗出以前胸、后背、额头汗出为主,未查大小腿是否汗出,有汗出黄染,油耳朵,狐臭较明显,腋下汗出明显,汗出多时有时会淌下,质凉,有脚气。口干明显,无口苦、口黏、口涩。平素饮水较少,近期饮水较前增多,温水,不喝碳酸饮料。食欲尚可,食量尚可,知饥,荤素搭配,偏嗜辣食(但食后极易腹泻)和甜食,但会控制,饥饿或欲大便时肠鸣音较明显,不晕车,稍多食即有腹胀感,呃逆较多,太息较多。睡眠偏差,难入睡易醒,醒后可复寐,梦不多,未查打鼾、磨牙、梦呓,现无夜寐流涎,无趴睡,无盗汗,平素无夜行口干,近期偶有夜行口干,无夜尿。大便1天1次,经前则为每天2次,色偏深,质软,成形,无明显臭秽有挂厕,无不尽感,大便前后无所苦,3月初开始咳嗽时一度大便先干后溏,偶有便血。晨尿偏黄,畅利,无尿中断、尿等待、尿不尽,小便后无所苦。

10岁初潮,25~26天一次,行经期9~10天,第2天量多,色偏深,血块较少,末次月经:3月9~18日,量偏少。第2天量多,色暗红,血块较少,带下量少,偶有月经中期质淡如水样。经前矢气较多,有小腹胀感,腰酸,乳房胀。脾气较为急躁。

问题:

(1)问诊内容是否有遗漏,若有请补充。

(2)病历中哪些症状名词术语运用不规范,请纠正。

案例二

患者,男,4岁。

主诉:发热1日。

现病史：前天吹空调，洗头发后吹风，昨日下午开始发热，现体温38.7℃，精神不佳，食欲不佳，背上略有汗，余处无汗，大便每日1次；每个月基本都有发热，去年曾有打点滴退热；目合则汗，平时眠时无大声喊叫；喜饮牛奶，主动索水少；无鼻塞流涕，无喷嚏，咳嗽近两日明显，连声咳，痰声重，无痰咯出；已用退热药，服西药后有汗出；咳时有呕吐，有少许涎；咳时咽痛、心下痛；无全身痛；今日暂无大便，昨日大便1次，深黄、质散；小便黄。

问题：

（1）问诊内容是否有遗漏，若有请补充。

（2）病历中哪些症状名词术语运用不规范，请纠正。

案例三

患者，女，30岁。

主诉：双下肢皮肤瘙痒近月余。

现病史：1个月前，患者在无明显诱因下，出现双下肢皮肤瘙痒，抓搔后流渍水。曾在外院使用"止痒药"（具体不详）肌肉注射，外用"卤米松"、口服优泽（盐酸左西替利嗪片）、葡萄糖酸钙片等，但瘙痒缓解不明显。经常感觉口干，但不口苦，夜醒则觉头汗多，纳可。

末次月经7月31日干净，经量中，有血块，色深红，已往有痛经史，现偶有痛，但疼痛已明显减轻。大便每天1次，成形，小便调，色黄。

问题：

（1）问诊内容是否有遗漏，若有请补充。

（2）病历中哪些症状名词术语运用不规范，请纠正。

第七章　望　诊

一、教学目的与要求

1. 掌握全身及局部望诊的操作规范、基本方法与注意事项。
2. 掌握望排出物、分泌物的操作规范与注意事项。
3. 熟悉望诊的基本内容。
4. 掌握望诊部分的常见症状与体征的临床表现与临床意义。

二、实训组织形式

1. 2人一组相互进行系统全面的望诊检查练习。
2. 结合图片进行望诊训练。
3. 结合病例进行望诊与其他诊法的互参训练等。

第一节　望诊的方法

一、操作规范

（一）操作准备

1. 房间光线　望诊应在充足、自然、柔和的光线下进行,如自然光线不足,也可借助于日光灯,但必要时需复查。此外,还须注意避开有色光源的干扰。

2. 房间温度　诊室温度应适宜,必要时可开空调。因为,只有在适宜的温度下,患者的皮肤、肌肉自然放松,气血运行畅通,疾病的征象才可能真实地显露出来。如果室温太低,皮肤肌肉收缩,气血运行不畅,不仅影响望诊所获资料的真实性,而且还有可能使患者因受凉而复加他疾。反之,若室温过高,患者面色通红,汗出较多,也可能掩盖病情真相,影响医师判断。

3. 以常衡变　为了更好地识别病理体征,必须熟悉各部位组织的正常表现和生理特点,将病理体征与生理体征相比较;并要熟悉各部位组织与内在脏腑、经络的联系,运用整体观念进行分析,动态观察,从病情发展角度判断病理体征所提示的临床意义。

4. 隐私保护　望诊时应注意保护患者的隐私权,因此诊室里最好只允许医师和正在就诊的患者在场,其他患者和家属应在诊室之外依序安静等候。此外,在观察患者胸部和前后二阴等处时,应先向患者做解释,并征得其同意后在隐蔽环境下进行。男医师观察女性的前阴,患者要有明确的不适,并在有女护士陪同的情况下进行。

5. 望排出物应做如下准备

（1）诊室应准备一只消毒的痰盂或废物桶。

（2）准备一次性手套及用于洗手的消毒液。

（3）诊室应备有洗手池或洗手盆及消毒毛巾。

（二）望诊的方法

1. 全身和局部望诊的操作技巧

（1）熟悉内容：望诊时,医者首先应对望诊的内容非常熟悉,这样才可能避免遗漏和对同一部位的反复观察,引起患者的反感和不配合。

（2）观察有序：望诊时还应该遵循一定的顺序,如从上到下、由外至内、先整体后局部等。切勿忽上忽下,忽左忽右。此外,对于急症、重症患者应重点观察,以敏锐的观察力,在短时间内对患者的病情做出判断,以便及时抢救治疗。

首先望神,先望神气,后望神志。望神气时,先望眼睛与神情,后体态,再色泽。其次望患部,后望健部。所谓患部,是病患所在的具体部位;健部,是指无病患的具体部位。若患者的病痛属于局部病变,应从患部开始望诊。若患者有多处患部,则应从上到下进行望诊。每一部都应按神、色、形、态的顺序进行。局部望诊,自上而下,由外至内,每一部亦应按神、色、形、态的顺序进行望诊。最后,望诊要详略得当,以望神与患部望诊为核心。

（3）动态观察,注意变化：疾病是一个发展变化的过程,决定了疾病中的体征也并非一成不变,因此,应以发展、动态的眼光看待体征,并借以推断病情的轻重、预后的吉凶。如望神时,若患者从有神变为少神,再发展为失神,甚至假神,说明病情逐渐加重;反之,若从失神逐渐变为少神,最后变为有神,说明病情减轻,疾病向愈。又如望面色时,若面色由红润有泽逐渐变为枯槁无光,说明病情加重;面色由深浓变为浅淡,说明病情由实转虚;面色由疏散变为壅滞,说明病邪渐聚。

2. 排出物望诊的操作技巧

（1）痰液的采集技巧：医者嘱患者将痰液吐入清洁的痰盂中,然后戴上一次性手套,将痰盂置于自然光源充足处认真进行观察。

（2）小便的采集技巧：小便的采集应以新鲜、清洁、晨尿为好,因其浓度较高,易体现病理变化。不能及时送检时,应置冰箱保存。为避免尿道口附近污染物污染,女性应先洗外阴后留尿,成年女性还应注意避开月经期。尿液应用干燥而透明的容器,让患者直接留尿,并静置片刻,便于观察。

（3）大便的采集技巧：采集的大便标本务求新鲜,不可混入尿液。容器应清洁干燥,一般可用纸盒或广口瓶。标本应选取脓血、黏液部分,或粪便表面不同部分及粪端取材,液状粪便可取絮状物部分。

二、注意事项

（一）全身和局部望诊

1. 充分暴露,细致观察　诊察时要充分暴露受检部位,以便能清楚地进行观察。

2. 静心凝神，排除杂念　望诊时医师应集中注意力，排除杂念，这样才能发现异常体征，捕捉到疾病的相关信息。如望神的方法是"以神会神"，"一会即觉"，即是以医师之神去观察、体会患者之神。临床上，患者的神气常在有意无意之间流露最真，医者若不能清心凝神、专心致志，则所察非真，甚至有误。因此，望神时精神要专一、集中，在与患者接触的短暂时间内就应对神的表现有一个初步的印象。

3. 辨别真假，排除假象　望诊时医者应注意辨识假象。如假神与疾病好转的区别在于二者虽然都是以病情危重为前提，但假神出现多为久病、重病治疗无效的前提下，突然出现个别现象的一时性好转，且与整体病情危重情况不相一致，如颧红如妆、目光突然转亮、饮食突然增加等。而重病真正向愈，则是在治疗有效的基础上，从个别症状的改善逐渐发展为全身的、稳步的好转，如食欲渐增、面色渐润、身体功能渐复等。

在对患者的面色、唇色进行望诊时一定要注意是患者本来的颜色还是化妆使然，故对女患者进行面部和口唇的望诊时，一定要嘱其卸妆。观察头发，应注意是真发还是假发，头发颜色是本色还是染色。观察头发色泽时还应注意是否刚上了发蜡、发油等。

4. 注意非疾病因素影响　望诊时应注意非疾病因素的影响，如人的面色由于遗传、种族或季节、时辰、地理环境、饮酒、情绪等因素的影响而有相应变化，此属于常色中的主色和客色，而非病色，应注意鉴别。

（二）排出物望诊的注意事项

1. 望排出物宜在充足的自然光线或接近自然光的光源下进行。尽量避免在背光处及有色光源下观察。

2. 根据不同排出物，选择不同的容器。

3. 采集的排出物应及时观察，不要长时间留置，以免影响观察结果。

4. 观察完毕后，所有的排出物应立即倒入痰盂或废物桶，并将痰盂或废物桶放在指定地点以便清洁消毒后备用。医师随即洗手并消毒，以防交叉感染。

第二节　望诊的内容

一、全身望诊

（一）望神

1. 望神要点　望神的部位主要包括眼睛、神情、色泽和体态四方面，其中，眼睛是观察的重点。

（1）望眼睛：首先，医者应观察眼睛的明亮度，即目光是明亮有泽还是晦暗无光。其次，应观察眼球的运动度，即眼球运动灵活还是运动不灵。具体操作时医者可将示指竖立在患者眼前，并嘱患者眼睛随医者的示指做上下左右移动。若患者眼球移动灵活是有神的表现；反之，若移动迟钝或不能移动均为失神的表现。中医所谓的"瞳神呆滞""瞪目直视""戴眼反折"均是对目珠运动不灵的描述。

（2）望神情：首先，应观察患者的神志是清楚、昏迷还是错乱；思维是有序还是混乱。具体方法可结合问诊询问患者的姓名、年龄、住址等方式，根据患者回答情况来判断。若患者回答正确，反应敏捷为有神；反之，若回答缓慢、不能回答或回答有误是少神、失神或神乱的表现。其次，还应观察患者面部表情是丰富自然还是淡漠无情。

（3）望色泽：观察前应嘱患者清洁面部，尤其是女性患者，应卸妆后进行观察。观察时，首先要看面部颜色为何；其次应注意其面色是否带有红色，是否有光泽，是含蓄隐隐还是暴露明显。

（4）望体态：望体态包括形体和姿态两部分（详见"望形体"）。

2. 注意事项

（1）假神与"失神转有神"的鉴别：假神出现临床症状的好转，其好转的现象是局部、暂时的，病情仍最重整体病情与个别现象不相符，而且变化比较突然，多见于临终前。失神转有神，病情的好转是整体的、持续的，整体病情变化比较一致，变化较慢，为逐渐好转，往往有一个时间较长的过程。

（2）神志错乱失常与邪盛神乱而失神的鉴别：邪盛所致神昏谵语、循衣摸床等亦属神乱，但主要是言神志昏迷，一般出现于全身性疾病的严重阶段，病重已至失神；此处所说神乱主要是言神志错乱，多反复发作，缓解时常无"神乱"表现，病情不一定危重，神乱症状主要是作为诊病的依据。

3. 症状辨析

（1）神气异常

得神：又称"有神"。其临床表现为两目灵活，明亮有神，面色荣润，含蓄不露，神志清晰，表情自然，肌肉不削，反应灵敏。提示精气充盛，体健神旺，为健康表现，或虽病而精气未衰，病轻易治，预后良好。

少神：又称"神气不足"。其临床表现为两目晦滞，目光乏神，面色少华，暗淡不荣，精神不振，思维迟钝，少气懒言，肌肉松软，动作迟缓。提示精气不足，功能减退，多见于虚证患者或疾病恢复期患者。

失神：又称"无神"。是精亏神衰或邪盛神乱的重病表现，可见于久病虚证和邪实患者。① 精亏神衰而失神，临床表现为两目晦暗，目无光彩，面色无华，晦暗暴露，精神萎靡，意识模糊，反应迟钝，手撒尿遗，骨枯肉脱，形体羸瘦。提示精气大伤，功能衰减，多见于慢性久病重病之人，预后不良。② 邪盛神乱而失神，临床表现为神昏谵语，循衣摸床，撮空理线，或猝倒神昏，两手握固，牙关紧急。提示邪气亢盛，热扰神明，邪陷心包，或肝风夹痰蒙蔽清窍，阻闭经络，皆属机体功能严重障碍，气血津液失调，多见于急性患者，亦属病重。

假神：久病、重病之人，精气本已极度衰竭，而突然一时间出现某些神气暂时"好转"的虚假表现者是为假神。如原本目光晦滞，突然目似有光，但却浮光外露；本为面色晦暗，一时面似有华，但为两颧泛红如妆；本已神昏或精神极度萎靡，突然神志似清，想见亲人，言语不休，但精神烦躁不安；原本身体沉重难移，忽思起床活动，但并不能自己转动；本来毫无食欲，久不能食，突然索食，且食量大增等。假神的出现，是因为脏腑精气极度衰竭，正气将脱，阴不敛阳，虚阳外越，阴阳即将离决所致，古人比作"回光返照"或"残灯复明"，常是危重患者临终前的征兆。

（2）神志异常

焦虑恐惧：指患者时时恐惧，焦虑不安，心悸气促，不敢独处一室的症状。多属虚证，常见于卑慄、脏躁等患者，多由心胆气虚，心神失养所致。

狂躁不安：指患者狂躁妄动，胡言乱语，少寐多梦，打人骂詈，不避亲疏的症状。多属阳证，常见于狂病等，多由暴怒气郁化火，煎津为痰，痰火扰乱心神所致。

淡漠痴呆：指患者表情淡漠，神志痴呆，喃喃自语，哭笑无常，悲观失望的症状。多属阴证，常见于癫病、痴呆等，多由忧思气结，津凝为痰，痰浊蒙蔽心神，或先天禀赋不足所致。

猝然昏倒：指患者突然昏倒，口吐涎沫，两目上视，四肢抽搐，醒后如常的症状。属痫病，多由脏气失调，肝风夹痰上逆，阻闭清窍所致。

（3）情态异常

心烦：见问诊。

烦躁：见问诊。

躁：即手足躁动不宁也。多因里热炽盛躁，或阴盛阳虚，阴邪（水湿痰饮）阻滞所致，故有"阳烦阴躁"之说。

躁烦：即手足躁动与心中烦乱相兼而现，但"所谓烦躁者，谓先烦渐至躁也；所谓躁烦者，谓先发躁而迤逦复烦者也"。其病因病机与"躁"基本相同。

欲眠：是指睡眠增多的临床表现。不论昼夜，时时欲睡，似睡非睡，呼之即醒，稍后复眠。多因虚寒、气血亏虚而致，或内热壅盛，阳气郁闭而致，或湿热内蕴，阳气难伸而致。

健忘：是记忆力减退的一种表现。患者对往事容易忘记，严重者，言谈不知首尾，事过转瞬即忘，也称为"喜忘""多忘""健忘""易忘""喜忘"。多属于肾精亏虚，肾阴不足，气血亏虚，或痰浊扰心，亦可见于阳明蓄血证。

喜欠：是指不拘时间，且不在困倦之时频频呵欠的临床表现，又称"数欠伸"。多属于里虚、肝郁。

喜悲伤欲哭：指未遇悲伤之事，经常悲伤欲泣，不能自制的症状而言。主要见于心肺气虚或脏躁阴虚。

多嗔：嗔者，怨责也。多嗔，即时常无故怨责他人。每见于心境不畅之时。多见于肝郁气滞。

心中懊憹：见问诊。

恍惚：又称为恍惚心乱，心神恍惚，不能自主。多见于阴阳两虚。

恐惧：又称为"怵惕"，指未遇恐惧之事而产生恐惧之感，终日惶惶不安，如人将捕之的症状而言。多属于肾精不足、气血虚弱，或热盛津伤，浊热攻心。

默默：默，无声也；默默，经常性抑郁不舒、默默少语也。多见于少阳火郁、阴虚内热、湿热郁滞。

（二）望色

1. 望色要点

（1）望色的部位：应包括全身皮肤和黏膜，但临床上观察的重点是面部的皮肤。在观察面部皮肤的颜色和光泽时，即重点观察面部皮肤是润泽还是枯槁，在青、赤、黄、白、黑五色中,哪种或哪几种颜色最明显。

（2）分部望色:除了观察面部整体的情况,还应观察面部不同区域的情况。中医认为面部不同区域分候不同脏腑,通过观察面部不同部位的色泽变化,可以诊察相应脏腑的病变。具体分法有以下两种。

1)《灵枢·五色》分候法:即将面部不同部位分别命名,鼻称明堂,眉间叫阙,额称庭或颜,颊侧称藩,耳门为蔽。具体见图7-1。然后再将上述不同部位分候五脏,即庭候首面,阙上候咽喉,阙中(印堂)候肺,阙下(下极、山根)候心,下极之下(年寿)候肝,肝部左右候胆,肝下(准头)候脾,方上(脾两旁)候胃,中央(颧下)候大肠,挟大肠(即颧部下方)候肾,明堂(鼻端)以上候小肠,明堂以下候膀胱子处。具体见图7-2。

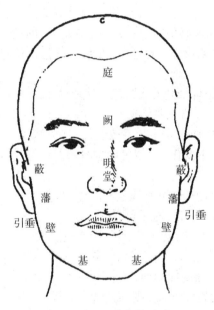

图7-1 明堂藩蔽图

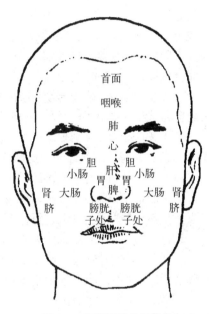

图7-2 面部五脏分属部位

2)《素问·刺热》分候法:左颊—肝,右颊—肺,额—心,颏—肾,鼻—脾。

（3）分清常色与病色:① 常色:指人在生理状态时的面部色泽,说明机体气血津液充盈,脏腑功能良好,其特征是明润、含蓄而有血色(即无论何色应兼见红色)。中国人属黄种人,其常色为红黄隐隐,明润含蓄。常色有主色和客色之分。主色,是指与生俱来,终生基本不变的面色,往往与种族和遗传有关。客色,即人体受季节气候、地理环境、饮食情绪等因素影响,发生短暂、轻微的面色变化。② 病色:指人体在疾病状态下面部显示的异常色泽。即除常色以外的所有面部色泽都属病色。病色的特征为晦暗枯槁、鲜明暴露。病色有善色和恶色之分。善色,指患者面色虽有异常,但仍明润有泽者,说明脏腑精气未衰,病轻。恶色,指患者面色异常且晦暗枯槁者,说明脏腑精气衰败,是病重的表现。

（4）动态观察:可按清代汪宏《望诊遵经》"望色十法"进行观察。

1)浮和沉:浮,是面色浮显于皮肤之外,多主表证;沉,是面色沉隐于皮肤之内,多主里证。面色由浮转沉,是邪气由表入里;由沉转浮,是病邪自里达表。

2)清和浊:清,是面色清明,多主阳证;浊,是面色浊暗,多主阴证。面色由清转浊,是病从阳转阴;由浊转清,是病由阴转阳。

3)微和甚:微,是面色浅淡,多主虚证;甚,是面色深浓,多主实证。面色由微转甚,是病因虚而致实;由甚转微,是病由实而转虚。

4)散和抟:散,是面色疏散,多主新病,或病邪将解;抟,是面色壅滞,多主久病,或病邪渐聚。面色由抟转散,是病虽久而邪将解;由散转抟,是病虽近而邪渐聚。

5)泽和夭:泽,是面色润泽,主精气未衰,病轻易治;夭,是面色枯槁,主精气已衰,病重难医。面色由泽转夭,是病趋重危;由夭转泽,是病情好转。

2. 注意事项

(1)知常达变,综合判断:望色时须把患者的面色(或肤色等)与其所处人群的常色做比较来加以判断。如患者属某一局部色泽改变,还可与其自身对应部位的正常肤色进行比较。当患者因原来肤色较深不易发现其他病色,或因病情复杂、面色与病性不符时,则须观察患者体表其他部位组织(如舌体)的色泽,并结合其他诊法进行综合判断,以免造成误诊。

(2)整体为主,荣枯为要:望色应以患者的整体面色(或肤色)为主,并以面色的荣润含蓄或晦暗枯槁作为判断病情轻重和估计预后的主要依据。

(3)排除干扰,辨别假象:面部色泽除可因疾病而发生异常改变外,还可因气候、光线、昼夜、情绪、饮食等非疾病因素的影响而发生变化,故望色诊病时还要注意排除上述因素的干扰,以免造成误诊。

1)光线:有色光线可使面色发生相应的色调改变而失其本来面色,故望色诊病时应在自然光线(日光)下进行,如无自然光线也应在无色灯光下进行。

2)昼夜:白昼卫气浮于表,则面色光辉外映;黑夜卫气沉于里,则面色隐约内含。

3)情绪:喜则神气外扬而面赤,怒则肝气横逆而面青,忧则气并于中而色沉,思则气结于脾而面黄,悲则气消于内而泽减,恐则精神荡惮而面白。

4)饮食:酒后脉络扩张,则面红目赤;饱食胃气充盈,则面益荣润光泽;过饥胃气消减,则面色泽减而少气。

3. 症状辨析

(1)色赤

满面通红:属实热证。

两颧潮红:多见于午后,属阴虚虚火炎上所致。可见于肺痨等患者。

泛红如妆:久病重病面色苍白,却时而泛红如妆、游移不定者,属戴阳证。是因久病肾阳虚衰,阴寒内盛,阴盛格阳,虚阳上越所致,属病重。

(2)色白

面色白:多由气虚血少,或阳衰寒盛引起。

面色淡白无华:唇舌色淡者,多属血虚证或失血证。

面色㿠白:多属阳虚证;若㿠白虚浮,则多属阳虚水泛。

面色苍白:白中带有青黑色。多属阳虚气血暴脱或阴寒内盛。

(3)色黄

面色发黄:多由脾虚机体失养,或湿邪内蕴、脾失运化所致。

面色萎黄：面色黄而暗滞无华,多属脾胃气虚,气血不足。

面黄虚浮：属脾虚湿蕴。

面目一身俱黄：为黄疸。其中面黄鲜明如橘皮色者,属阳黄,乃湿热为患;面黄晦暗如烟熏色者,属阴黄,乃寒湿为患。

（4）色青

面色青：多由寒凝气滞,或瘀血内阻,或筋脉拘急,或因疼痛剧烈,或因热盛而动风所致。

面色淡青或青黑：属寒盛、痛剧。

突见面色青灰：多为心阳暴脱,心血瘀阻之象,可见于真心痛等患者。

面色与口唇青紫：多属心气、心阳虚衰,血行瘀阻,或肺气闭塞,呼吸不利。

面色青黄：即面色青黄相兼,又称苍黄者,可见于肝郁脾虚的患者,胁下每有癥积作痛。

小儿眉间、鼻柱、唇周发青：多属惊风。

（5）色黑

面色发黑：多因肾阳虚衰,水寒内盛。

面黑暗淡或黧黑：多属肾阳虚。

面黑干焦：多属肾阴虚。

眼眶周围发黑：多属肾虚水饮或寒湿带下。

面色黧黑,肌肤甲错：多由血瘀日久所致。

（三）望形

1. 望形体要点　望形体包括形体的强弱、胖瘦和体质类型三个部分,主要望皮肤是润泽还是枯槁,肌肉是结实还是瘦削,骨骼是粗大还是细小,胸廓是宽厚还是狭窄、身材是高还是矮等。

2. 注意事项

（1）**形体强弱的判断要点**：主要通过皮肤是润泽还是枯槁、肌肉是结实还是瘦削、骨骼是粗大还是细小、胸廓是宽厚还是狭窄来判断。形体强弱除了观察形体之外,更重要的是注意其内在精气的强弱（主要表现为脏腑功能的强弱）,并把形与气两者综合起来加以判断,才能得出正确的结论。脏腑功能的强弱主要表现在食欲与食量、精力与体力等方面。

（2）**形体胖瘦的判断标准**：体重超过正常标准20%者,一般可视为肥胖。体重明显下降,较标准体重减少10%以上者,一般可视作消瘦。现在主要通过BMI（国际通用身体质量指数）来进行判断人体的胖瘦,BMI＝体重（kg）/身高（m²）。男子BMI＞25为肥胖,BMI＜20为消瘦;女子BMI＞24为肥胖,BMI＜19为消瘦。

（3）**体质形态的观察要点**：主要通过肩部是宽大、窄小还是居中,胸廓是宽厚、薄平还是适中,姿势是后仰、前屈还是挺直,结合询问患者平素的寒热喜恶、大便溏结情况,就可对患者的体质形态做出判断。

3. 症状辨析

体强：指身体强壮。表现为骨骼粗大,胸廓宽厚,肌肉充实,皮肤润泽,筋强力壮等。为形气有余,说明体魄强壮,内脏坚实,气血旺盛,抗病力强,不易生病,有病易治,预后较好。

体弱:指身体衰弱。表现为骨骼细小,胸廓狭窄,肌肉瘦削,皮肤枯槁,筋弱无力等。为形气不足,说明体质虚衰,内脏脆弱,气血不足,抗病力弱,容易患病,有病难治,预后较差。

肥胖:其体形特点是头圆形,颈短粗,肩宽平,胸厚短圆,大腹便便,体形肥胖。若胖而能食,为形气有余;肥而食少,是形盛气虚。肥胖多因嗜食肥甘,喜静少动,脾失健运,痰湿脂膏积聚等所致。

消瘦:其体形特点是头长形,颈细长,肩狭窄,胸狭平坦,大腹瘦瘪,体形显瘦长。若形瘦食多,为中焦有火;形瘦食少,是中气虚弱。消瘦多因脾胃虚弱,气血亏虚,或病气消耗等所致。

阴脏人:体型偏于矮胖,头圆颈粗,肩宽胸厚,身体姿势多后仰,平时喜热恶凉。

阳脏人:体型偏于瘦长,头长颈细,肩窄胸平,身体姿势多前屈,平时喜凉恶热。

阴阳和平之人:体型介于阴脏人和阳脏人两者之间。其特点是阴阳平衡,气血调匀,在平时无寒热喜恶之偏,是大多数人的体质类型。

(四)望态

1. 望态要点 望态是通过观察患者的动静姿态、衰惫姿态与肢体的异常动作来诊察病情的方法。患者的姿态在无意之中表现得最为真切,因此须在患者自然放松的状态下进行望诊。

(1)坐形:坐而仰首还是坐而俯首,是端坐还是屈曲抱腹或抱头。

(2)卧式:卧时面部朝里还是朝外,仰卧还是俯卧,平卧、斜卧还是侧卧等。

(3)立姿:端正直立还是弯腰屈背,有无站立不稳或不耐久站或扶物支撑的情况。

(4)行态:行走时是否以手护腰;行走之际,有无突然停步,以手护心或行走时身体震动不定的情况。

(5)异常动作:有无睑、唇、面、指(趾)的颤动,有无颈项强直、四肢抽搐、角弓反张的情况,有无猝然昏倒、不省人事、口眼㖞斜、半身不遂的情况,有无恶寒战栗、肢体软弱的情况,有无关节拘挛、屈伸不利。儿童还应注意有无挤眉眨眼、努嘴伸舌的情况。

2. 症状辨析

(1)动静姿态

1)坐形:如坐而仰首,多见于哮病、肺胀、气胸、痰饮停肺、肺气壅滞等病证;坐而喜俯,少气懒言,多属体弱气虚;但卧不能坐,坐则晕眩,不耐久坐,多为肝阳化风,或气血俱虚、脱血夺气;坐时常以手抱头,头倾不能昂,凝神熟视,为精神衰败。

2)卧式:卧时面常向里,喜静懒动,身重不能转侧,多属阴证、寒证、虚证;卧时面常向外,躁动不安,身轻自能转侧,多属阳证、热证、实证。仰卧伸足,掀去衣被,多属实热证;蜷卧缩足,喜加衣被者,多属虚寒证。咳逆倚息不得卧,卧则气逆,多为肺气壅滞,或心阳不足,水气凌心,或肺有伏饮。坐卧不安是烦躁之征,或腹满胀痛之故。

3)立姿:如站立不稳,其态似醉,常并见眩晕者,多属肝风内动或脑有病变;不耐久站,站立时常欲依靠他物支撑,多属气血虚衰。站立(或坐)时常以两手扪心,闭目不语,多见于心虚怔忡;若以两手护腹,俯身前倾者,多为腹痛之征。

4)行态:如以手护腰,弯腰曲背,行动艰难,多为腰腿病;行走之际,突然止步不前,以手护心,多为脘腹痛或心痛;行走时身体震动不定,是肝风内动,或是筋骨受损,或为脑有病变。

(2)衰惫姿态

精气神明将衰惫之象:头部低垂,无力抬起,两目深陷,呆滞无光。

心肺宗气将衰惫之象:后背弯曲,两肩下垂。

肾将衰惫之象:腰酸软疼痛不能转动。

筋将衰惫之象:两膝屈伸不利,行则俯身扶物。

骨将衰惫之象:不能久立,行则振摇不稳。

(3)异常动作

患者唇、睑、指、趾颤动:在外感热病中,多为动风先兆;见于内伤虚证,虚风内动。

颈项强直,两目上视,四肢抽搐,角弓反张:常见于小儿惊风、破伤风、痫病、子痫、马钱子中毒等。

猝然跌倒,不省人事,口眼㖞斜,半身不遂:属中风病。

猝倒神昏,口吐涎沫,四肢抽搐,醒后如常者:属痫病。

寒战,恶寒战栗:见于疟疾发作,或为外寒袭表,或为伤寒温病邪正剧争欲作战汗之时。

肢体软弱,行动不便:多属痿病。

关节拘挛,屈伸不利:多属痹病。

小儿手足伸屈扭转,挤眉眨眼,努嘴伸舌,状似舞蹈,不能自制:多由气血不足,风湿内侵所致。

二、局部望诊

(一)望头面

1. 望头面要点应包括头颅、囟门、头发和面部。

(1)头颅:重点了解其大小和形状。其大小是以头部通过眉间和枕骨粗隆的横向周长来衡量的。一般新生儿为34 cm,半岁为42 cm,1岁为45 cm,2岁为47 cm,3岁为48.5 cm。明显超过这个范围的为头颅过大,反之为头颅过小。

(2)囟门:重在观察前囟有无突起(小儿哭泣时除外)、凹陷或迟闭的情况。前囟位于头顶前部中央呈菱形,在出生后12~18个月闭合。

(3)头发:主要观察颜色、疏密、光泽及有无脱落等情况,其中光泽是头发望诊的重点。

(4)面部:有无面肿、腮肿、面削颧耸或口眼㖞斜;有无特殊面容,如惊恐貌、苦笑貌等。

2. 症状辨析

(1)头颅异常

头大:小儿头颅均匀增大,颅缝开裂,面部较小,智力低下者,多属先天不足,肾精亏损,水液停聚于脑所致。

头小:小儿头颅狭小,头顶尖圆,颅缝早合,智力低下者,多因肾精不足,颅骨发育不良所致。

方颅:小儿前额左右突出,头顶平坦,颅呈方形,亦是肾精不足或脾胃虚弱,颅骨发育不良的表现,可见于佝偻病、先天性梅毒等患儿。

头摇:患者头摇不能自主,不论成人或小儿,多为肝风内动之兆,或为老年气血虚衰,脑神失养所致。

（2）囟门异常

囟填:即囟门突起。多属实证,多因温病火邪上攻,或脑髓有病,或颅内水液停聚所致。但小儿在哭泣时囟门暂时突起为正常。

囟陷:即囟门凹陷。多属虚证,多因吐泻伤津,气血不足和先天肾精亏虚,脑髓失充所致。但6个月以内的婴儿囟门微陷属正常。

解颅:即囟门迟闭。为肾气不足,发育不良的表现,多见于佝偻病患儿。

（3）头发异常

发黄:指发黄干枯,稀疏易落。多属精血不足,可见于大病后或慢性虚损患者。小儿头发稀疏黄软,生长迟缓,甚至久不生发,多因先天不足,肾精亏损所致。小儿发结如穗,枯黄无泽,多属于疳积。

发白:指青年白发。多由肾虚或劳神伤血所致。发白亦有因先天禀赋所致者,不属病态。

脱发:青壮年头发稀疏易落,为肾虚或血热（湿热）化燥所致。

斑秃:片状脱发,显露圆形或椭圆形光亮头皮。多为血虚受风所致。

（4）面部异常

面肿:面部浮肿,多见于水肿病,常是全身水肿的一部分。

腮肿:一侧或两侧腮部以耳垂为中心肿起,边缘不清,按之有柔韧感及压痛者,为痄腮,因外感温毒之邪所致,多见于儿童。若颧下颌上耳前发红肿起,伴有寒热、疼痛者,为发颐,或为托腮痛,因阳明热毒上攻所致。耳下腮部出现肿块,不红不热者,多为腮腺肿瘤。

面削颧耸:又称面脱。指面部肌肉消瘦,两颧高耸,眼窝、颊部凹陷。因气血虚衰,脏腑精气耗竭所致,多见于慢性病的危重阶段。

口眼㖞斜:突发一侧口眼㖞斜而无半身瘫痪,患侧面肌弛缓,额纹消失,眼不能闭合,鼻唇沟变浅,口角下垂,向健侧歪斜者,病名曰口僻,为风邪中络所致。

（5）特殊面容

惊怖貌:指患者面部呈现恐惧的症状。多见于小儿惊风、客忤及癫病、瘿气等病。若于声、光、风刺激,或见水、闻水声时出现者,可能为狂犬病。

苦笑貌:指患者面部呈现无可奈何的苦笑样症状。是由于面部肌肉痉挛所致,乃破伤风的特殊征象。

（二）望五官

1. 望五官要点 包括目、耳、鼻、口、唇、牙齿、牙龈和咽喉。

（1）望目:中医将眼的不同部位分别命名,并归属五脏:胞睑属脾,称肉轮;两眦属心,称血轮;白睛属肺,称气轮;黑睛属肝,称风轮;瞳仁属肾,称水轮。这就是"五轮学说"。临床望目时应注意颜色、形态有无异常,具体顺序可参照如下。

胞睑(肉轮):颜色是否偏暗,有无红肿或浮肿,睑缘有无溃烂或结节,胞睑有无下垂。

两眦(血轮):颜色是淡红(正常)、红赤还是淡白。

白睛(气轮):颜色有无红赤或黄染,有无胬肉攀睛。

黑睛(风轮):颜色是棕褐色(正常)还是灰白浑浊。

瞳仁(水轮):有无缩小或散大。

眼球运动情况:有无眼球运动异常,如目睛凝视(两眼固定,不能转动)、瞪目直视(固定前视)、横目斜视(固定侧视)、戴眼反折(固定上视)。

此外,还应注意有无眼窝凹陷、眼球突出及昏睡露睛的情况。

(2)望耳:主要观察耳郭的色泽、形态及有无耳内病变,具体顺序可参照如下。

色泽:重点观察耳轮有无淡白、青黑、红肿及干枯焦黑的情况,小儿还当注意其耳背有无红络、耳根有无发凉的情况。

形态:注意耳郭是厚大还是瘦薄,以及有无耳轮干枯萎缩及耳轮皮肤甲错。

耳内病变:注意观察耳内有无脓液、耳疖、耳痔、耵聍等。

此外,中医认为耳郭的不同部位分属身体不同部位,其分布情况如同一个在子宫内倒置的胎儿:臀足在上,头颅在下。因此,临床望耳除了观察耳郭大体状况,还应注意耳郭不同部位有无充血、丘疹、脱屑、糜烂、水泡、变色和变形的情况,以判断不同脏腑的病变。

(3)望鼻:主要观察鼻的色泽、形态及有无鼻内病变,具体顺序可参照如下。

色泽:鼻端有无青、赤、白、黑等颜色变化及有无晦暗枯槁的情况。

形态:有无鼻头红肿生疮、鼻端粉刺、鼻柱溃陷、鼻翼煽动的情况。

鼻内病变:观察有无鼻孔干燥、鼻塞流涕、鼻衄(鼻腔出血)及鼻痔(鼻腔息肉)。

(4)望口:主要观察口之形色、动态有无异常,具体顺序可参照如下。

形色:观察有无口角流涎、口疮、口糜的情况,小儿应注意有无鹅口疮。

动态:有无口张、口噤、口撮、口㖞、口振、口动的情况。

(5)察唇:注意观察唇之颜色、形态有无异常。

颜色:注意观察唇之颜色是红润还是淡白、深红、樱桃红、青紫甚至青黑。

形态:注意口唇有无干裂、糜烂、红肿甚至翻卷的情况。

(6)牙齿:注意观察牙齿的色泽和动态。

色泽:牙齿是洁白润泽还是干燥如石,甚或如枯骨;有无枯黄脱落和牙垢。

动态:有无牙关紧急或咬牙龄齿的情况。

(7)牙龈:注意观察牙龈的色泽和形态。

色泽:是淡红润泽(正常)还是呈淡白色,有无红肿的情况。

形态:有无牙缝出血,有无龈肉萎缩、齿根暴露、牙齿松动,有无牙龈溃烂。

(8)咽喉:望咽喉时应嘱患者尽量张大口腔,或可借助压舌板,使咽喉部暴露充分,便于医师检查。医师检查时,应注意观察咽喉部、两侧的喉核(扁桃体)的颜色及形态(包括有无红肿、赤络、脓点、溃烂、伪膜等异常情况),以及咽后壁有无明显淋巴滤泡及其数量、色泽、形态、大小等。

2. 症状辨析

（1）目部异常

目无神：视物昏暗，目无精彩，浮光暴露。属精气亏虚，病重难治。

目赤肿痛：多属实热证。

白睛发红：为肺火或外感风热。

两眦赤痛：为心火上炎；睑缘赤烂，为脾有湿热。

全目赤肿：为肝经风热上攻。

白睛发黄：为黄疸的主要标志，多由湿热或寒湿内蕴，肝胆疏泄失常，胆汁外溢所致。

目眦淡白：属血虚、失血，是血少不能上荣于目所致。

目胞色黑晦暗：多属肾虚。

目眶周围色黑：常见于肾虚水泛，或寒湿下注。

目生翳：黑睛灰白混浊。多因邪毒侵袭，或肝胆实火上攻，或湿热熏蒸，或阴虚火炎等，使黑睛受伤而成。

目胞浮肿：多为水肿的表现。但健康人低枕睡眠后一时性胞睑微肿不属病态。

眼窝凹陷：多见于吐泻伤津或气血虚衰的患者。若久病重病眼窝深陷，甚则视不见人，则为阴阳竭绝之候，属病危。

目突：即眼球突出。属肺胀或瘿气，单眼突者多属恶候。

针眼：即胞睑红肿，若睑缘肿起结节如麦粒，红肿不甚者。多由风热邪毒或脾胃蕴热上攻于目所致。

眼丹：胞睑漫肿，红肿较重。其病因病机与针眼基本相同。

瞳孔缩小：可见于川乌、草乌、毒蕈、有机磷农药中毒，以及某些西药导致的药物性瞳孔缩小等；眼部疾病见之，主要为瞳神紧小等。

瞳孔散大：常见于绿风内障、青风内障等五风内障与青盲等患者，亦见于杏仁中毒及某些西药导致的药物性瞳孔散大等。危急症患者，瞳孔完全散大，为脏腑功能衰竭、心神散乱、濒临死亡的重要体征。如一侧瞳孔逐渐散大，可见于温热病热极生风证、中风、颅脑外伤或颅内肿瘤等患者。青少年或成年人在极度兴奋、恐惧、愉快及疼痛之时出现瞳孔散大，多系情绪急剧变化所致。

目睛凝视：又称目睛微定。指患者两眼固定，不能转动。固定前视者，称瞪目直视；固定上视者，称戴眼反折；固定侧视者，称横目斜视。多属肝风内动之征，常有神昏、抽搐等表现，属病重；或见于脏腑精气耗竭，或痰热内闭证；瞪目直视还见于瘿气。

昏睡露睛：指患者昏昏欲睡，睡后胞睑未闭而睛珠外露。多属脾胃虚衰，或吐泻伤津，以小儿为多见。某些厥病类患者亦常表现有昏睡露睛，是神明失主之故，病情多属危重。

胞睑下垂：又称睑废。指胞睑无力张开而上睑下垂。其中双睑下垂者，多为先天不足，脾肾亏虚；单睑下垂者，多因脾气虚衰或外伤所致。

（2）耳部异常

耳轮淡白：多属气血亏虚。

耳轮红肿：多为肝胆湿热或热毒上攻。

耳轮青黑：多见于阴寒内盛或有剧痛的患者。

耳轮干枯焦黑：多属肾精亏虚，精不上荣，为病重。

小儿耳背红络，耳根发凉：多为出麻疹的先兆。

耳郭瘦小而薄：是先天亏损，肾气不足。

耳郭肿大：是邪气充盛之象。

耳轮干枯萎缩：多为肾精耗竭，属病危。

耳轮皮肤甲错：可见于血瘀日久的患者。

脓耳：即耳内流脓水。多为肝胆湿热，或属肾阴不足，虚火上炎。

耳痔：即耳道之内赘生小肉团。因湿热痰火上逆，气血瘀滞耳道而成。

耳疔：即耳道局部红肿疼痛。多因邪热搏结耳窍所致。

（3）鼻部异常

鼻端色白：多属气血亏虚，或见于失血患者。

鼻端色赤：多属肺脾蕴热。

鼻端色青：多见于阴寒腹痛患者。

鼻端色微黑：常是肾虚寒水内停之象。

鼻端晦暗枯槁：为胃气已衰，属病重。

鼻头枯槁：是脾胃虚衰，胃气失荣之候。

鼻头红肿生疮：多属胃热或血热。

酒渣鼻：鼻端生红色粉刺，多因肺胃蕴热，使血瘀成齄所致。

鼻柱溃陷：多见于梅毒患者。

鼻柱塌陷，且眉毛脱落：多为麻风恶候。

鼻煽：即鼻翼煽动。多见于肺热，或为哮病。

鼻孔干燥，黑如烟煤：多属高热日久或阳毒热深。

鼻塞流涕：可见于外感表证或鼻渊等。

鼻衄：即鼻腔出血。多因肺胃蕴热灼伤鼻络，或外伤所致。

鼻痔：又称为鼻息肉，即鼻孔内赘生柔软、半透明的光滑小肉，撑塞鼻孔，气息难通。多由湿热邪毒壅结鼻窍所致。

（4）口与唇异常

口角流涎：小儿见之多属脾虚湿盛，成人见之多为中风口㖞不收。

口疮：即唇内和口腔肌膜出现灰白色小溃疡，周围红晕，局部灼痛。多由湿热内蕴，上蒸口腔所致。

口糜：即口腔肌膜糜烂成片，口气臭秽，多由湿热内蕴化为浊毒，上蒸口腔所致。

鹅口疮：即小儿口腔、舌上出现片状白屑，状如鹅口者。多因感受邪毒，心脾积热，上熏口舌所致。

口张：即口开而不闭，属虚证。若状如鱼口，张口气直，但出不入，则为肺气将绝，属病危。

口噤：即口闭而难开，牙关紧急。属实证。多因筋脉拘急所致，可见于中风、痫病、惊风、破伤风、马钱子中毒等。

口撮：即上下口唇紧聚。为邪正交争所致。可见于新生儿脐风，表现为撮口不能吮乳；若兼见角弓反张者，多为破伤风患者。

口喎：即口角向一侧歪斜。可见于口僻，属风邪中络；或见于中风，为风痰阻络。

口振：即战栗鼓颔，口唇振摇。多为阳衰寒盛或邪正剧争所致。可见于外感寒邪、温病、伤寒欲作战汗，或疟疾发作。

口动：口频繁开合，不能自禁，是胃气虚弱之象；若口角牵动不止，则为热极生风或脾虚生风之象。

唇色淡白：多属血虚或失血。

唇色深红：多属热盛。

嘴唇红肿而干：多属热极。

嘴唇呈樱桃红色：多见于一氧化碳中毒。

嘴唇青紫：多属血瘀证，可见于心气、心阳虚衰和严重呼吸困难的患者。

嘴唇青黑：多属寒盛、痛极，是因寒盛血脉凝涩，或痛极血络郁阻所致。

唇干而裂：为津液已伤，多属燥热伤津或阴虚液亏。

嘴唇糜烂：多为脾胃积热上蒸或虚火上炎。

唇边生疮：红肿疼痛，为心脾积热。

唇角生疔：麻木痒痛，为锁口疔。

人中疔：即人中部生疔，人中沟变浅平，麻木痒痛。

人中满唇反：久病而人中沟变平，口唇翻卷不能覆齿，为脾气将绝，属病危。

（5）齿与龈异常

若牙齿干燥：为胃阴已伤。

牙齿光燥如石：为阳明热甚，津液大伤。

牙齿燥如枯骨：多为肾阴枯竭、精不上荣所致，可见于温热病的晚期，属病重。

牙齿枯黄脱落：见于久病者多为骨绝，属病重。

齿焦有垢：为胃肾热盛，但气液未竭。

齿焦无垢：为胃肾热甚，气液已竭。

牙关紧急：多属风痰阻络或热极动风。

咬牙啮齿：多为热盛动风。

睡中啮齿：多因胃热或虫积所致，亦可见于常人。

牙龈淡白：多属血虚或失血。

牙龈红肿疼痛：多为胃火亢盛。

齿衄：即牙缝出血。可因撞击等外力损伤，或胃腑积热、肝经火盛及阴虚火旺，或脾气虚弱所致。

牙宣：即龈肉萎缩，牙根暴露，牙齿松动。多属肾虚或胃阴不足。

牙疳：即牙龈溃烂，流腐臭血水，甚则唇腐齿落者。多因外感疫疠之邪，积毒上攻所致。

（6）咽喉异常

咽部深红，肿痛明显：属实热证，多由肺胃热毒壅盛所致。

咽部嫩红、肿痛不明显：属阴虚证，多由肾阴亏虚、虚火上炎所致。

咽部淡红漫肿：多由痰湿凝聚所致。

咽弓赤络：两侧或一侧咽弓有明显赤络显现，多因营血分有热所致。

乳蛾：即一侧或两侧喉核红肿肥大，形如乳头或乳蛾，表面或有脓点，咽痛不适。

多因属肺胃热盛,或虚火上炎所致。

喉痈:即咽喉部红肿高突,疼痛剧烈,吞咽困难,身发寒热者。多因脏腑蕴热,复感外邪,热毒客于咽喉所致。

咽部脓点:咽部肿痛,若肿势高突,色深红,周围红晕紧束,发热不退者,为脓已成;若肿势散漫,无明显界限,疼痛不甚者,为未成脓。

咽部溃烂:分散表浅者,为肺胃之热轻浅或虚火上炎;溃烂成片或洼陷者,为肺胃热毒壅盛;咽部溃腐日久,周围淡红或苍白者,多属虚证。

伪(假)膜:即咽部溃烂处表面所覆盖的一层黄白或灰白色膜。如伪膜松厚,容易拭去者,病情较轻,是肺胃热浊之邪上壅于咽;若伪膜坚韧,不易拭去,重剥出血,很快复生者,为白喉,多见于儿童,属烈性传染病。

咽后壁透明淋巴滤泡:大小不等,多为风湿、风饮郁阻所致。

咽后壁不透明淋巴滤泡:多为风湿、风饮或夹痰郁阻所致。

咽后壁银白色:多为痰湿夹瘀瘀阻,咽喉失养所致。

(三)望躯体

1. 望躯体要点　包括颈项、胸胁、腹部、腰背。

(1)颈项:是连接头部和躯干的部分,中医将其前部称为颈,后部称为项。

外形:注意观察颈部两侧是否对称,气管有无偏移,有无肿块、红肿、瘘管。

动态:观察颈项前屈后仰、左右旋转是否自如,有无项强、项软、颈脉怒张和颈脉搏动。

(2)胸胁:横膈以上,锁骨以下躯干正面称胸;胸部两侧,腋下至第十一、第十二肋骨端的区域叫胁。观察胸胁主要了解其外形和动态有无异常。

外形:注意观察胸廓是否对称,左右、前后径比例是否恰当,有无鸡胸、肋串珠等骨骼发育异常的情况;两侧乳房大小是否对等,乳房有无红肿、破溃和流脓,有无包块,以及包块的大小、质地及活动度等。

动态:观察呼吸的形式、时间、强度、节律有无改变。

(3)腹部:躯干正面,剑突以下至耻骨以上的部位称腹。正常人腹部对称、平坦。观察时注意有无腹部膨隆、凹陷,腹壁有无突起和青筋暴露等外形的异常(注:仰卧时腹壁高于胸骨与耻骨中点连线为腹部膨隆,反之属腹部凹陷)。

(4)腰背

外形:注意观察腰背部是否对称;直立时脊柱是否居中,有无后突和侧弯;脊骨突出是否明显;脊背部有无痛、疽、疮、疖和水疱。

动态:腰背俯仰、转侧是否自如,有无角弓反张和腰部拘急的情况。

2. 症状辨析

(1)颈项异常

瘿瘤:指颈部结喉处有肿块突起,或大或小,或单侧或双侧,可随吞咽而上下移动。多因肝郁气结痰凝所致,或因水土失调,痰气搏结所致。

瘰疬:指颈侧颌下有肿块如豆,累累如串珠。多由肺肾阴虚,虚火内灼,炼液为痰,结于颈部,或因外感风火时毒,夹痰结于颈部所致。

颈瘘:指颈部痈肿、瘰疬溃破后,久不收口,形成管道。病名曰鼠瘘。因痰火久结,气血凝滞,疮孔不收而成。

项痈、颈痈:项部或颈部两侧焮红漫肿,疼痛灼热,甚至溃烂流脓者,谓之项痈或颈痈。多由风热邪毒蕴蒸,气血壅滞,痰毒互结于颈项所致。

气管偏移:指气管不居中,向一侧偏移。多为胸膈有水饮或气体,或因单侧瘿瘤、肿物等挤压、牵拉气管所致,可见于悬饮、气胸、石瘿、肉瘿、肺部肿瘤等病。

项强:指项部拘紧或强硬。可见于风寒侵袭太阳经脉,或温病火邪上攻,或脑髓有病,亦有阴虚阳亢所致者。

落枕:指睡眠之后,项强而痛,并无他苦者。多因睡姿不当,项部经络气滞所致。

项软:指颈项软弱,抬头无力。小儿项软,多因先天不足,肾精亏损,后天失养,发育不良,可见于佝偻病患儿。

颈脉搏动:指在安静状态时出现颈侧人迎脉搏动明显。可见于肝阳上亢或血虚重证等患者。

颈脉怒张:指颈部脉管明显胀大,平卧时更甚。多见于心血瘀阻,肺气壅滞及心肾阳衰、水气凌心的患者。

（2）胸胁异常

扁平胸:表现为胸廓较正常人扁平,前后径小于左右径的一半,颈部细长,锁骨突出,两肩向前,锁骨上、下窝凹陷。多见于形瘦之人,或肺肾阴虚、气阴两虚的患者。

桶状胸:表现为胸廓较正常人膨隆,前后径与左右径约相等,颈短肩高,锁骨上、下窝平展,肋间加宽,胸廓呈圆桶状。多为久病咳喘,肺肾气虚,以致肺气不宣而壅滞,日久促使胸廓变形。

鸡胸:表现为胸骨下部明显前突,胸廓前后径长而左右径短,肋骨侧壁凹陷,形似鸡之胸廓。多见于小儿佝偻病,因先天不足或后天失养,肾气不充,骨骼发育异常所致。

胸廓两侧不对称:一侧胸廓塌陷,肋间变窄,肩部下垂,脊骨常向对侧凸出者,多见于肺痿、肺部手术后等患者;若一侧胸廓膨隆,肋间变宽或兼外凸,气管向健侧移位者,多见于悬饮、气胸等患者。

肋如串珠:指肋骨与肋软骨连接处变厚增大,状如串珠。可见于肾气不足,或后天失养,发育不良的佝偻病患儿。

乳痈:妇女哺乳期乳房红肿热痛,乳汁不畅,甚则破溃流脓。多因肝气不舒,胃热壅滞,或外感邪毒所致。

胸式呼吸增强,腹式呼吸减弱:多为腹部有病,可见于臌胀、腹内癥积、腹部剧痛等患者,亦可见于妊娠妇女。

胸式呼吸减弱,腹式呼吸增强:多为胸部有病,可见于肺痿、悬饮、胸部外伤等病。

两侧胸部呼吸不对称:即胸部一侧呼吸运动较另侧明显减弱,为呼吸运动减弱侧胸部有病,可见于悬饮、气胸、肺肿瘤等患者。

吸气时间延长:吸气时胸骨上窝、锁骨上窝及肋间凹陷,多因吸气困难所致,可见于急喉风、白喉等患者;

呼气时间延长:多为呼气困难所致,可见于哮病、肺胀、尘肺等患者。

呼吸急促:多伴胸部起伏显著者,多为邪热、痰浊阻肺,肺失清肃,肺气不宣所致。

呼吸微弱：多伴胸廓起伏不显者，多为肺气亏虚，气虚体弱所致。

呼吸节律不整：表现为呼吸由浅渐深，再由深渐浅，以至暂停，往返重复，或呼吸与暂停相交替，皆为肺气虚衰之象，属病重。

呼多吸少：呼吸表浅，难以深入，呼多吸少，多为肾不纳气。

（3）腹部异常

腹部膨隆：即仰卧时前腹壁明显高于胸耻连线。多属臌胀、水肿病。若腹局部膨隆，多见于腹内有癥积的患者。

腹部凹陷：即仰卧时前腹壁明显低于胸耻连线。可见于久病脾胃气虚，机体失养，或新病吐泻太过、津液大伤的患者。

腹壁青筋暴露：即患者腹大坚满，腹壁青筋怒张。多因肝郁气滞，脾虚湿阻日久，导致血行不畅，脉络瘀阻所致，可见于臌胀重证。

腹壁突起：腹壁有半球状物突起，多发于脐孔、腹正中线、腹股沟等处，每于直立或用力后发生者，多属疝气。

（4）腰背异常

龟背：即脊柱后突，指脊骨过度后弯，致使前胸塌陷，背部凸起。俗称驼背。多由肾气亏虚、发育异常，或脊椎疾患所致，亦可见于老年人。

背曲肩随：指久病患者后背弯曲，两肩下垂，为脏腑精气虚衰之象。

脊柱侧弯：指脊柱偏离正中线向左或右歪曲。多由小儿发育期坐姿不良所致，亦可见于先天不足、肾精亏损、发育不良的患儿和一侧胸部有病的患者。

脊疳：指患者极度消瘦，以致脊骨突出似锯。为脏腑精气极度亏损之象，见于慢性重病患者。

发背：痈、疽、疮、疖生于脊背部位者，统称为发背。多因火毒凝滞于肌腠而成。

缠腰火丹：腰部皮肤鲜红成片，有水疱簇生如带状，灼热肿胀者，称缠腰火丹。由外感火毒与血热搏结，或湿热浸淫，蕴阻肌肤，不得外泄所致。

角弓反张：指患者病中脊背后弯，反折如弓。常兼颈项强直，四肢抽搐。为肝风内动，筋脉拘急之象，可见于热极生风之惊风、破伤风、马钱子中毒等患者。

腰部拘急：指腰部疼痛，活动受限，转侧不利。多因寒湿内侵，腰部脉络拘急，或跌仆闪挫，局部气滞血瘀所致。

（四）望四肢

1. 望四肢要点　包括望手足、掌腕、鱼际和指趾。

（1）手足：注意观察肢体有无萎缩、肿胀的情况，四肢各个关节有无肿大、变形，小腿有无青筋暴露，下肢有无畸形；观察患者肢体有无运动不灵，手足有无颤动、蠕动、拘急及抽搐的情况；高热神昏的患者还应观察其有无扬手掷足的情况；对于病重神昏的患者还应注意观察有无抚摸床沿、衣被，或双手伸向空中，手指时分时合等异常动作。

（2）手掌：注意观察手掌的厚薄、润燥及有无脱屑、水疱、皲裂的情况。

（3）鱼际：观察患者鱼际（大指本节后丰满处）是丰满还是瘦削，颜色有无发青、红赤的情况。

（4）指趾：观察手指有无挛急、变形；脚趾皮肤有无变黑、溃烂，趾节有无脱落。

（5）爪甲：注意爪甲颜色是粉红（正常）还是淡白、鲜红、深红、青紫、紫黑。另外，为了观察气血运行是否流畅，医者可用拇指、示指按压患者手指爪甲，并随即放手，观察其甲色变化情况及速度。若按之色白，放手即红，说明气血流畅，其病较轻；反之，按之色白，放之不即红者为气血不畅之象，病情较重。

2. 症状辨析

（1）手足异常

四肢萎缩：指四肢或某一肢体肌肉消瘦、萎缩，松软无力。多因气血亏虚或经络闭阻，肢体失养所致。

肢体肿胀：指四肢或某一肢体肿胀。多为瘀血或热壅血瘀所致，或为水肿病。

象皮腿：即下肢肿胀，皮肤粗厚如象皮。多见于丝虫病。

膝部肿大：即膝部红肿热痛，屈伸不利。见于热痹，为风湿郁久化热所致。

鹤膝风：膝部肿大而股胫消瘦，形如鹤膝。多因寒湿久留、气血亏虚所致。

小腿青筋：即指小腿青筋暴露，形似蚯蚓。多因寒湿内侵，络脉血瘀所致。

膝内翻：又称"O"形腿，直立时两踝并拢而两膝分离。

膝外翻：又称"X"形腿，两膝并拢而两踝分离。

足内翻：踝关节呈固定足部呈固定内收位。

足外翻：踝关节呈固定足部呈固定外展位。膝内翻、膝外翻、足内翻、足外翻皆属先天不足，肾气不充，或后天失养，发育不良。

肢体痿废：指肢体肌肉萎缩，筋脉弛缓，痿废不用。多见于痿病。

半身不遂：若一侧上下肢痿废不用。见于中风患者，多因风痰阻闭经络所致。

四肢抽搐：指四肢筋脉拘急与弛张间作，舒缩交替，动作有力。见于惊风，多因肝风内动，筋脉拘急所致。

手足拘急：指手足筋肉挛急不舒，屈伸不利。如在手可表现为腕部屈曲，手指强直，拇指内收贴近掌心与小指相对；在足可表现为踝关节后弯，足趾挺直而倾向足心。多因寒邪凝滞或气血亏虚，筋脉失养所致。

手足颤动：指双手或下肢颤抖或振摇不定，不能自主。多由血虚筋脉失养或饮酒过度所致，亦可为动风之兆。

手足蠕动：指手足时时掣动，动作迟缓无力，类似虫之蠕行。多为脾胃气虚，筋脉失养，或阴虚动风所致。

扬手掷足：指热病之中，神志昏迷，手足躁动不宁。是内热亢盛，热扰心神所致。

循衣摸床，撮空理线：指重病神志不清，患者不自主地伸手抚摸衣被、床沿，或伸手向空，手指时分时合。为病重失神之象。

（2）手掌异常

手掌瘦薄：是脏气不足之征。

掌腕肌肤干涩：是津液不足之征。

鹅掌风：手掌水疱、脱屑、粗糙、变厚、干燥皲裂，自觉痒痛。因风湿蕴结，或血虚风燥，肤失濡养所致。

（3）鱼际异常

鱼际大肉削脱：是胃无生气。

鱼络色青：是胃中有寒。

鱼络色赤：是胃中有热。

（4）指趾异常

鸡爪风：即手指挛急，指手指拘挛，不能伸直。多因血液亏虚，血不养筋，复感寒邪所致。

梭状指：即手指关节呈梭状畸形，活动受限。多由风湿久蕴，痰瘀结聚所致。

杵状指：即指趾末节膨大如杵。多由久病心肺气虚，血瘀痰阻而成。

脱疽：脚趾皮肤紫黑、溃烂，趾节脱落，肉色不鲜，气臭痛剧。常因正虚阴火燔灼，外感寒湿之邪，阻滞脉络，气血痹阻，脚趾局部骨肉腐烂所致。

瘪螺：即指头螺瘪，指头干瘪，螺纹显露。多因吐泻太过，津液暴脱所致。

（5）爪甲异常

甲色深红：气分有热。

甲色鲜红：多为阴液不足，虚热内生。

甲色浅淡：多属气血亏虚，或阳虚气血失运。

甲色黄：多为湿热交蒸之黄疸。

甲色紫黑：多属血脉瘀阻，血行不畅。

（五）望二阴

1. 望二阴要点

（1）前阴：望男性前阴应注意观察阴茎、阴囊和睾丸是否正常，有无硬结、肿胀、溃疡和其他异常的形色改变。对女性前阴的诊察要有明确的适应证，由妇科医师负责检查，男医师需在女护士陪同下进行。

（2）后阴：望诊时应注意观察肛门部有无红肿、痔疮、裂口、瘘管及其他病变。检视时可嘱患者左侧卧位，双腿尽量前屈靠近腹部，或膝胸位、弯腰位，使肛门充分暴露。检查者用双手将臀部分开，即可观察肛门外部的病变；然后再让患者用力屏气，以观察有无内痔突出，内痔的位置、数目、大小、色泽，有无出血等。

2. 症状辨析

（1）前阴异常

阴肿：即男性阴囊或女性阴户肿胀。可见于水肿病、疝气；或内有瘀血、水液停积，或脉络迂曲，睾丸肿胀等引起。

阴缩：即男性阴囊阴茎，或女性阴户收缩，拘急疼痛。多因寒邪侵袭肝经，凝滞气血，肝脉拘急收引所致。

阴疮：即前阴部生疮，或有硬结破溃腐烂，时流脓水或血水。多因肝经湿热下注，或感染梅毒所致。

肾（阴）囊风：即男子阴囊起疹，瘙痒灼痛，湿润或有渗液。多由肝经湿热下注，风邪外袭所致。

女阴湿疹：即女子大小阴唇起疹，瘙痒灼痛，湿润或有渗液。多由肝经湿热下注，风邪外袭所致。

小儿睾丸过小或触不到：多属先天发育异常，亦可见于痄腮后遗症（睾丸萎缩）。

阴挺：即妇女阴户中有物突出如梨状。多由脾虚中气下陷，或产后劳伤，使胞宫下坠阴户之外所致。

（2）后阴异常

肛痈：即肛门周围局部红肿疼痛，状如桃李，破溃流脓。多由湿热下注，或外感邪毒阻于肛周而成。

肛裂：即肛门与肛管的皮肤黏膜有狭长裂伤，可伴有多发性小溃疡，排便时疼痛流血。多因热结肠燥或阴津不足，燥屎内结，努力排便时撑伤肛门皮肤，或湿热下注所致。

痔疮：即肛门内外生有紫红色柔软肿块，突起如峙。其生于肛门齿状线以内者为内痔，生于肛门齿状线以外者为外痔，内外皆有者为混合痔。多由肠中湿热蕴结或血热肠燥，或久坐、负重、便秘等，使肛门部血脉郁滞所致。

瘘管：肛痈成脓自溃或切开后，久不敛口，外流脓水，所形成的管腔，称为肛瘘。瘘管长短不一，或通入直肠，局部瘙痛，缠绵难愈。

脱肛：指直肠黏膜或直肠全层脱出肛外。轻者便时脱出，便后缩回；重者脱出后不能自回，须用手慢慢还纳。检视时可嘱患者蹲位，用力屏气做排便动作，即可在肛门外看到紫红色球状物（直肠黏膜）或椭圆形块状物（直肠壁）脱出。本病多由脾虚中气下陷所致。

（六）望皮肤

1. 望皮肤要点

（1）色泽：注意皮肤颜色有无发红、发黄、紫黑的情况，有无白斑，以及白斑的部位、大小、界限是否清楚。此外，还当注意皮肤有无光泽，进而判断津液的盈亏。

（2）外形：有无干燥、皲裂、脱屑和粗糙如鱼鳞状的情况。皮肤的弹性如何，有无硬化的情况。

（3）皮损：有无斑、疹、水疱及痈、疽、疔、疖。

2. 症状辨析

（1）色泽异常

丹毒皮肤：即突然鲜红成片，色如涂丹，边缘清楚，灼热肿胀。发于头面者，名抱头火丹；发于小腿足部者，名流火；发于全身、游走不定者，名赤游丹。发于上部者多由风热化火所致，发于下部者多因湿热化火而成，亦有因外伤染毒而引起者。

黑疸：即面、手、乳晕、腋窝、外生殖器、口腔黏膜等处呈弥漫性棕黑色改变。多由劳损伤肾所致。

周身皮肤发黑：可见于肾阳虚衰的患者。

白驳风：即四肢、面部等处出现白斑，大小不等，界限清楚，病程缓慢者。多因风湿侵袭，气血失和，血不荣肤所致。

（2）形态异常

皮肤干燥：指皮肤干枯无华，甚至皲裂、脱屑的症状。多因阴津已伤，营血亏虚，肌肤失养，或因外邪侵袭，气血滞涩等所致。

肌肤甲错：指皮肤干枯粗糙，状若鱼鳞的症状。多属血瘀日久，肌肤失养所致。

皮肤硬化：指皮肤粗厚硬肿，失去弹性，活动度减低的症状。可因外邪侵袭、禀赋不足、阳虚、血液亏少、情志内伤、饮食不节、瘀血阻滞等，引起肌肤失养所致。

（3）皮损改变

斑：指皮肤黏膜出现深红色或青紫色片状斑块，平铺于皮肤，抚之不碍手，压之不褪色的症状。可由外感温热邪毒,热毒窜络,内迫营血;或因脾虚血失统摄,阳衰寒凝气血;或因外伤等,使血不循经,外溢肌肤所致。

疹:指皮肤出现红色或紫红色、粟粒状疹点,高出皮肤,抚之碍手,压之褪色的症状。常见于麻疹、风疹、瘾疹等病,亦可见于温热病中。多因外感风热时邪或过敏,或热入营血所致。

白㾦:又称白疹。指皮肤出现的一种白色小疱疹。其特点是:晶莹如粟,高出皮肤,根部肤色不变,内含浆液,擦破流水,多发于颈胸部,四肢偶见,面部不发,消失时有皮屑脱落。白㾦的出现,多因外感湿热之邪,郁于肌表,汗出不彻,蕴酿而发,乃湿温患者湿热之邪透泄外达之机。白㾦晶莹饱满,颗粒清楚者,称为晶㾦,说明津气尚充足;白㾦色枯而白,干瘪无浆者,称为枯㾦,说明津气已亏竭。

水痘:指小儿皮肤出现粉红色斑丘疹,很快变成椭圆形的小水疱。其特点是:顶满无脐,晶莹明亮,浆液稀薄,皮薄易破,大小不等,分批出现,常兼有轻度恶寒发热的表现。因外感时邪,内蕴湿热所致,属儿科常见传染病。

湿疹:指周身皮肤出现红斑,迅速形成丘疹、水疱,破后渗液,出现红色湿润之糜烂面者。多因湿热蕴结,复感风邪,郁于肌肤而发。

痈:指患部红肿高大,根盘紧束,焮热疼痛,并能形成脓疡的疾病。具有未脓易消,已脓易溃,疮口易敛的特点。属阳证,多为湿热火毒蕴结,气血壅滞所致。

疽:指患部漫肿无头,皮色不变,疼痛不已的疾病。具有难消、难溃、难敛,溃后易伤筋骨的特点。一般指无头疽。属阴证,多为气血亏虚,阴寒凝滞而发。

疔:指患部形小如粟,根深如钉,漫肿灼热,麻木疼痛的疾病。多发于颜面和手足。因竹木刺伤,或感受疫毒、疠毒、火毒等邪所致。

疖:指患部形小而圆,红肿热痛不甚,根浅、脓出即愈的疾病。因外感火热毒邪或湿热蕴结所致。

三、望排出物

(一)排出物望诊的要点

1. 痰液的观察要点 察痰液重在观察痰液颜色、质地及痰中是否有血丝等。

2. 小便的观察要点 察小便重在观察颜色和清浊度。正常小便颜色淡黄,清净而不浑浊。疾病时,小便的颜色及清浊度可能会出现改变。

3. 大便的观察要点 察大便重在观察其便色、便质的情况。正常大便颜色黄褐,呈圆条状,不含黏液、脓血和不消化食物。

(二)症状辨析

1. 望痰

痰白清稀:多属寒痰。

痰黄稠有块:多属热痰。因邪热犯肺,煎津为痰,痰聚于肺所致。

痰少而黏,难于咯出:多属燥痰。

痰白滑量多,易于咯出者:多属湿痰。

痰中带血,色鲜红:称为咯血。常见于肺痨、肺络张、肺癌等患者。

咯吐脓血痰,气腥臭:为肺痈。是热毒蕴肺,化腐成脓所致。

2. 望涕

鼻塞流清涕:是外感风寒。

鼻流浊涕:是外感风热。

阵发性清涕,量多如注:伴喷嚏频作者,多属鼻鼽,是风寒束于肺卫所致。

鼻渊:久流浊涕,质稠、量多、气腥臭者,多为湿热蕴阻所致。

3. 望涎

口流清涎量多:多属脾胃虚寒。

口中时吐黏涎:多属脾胃湿热。

滞颐:指小儿口角流涎,涎渍颐下。多由脾虚不能摄津所致,亦可见于胃热虫积。

睡中流涎:多为胃中有热或宿食内停、痰热内蕴。

4. 望唾

时吐唾沫:可见于胃中虚冷,肾阳不足。

多唾偏黏:可见于胃有宿食,或湿邪留滞。

5. 望呕吐物

呕吐物清稀无酸臭味,或呕吐清水痰涎,多因胃阳不足,腐熟无力,或寒邪犯胃,损伤胃阳,导致水饮内停于胃,胃失和降所致。

呕吐物秽浊有酸臭味,多因邪热犯胃,胃失和降,邪热蒸腐胃中饮食,则吐物酸臭。

吐不消化、味酸腐的食物,多属伤食,因暴饮暴食,损伤脾胃,食积不化,胃气上逆,推邪外出所致。

呕吐黄绿苦水,多属肝胆郁热或湿热。

吐血色暗红或紫暗有块,夹有食物残渣者,属胃有积热,或肝火犯胃,或胃腑血瘀所致。

6. 望大便　见问大便。

7. 望小便　见问小便。

第三节　望诊案例分析

案例一

李某,女,50岁,10年前因出现食欲减退,全身乏力等症状而到某地方医院就诊,经抽血化验,发现其肝功能异常,乙肝表面抗原为阳性,被诊断为"慢性乙型肝炎",因未予重视,病情逐渐加重。1年前开始出现腹部肿胀,腹壁青筋暴露,四肢消瘦的情况。西医诊断为"肝硬化腹水"。

问题:

(1)对该患者进行腹部望诊时,可发现哪些异常体征?

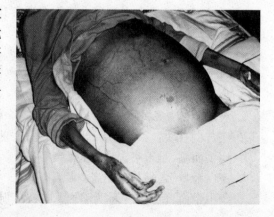

（2）该患者属于中医的什么病？其病机为何？

答案：

（1）对该患者进行腹部望诊时可发现单腹肿大、四肢消瘦、腹壁青筋暴露、腹部皮肤苍黄等异常体征。

（2）患者所患疾病为中医的臌胀病；其病机为肝郁气滞，血瘀水停。

案例二

张某，女，73岁，2007年1月初诊。

患者自诉于20年前一次感冒后出现咳嗽气喘的症状，曾自服止咳糖浆和感冒冲剂，病情不见好转。遂到某医院就诊，确诊为"肺气肿病"，经1周左右的住院治疗以后病情好转出院。但自此以后，每到冬天气候寒冷时病情复发。每次发作，均需住院吸氧、静脉滴注头孢类抗生素方可缓解。3天前，因病情再次复发而来中医院就诊，要求中西医结合治疗。

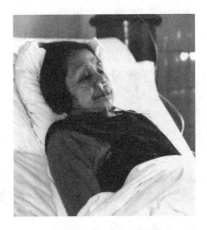

问题：请根据图片提供的资料，对患者神的状况及坐姿卧式做出判断。

答案：首先，我们从照片上看，该患者精神状况较差，且面色暗淡，表情淡漠，卧床不起，应属于无神，病情较重。其次，从其坐姿卧式来看，应是但坐不得卧，结合病史，考虑为久病咳喘，饮停胸腹所致。

案例三

吴某，男，63岁，农民。2003年3月2日初诊。

患者于3年前因感受外邪，始见眼睑、面部浮肿，因未及时治疗，病情迁延，逐渐出现下肢反复肿胀。近2个月来病情加重而被收入住院。入院时症见面白无华，两目乏神，精神萎靡，语声低微，下肢浮肿，按之凹陷不起，并伴有腰酸畏寒，大便稀溏，小便量少，舌质淡白胖嫩，苔白滑，脉沉细。

问题：请问该患者的肿胀属气肿还是水肿？其病机为何？

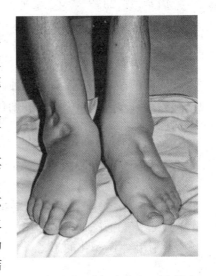

答案：该患者下肢肿胀，皮色不红，按之凹陷不起，应为水肿，结合病史及现症考虑为脾肾阳虚，水饮内停所致（注：对于下肢肿胀，应注意观察其局部皮肤的颜色，以及按压后皮肤恢复的情况，并结合病史及全身症状综合考虑。若患者起病急，病程短，下肢肿胀而皮肤发红，局部疼痛明显者则应考虑为热壅血瘀所致；若患者下肢肿胀，按之凹陷，放手即起，似有弹性者多为气肿，因气阻肌表，郁阻经脉而成）。

案例四

汤某,男,40岁,工人。1998年9月10日初诊。

患者于5年前饮酒后出现胃脘疼痛,自服"三九胃泰"等药,症状略有减轻。但自此以后,经常出现胃痛,且食量逐渐减少,体重明显减轻。3个月前因胃痛难以忍受,服药无效而去某三甲医院就诊,经胃镜检查并做活检确诊为"胃癌"。经胃切除手术并放化疗后,来中医院要求服中药治疗。

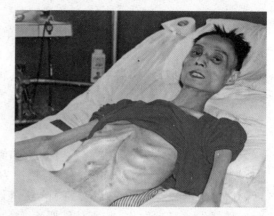

问题:

(1)该患者属得神、少神还是失神?其临床意义为何?

(2)神的表现形式除得神、少神、失神、神志失常外还有哪种?试述其临床表现及意义。

答案:

(1)该患者属于失神,其临床意义为正气虚衰,脏腑功能衰竭。

(2)神的表现形式除得神、少神、失神、神志失常外还有假神。其临床表现有目似有光,但浮光外露;神志似清,但躁动不安;面似有华,但颧红如妆;久病卧床,忽思活动。其临床意义为脏腑精气衰竭已极,正气将脱。

案例五

唐某,女,23岁,学生。2004年11月6日初诊。

患者自述近2个月来,因临近考研,学习用功,经常熬夜,感觉体力不济,食欲不振,失眠多梦,并有心慌的感觉,月经量多,色淡质稀,体重明显减轻,西医诊断为"神经衰弱""功能性子宫出血"。

问题:请问该患者属于何种面色?其临床意义为何?面色苍白和面色㿠白如何区分?

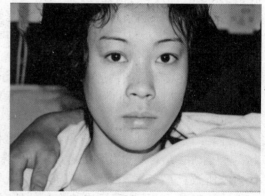

答案:该患者的面色应属于苍白。结合其月经状况和临床表现来看,属于心脾气血亏虚证。临床见面色白有苍白、㿠白、淡白之分。其中苍白是指面色青白,见于气血虚;㿠白是指白而虚浮,多见于阳虚水湿不化的患者。

第八章 望 舌

一、教学目的与要求

1. 掌握望舌的操作规范,能正确、熟练地运用舌诊方法。

2. 掌握正常舌象与各种病理舌象的表现及其一般临床意义,能熟练地对临床常见舌象(淡红舌、淡白舌、红舌、绛舌、紫舌、青舌、点刺舌、裂纹舌、僵硬舌、痿软舌、颤动舌、喎斜舌、短缩舌、吐弄舌、老嫩舌、厚薄苔、润燥苔、腐腻苔、剥落苔、真假苔及白苔、黄苔、灰黑苔)进行识别。

3. 熟悉舌诊的操作技巧,注意事项。

二、实训组织形式

1. 望舌方法练习 学生每3~5人分成小组,互相间进行操作练习。

2. 舌象识别练习

(1)由带教老师指导,将学生每10人分成一组,互相进行观察,辨识不同舌象,并进行详细记录。

(2)预先建立舌象图片库,教师与学生采取一对一的方式,由教师从图片库中任意调出一张舌图让学生辨认,指出舌图改变的特征与临床意义。

(3)将学生每3~5人分为一组,让学生按照望舌的规范操作,直接观察预先请进课堂的、具有不同特点舌象的患者的舌象,并收集病情资料,由带教老师考核其所获舌诊资料的准确性。

(4)请一位患者讲述自己的症状,请学生推测其舌象,再实际观察,分析正误的原因。

3. 揩舌或刮舌练习 学生2人一组,相互进行揩舌或刮舌练习。

4. 与证、症关系训练 采用以症测舌、以舌测症方法进行。

第一节 望舌方法

一、操作规范

(一)操作准备

1. 检查诊室光线是否充足,以柔和充足的自然光线为最佳,若在夜间或诊室光线较暗时可借助日光灯（应要求其色温在4 500～6 500 K），要尽量避开其他有色光源。

2. 检查是否准备好望舌所需器具（械），如标准光源手电筒、已消毒的压舌板、消毒纱布条、清洁水等。

3. 检查患者的体位是否符合舌诊要求（轻病患者可采用正坐位；重病患者不能坐位者，可采取仰卧位），对不符合要求者，可以指导患者调整体位，以符合要求为度。

4. 望舌前，医师应指导患者按照正确的伸舌姿势伸舌：即精神放松，头略上扬，尽量张口，舌体尽量自然伸出，舌尖向下，舌面展平充分暴露舌面，以保证望舌的顺利进行。

（二）操作方法

1. 望舌时医师的姿势可略高于患者，保证视野平面略高于患者的舌面，以便俯视舌面。

2. 望舌时注意光线必须直接照射于舌面，使舌面明亮，以便正确进行观察。

3. 望舌一般应当按照基本顺序进行：先察舌神，再察舌质，再察舌苔。

舌神主要表现在舌体的色泽和舌体运动两方面。舌有神：舌色红活明润，舌体活动自如。尤以舌色是否"红活润泽"作为辨别要点。舌无神：舌色晦暗枯涩，活动不灵。

察舌质：先查舌色，再察舌形，次察舌态。

察舌苔：先察苔色，再察苔质，次察舌苔分布。

对舌分部观察时先看舌尖，再看舌中舌边，最后观察舌根部。

4. 望舌时做到迅速敏捷，全面准确，时间不可太长，一般不宜超过30 s。若一次望舌判断不准确，可让患者休息3～5分钟后重新望舌。

5. 对患者伸舌时不符合要求的姿势，医师应予以纠正，嘱患者尽量放松。

6. 当舌苔过厚，或者出现与病情不相符合的苔质、苔色，为了确定其有根、无根，或是否染苔等，可结合揩舌或刮舌方法，也可直接询问患者在望舌前的饮食、服用药物等情况，以便正确判断。

（1）揩舌：指用手指包纱布蘸少许生理盐水在舌面上揩抹数次。

（2）刮舌：指用刮舌板从后向前轻刮舌苔。

7. 望舌过程中还可穿插对舌味觉、感觉等情况的询问，以便全面掌握舌诊资料。

8. 观察舌下络脉时，应按照下述方法进行。

（1）嘱患者取端坐位或仰卧位，面向亮光，尽量张口，舌尖向上腭方向翘起并轻轻抵于上腭，舌体自然放松，勿用力太过，使舌下络脉充分暴露，便于观察。

（2）首先观察舌系带两侧大络脉的颜色、长短、粗细，有无怒张、弯曲及紧束等异常改变，然后观察周围细小络脉的颜色和形态有无异常。同时还应当将舌下络脉改变与舌下肌肉的肥瘦、色泽和舌质的变化互相参考，综合进行分析判断。观察舌下小络必要时也可借助于放大镜进行观察。

（三）注意事项

1. 注意舌象的生理差异

（1）年龄因素：儿童阴阳稚嫩，脾胃尚弱，生长发育很快，往往处于代谢旺盛而营养相对不足的状态，舌质纹理多细腻而淡嫩，舌苔偏少易剥落；老年人精气渐衰，脏腑功能渐弱，气血运行迟缓，舌色较暗红。

（2）个体因素：由于体质禀赋的差异，舌象可有不同，例如先天性裂纹舌、齿痕舌、地图舌等，肥胖之人舌多偏胖、形体偏瘦者舌多略瘦等。这些情况舌象虽见异常，但一般无临床意义。

（3）性别因素：男女性别不同，一般舌象无明显差异。女性经前期可以出现蕈状乳头充血而舌质偏红，或舌尖部的点刺增大，月经过后可恢复正常，属生理现象。

2. 注意饮食或药物等因素的影响　如进食后舌苔可由厚变薄，饮水可使舌苔由燥变润，饮酒或食入辛热之品可使舌色变红或绛，食绿色蔬菜可染绿苔等。应用肾上腺皮质激素、甲状腺激素，可使舌质较红；黄连、核黄素可使舌苔染黄；服用大量镇静剂后舌苔可厚腻；长期服用抗生素，舌苔可见黑腻或霉腐等。

3. 季节因素的影响　夏季暑湿盛而苔易厚，易淡黄；秋季燥盛，舌苔多略干燥；冬季严寒，舌常湿润。

4. 其他　牙齿残缺、镶牙、睡觉时张口呼吸、长期吸烟等因素也可致舌象异常，应当注意结合问诊或刮舌、揩舌方法予以鉴别。

二、操作技巧

1. 望舌时医师的操作必须建立在患者完全信任的基础上进行　医师在望舌前必须和患者有着良好的沟通和亲切的交流，并指导患者按照医师要求正确伸舌，保证望舌正确顺利进行。

2. 正确地进行舍舌从症　在临床上，舌象并不能完全反映患者病因病机病位的性质。如温病热邪深入营血分之后，舌苔基本上不再改变，所以温病除察舌外，尚要验齿，以求跟得上疾病变化的步伐。再如寒邪致病的伤寒病，舌象的改变就不甚明显。临床观察舌象，首先要审察该舌象属何种病理舌象，其所提示的临床意义是什么，其与四诊其他资料提示的临床意义是否一致。一般情况下，舌象与四诊其他资料的临床意义是一致的，但也有不一致的情况。如出现不一致时医师应当积极地思考和分析其出现的原因，进行病因筛查，以确定该舌象形成的真正原因，正确做出舍舌从症的选择，但此时舌象特征却成为从反向判断疾病性质的证据。

3. 正确辨别非病理因素对舌象变化的影响　临床上影响舌象变化的非病理因素较多，如饮食、药物、个体差异等，临证中应当仔细鉴别，其方法如下。

当舌色、苔色变化比较特别，与病情整个表现不相符合时，应注意询问患者服药、饮食等相关情况，便可以对舌色、苔色的真假做出判断。

个体因素主要指先天因素，先天因素所致的舌象异常主要有裂纹舌、齿痕舌等。尽管这些情况在人群中出现比率并不高（5‰），但也必须注意和病理舌象相鉴别。其方法有二：① 凡属先天性的裂纹舌或齿痕舌必然是与生俱来，而病理性的则是在疾病的过程中形成，并随着病情的转归而改变。② 病理性裂纹舌，其裂纹中无舌苔的覆盖；先天性者，则裂纹中常有舌苔覆盖，且无不适之感。

此外，对齿痕舌除应排除先天性原因之外，还应注意口腔牙齿的残缺或排列异常的影响。一般情况下，病理性齿痕舌往往和胖大舌同时并见，而且舌两边的齿痕一般常呈现对称性。若舌体并不胖大而有齿痕，而且齿痕仅见于舌边的某一部位，这种情况常提示该齿痕多系牙齿的残缺或排列异常所致,这时可嘱患者张开口腔,观察其牙齿的具体情况,以明齿痕形成原因,防止诊断失误。

先天性舌系带过短也可影响舌体伸出,应当注意与短缩舌象鉴别。先天性舌系带过短者伸舌虽然受限,但舌的神色形态与全身情况良好。短缩舌则伸出困难,甚者舌不能抵齿,并随不同的证情而伴有不同的病理表现。

4. 对刮舌方法的灵活运用　教科书提出的刮舌法,是医师用消毒的压舌板边缘,以适中的力量,在患者的舌面上从舌根向舌尖刮的一种方法。由于使用这种方法时医师很难准确把握力量的轻重适中,轻则达不到检查的效果,重则患者难以承受,基于此,临床有医师采用让患者自己用牙齿刮舌以代替医师用刮舌板刮舌的方法。其具体操作是:嘱患者将舌体尽量伸出,再以上牙紧贴舌面,然后用上牙使用以自己能够承受的力量从舌根向舌尖缓缓刮下。这种刮舌方法,一则力量可由患者恰当地控制,再则也可以避免刮舌板消毒不严对患者舌体造成污染。

第二节　望舌内容

望舌的基本内容包括望舌质、望舌苔和望舌下络脉三部分。舌质是指舌的红色的肌肉组织,望舌质分望舌神、望舌色、望舌形、望舌态四方面;舌苔是指附着于舌面上的苔状物,望舌苔分望苔色与苔质两方面;舌下络脉是舌的腹面的络脉与细络,望舌下络脉分望络脉的颜色、形状、充盈度三方面。

一、正常舌象与意义

正常舌象的主要特征是:舌体柔软灵活,舌色淡红明润,舌苔薄白均匀,苔质干湿适中,简称"淡红舌,薄白苔"。

二、异常舌象与意义

(一)舌质异常与意义

1. 舌神异常

(1)舌有神:又称之为荣舌,表现为舌色红活明润,舌体活动自如。尤以舌色是否"红活润泽"作为辨别要点。说明阴阳气血精神皆足,生机乃旺,虽病也是善候,预后较好。

(2)舌无神:又称之为枯舌,表现为舌色晦暗枯涩,活动不灵。说明阴阳气血精神皆衰,生机已微,预后较差。

2. 舌色异常

(1)淡红舌:舌色淡红润泽、白中透红。为气血调和的征象,常见于正常人,病中见之多属病轻。

(2)淡白舌:比正常舌色浅淡,白色偏多,红色偏少。多见于气血两虚、阳虚。

枯白舌:舌色白,几无血色者。脱血夺气,病情危重

(3)红舌:较正常舌色红,甚至呈鲜红色。红舌可见于整个舌体,亦可只见于舌尖,舌两边。多见于实热证、阴虚证。

舌色稍红,或仅舌边尖略红:多属外感风热表证初起。

舌体不小,色鲜红:多属实热证。

舌尖红:多为心火上炎。

舌两边红:多为肝经有热。

舌体小,舌鲜红少苔,或有裂纹,或红光无苔:为虚热(阴虚)证。

(4)绛舌:较红舌颜色更深,或略带暗红色。见于里热亢盛、阴虚火旺。绛色愈深,热邪愈甚。

舌绛有苔:多属温热病热入营血,或脏腑内热炽盛。

舌绛少苔或无苔,或有裂纹:多属久病阴虚火旺,或热病后期阴液耗损。

(5)紫舌:全舌呈现紫色,或局部现青紫斑点。多提示血行不畅。

淡紫舌:舌淡而泛现青紫,多由淡白舌转变而成。可由阴寒内盛,阳气被遏,血行凝滞,或阳气虚衰,气血运行不畅,血脉瘀滞所致。

紫红舌:舌红而泛现紫色。

紫绛舌:舌绛而泛现紫色。紫红舌、紫绛舌多为红绛舌的进一步发展。为热毒炽盛,内入营血,营阴受灼,津液耗损,气血壅滞所致。

斑点舌:舌体局部出现青紫色斑点,大小不等,不高于舌面。多由瘀血阻滞于某局部,或是局部血络损伤所致。

3. 舌形异常

(1)苍老舌:舌质纹理粗糙或皱缩,坚敛而不柔软,舌色较暗。多见于实证。

(2)娇嫩舌:舌质纹理细腻,浮胖娇嫩,舌色浅淡。多见于虚证。

(3)胖大舌:舌体比正常人大而厚,伸舌满口。多因水湿内停、痰湿热毒上泛所致。

(4)肿胀舌:舌体肿大满嘴,甚至不能闭口,不能缩回。多因里热内郁、湿热酒毒所致。

(5)瘦薄舌:舌体比正常舌瘦小而薄。多因气血阴液不足所致。

舌体瘦薄而色红绛干燥:多见于阴虚火旺。

舌体瘦薄而色淡:多是气血两虚。

(6)点刺舌:点,指突起于舌面的红色或紫红色星点。大者为星,称红星舌;小者为点,称红点舌。刺,指舌乳头突起如刺,摸之棘手的红色或黄黑色点刺,称为芒刺舌。点和刺相似,时常并见,故可合称点刺舌。点刺多见于舌尖部。主要提示脏腑热极,或为血分热盛。

舌红而生芒刺:多为气分热盛。

点刺色鲜红:多为血热内盛,或阴虚火旺。

点刺色绛紫:为热入营血而气血壅滞。

舌尖生点刺:多为心火亢盛。

舌边有点刺:多属肝胆火盛。

舌中生点刺:多为胃肠热盛。

(7)裂纹舌:舌面上出现各种形状的裂纹、裂沟,沟裂中并无舌苔覆盖。舌上裂纹可多少不等,深浅不一,可见于全身,亦可见于舌前部或舌尖、舌边等处,裂纹可呈现"人""川""爻""丿"等形状,严重者可如脑回状、卵石状,或如刀割、剪碎一样。多由邪热炽盛、阴液亏虚、血虚不润、脾虚湿侵所致。先天性舌裂,生来舌面上就有较浅的裂沟、裂纹,裂纹中一般有苔覆盖,且无不适感觉。

（8）齿痕舌:舌体边缘有牙齿压迫的痕迹。多与胖大舌同见。亦有舌体不大而呈现齿痕者,是舌质较嫩的齿痕舌。多因脾虚、水湿内盛所致。

　　先天性齿痕舌:舌淡红而嫩,舌体不大而边有轻微齿痕。多见于小儿或气血不足者。

4. 舌态

（1）痿软舌:舌体软弱无力,不能随意伸缩回旋。多见于伤阴或气血俱虚。

（2）强硬舌:舌失柔和,屈伸不利,或不能转动,板硬强直。多见于热入心包,或为高热伤津,或为风痰阻络。

（3）歪斜舌:伸舌时舌体偏向一侧,或左或右。多见于中风、喑痱或中风先兆。

（4）颤动舌:舌体震颤抖动,不能自主。轻者仅伸舌时颤动;重者不伸舌时亦抖颤难宁。为肝风内动的征象。可因热盛、阳亢、阴亏、血虚等所致。

（5）吐弄舌:舌伸于口外,不即回缩者,称为吐舌;舌反复吐而即回,或舌舐口唇四周,掉动不宁者,称为弄舌。一般都属心脾有热,亦可见于小儿智力发育不全。

（6）短缩舌:舌体卷短、紧缩,不能伸长。先天性舌系带过短亦可显现出舌短缩。短缩舌常与痿软舌并见,多为病情危重的征象。

（二）舌苔异常与意义

1. 苔质异常

（1）薄苔:透过舌苔能隐隐见到舌质者,又称见底苔。外感疾病初起在表,病情轻浅,或内伤病病情较轻,胃气未伤,可见到薄苔。薄苔是正常舌苔的表现之一。

（2）厚苔:不能透过舌苔见到舌质者,又称不见底苔。多见于痰湿、食积、里热等证。

（3）润苔:舌苔润泽有津,干湿适中,不滑不燥。润苔是正常舌苔的表现之一,疾病过程中见润苔,提示体内津液未伤,如风寒表证、湿证初起、食滞、瘀血等均可见润苔。

（4）滑苔:舌面水分过多,伸舌欲滴,扪之湿滑。滑苔为水湿痰饮之邪内聚的表现。

（5）燥苔:舌苔干燥,扪之无津,甚则舌苔干裂。燥苔提示体内津液已伤。亦有因痰饮、瘀血内阻,属津液输布障碍者。

（6）糙苔:苔质粗糙,扪之碍手。糙苔可由燥苔进一步发展而成。舌苔干结粗糙,津液全无,多见于热盛伤津之重证;苔质粗糙而不干者,多为秽浊之邪盘踞中焦。

（7）腻苔:苔质致密,颗粒细小,融合成片,如涂有油腻之状,中间厚边周薄,紧贴舌面,揩之不去,刮之不脱。多由湿浊内蕴,阳气被遏,湿浊痰饮停聚舌面所致。

（8）垢腻苔:舌苔腻而垢浊。多因秽浊之气内郁所致。

（9）黏腻苔:腻苔上罩有一层白色或透明的稠厚黏液。多因湿浊中阻,浊邪上泛所致。

（10）燥腻苔:腻苔干燥少津。多见于湿邪阻遏而致热邪内伏。

（11）腐苔:苔质疏松,颗粒粗大,形如豆腐渣堆积舌面,边中皆厚,揩之易去。多因食积胃肠,或痰浊内蕴,胃中秽浊之邪上泛所致。

（12）脓腐苔:舌上黏厚一层,有如疮脓。见于内痈或邪毒内结,是邪盛病重的表现。

（13）松苔:苔质疏松,颗粒明显,刮之容易脱落,舌面上仍有苔质颗粒新生。松苔属于腻苔、厚苔欲化阶段的表现。

（14）白碱苔：苔垢白厚粗浊而板滞，有如石碱状。是温病兼有胃中宿滞夹秽浊郁伏之征象。

（15）白砂苔：又名水晶苔。舌苔白厚而燥裂如砂石，扪之糙涩。为邪热迅速化燥入胃，苔未及转黄而津液已大伤之象。

（16）白霉苔：舌满生白衣，有如霉状，或生糜点，或如饭粒样附着，或如豆腐渣样，刮之易去。为秽浊之气内郁而胃气衰败之征象，预后多属不良。

（17）剥（落）苔：舌面本有舌苔，疾病过程中舌苔全部或部分脱落，脱落处光滑无苔而可见舌质。舌前半部苔剥脱者，称为前剥苔；舌中部苔剥脱者，称为中剥苔；舌根部苔剥脱者，称为根剥苔。舌苔多处剥脱，舌面仅斑驳残存少量舌苔者，称为花剥苔；舌苔周围剥脱，仅留中心一小块者，称为鸡心苔；舌苔全部剥脱，舌面光洁如镜者，称为镜面舌。舌苔不规则地剥脱，边缘凸起，界限清楚，形似地图，部位时有转移者，称为地图舌。舌苔剥脱处，舌面不光滑，仍有新生苔质颗粒，或舌乳头可见者，称为类剥苔。一般提示胃气不足，胃阴枯竭或气血两虚，亦是全身虚弱的一种征象。

（18）全苔：舌苔遍布舌面。病中见全苔，常主邪气散漫，多为湿痰阻滞之征。

（19）偏苔：舌苔仅布于前、后、左、右之某一局部，即舌苔偏于某处，常示舌所分候的脏腑有邪气停聚。

（20）真苔：舌苔紧贴于舌面，刮之难去，刮后仍留有苔迹，不露舌质，舌苔像从舌体上长出者，称为有根苔，此属真苔。久病见真苔，说明胃气尚存。

（21）假苔：舌苔不紧贴舌面，不像舌所自生而似涂于舌面，苔易刮脱，刮后无垢而舌质光洁者，称为无根苔，即是假苔。久病出现假苔，是胃气匮乏之象。

2. 苔质异常

（1）白苔：舌面上所附着的苔垢呈现白色。白苔为舌苔之本色。

（2）薄白苔：苔白而薄，透过舌苔可看到舌体。为正常舌象，或为表证初起，或是里证病轻。

（3）厚白苔：苔白而厚，不能透过舌苔见到舌体。多为湿浊内停，或为痰饮、食积所致。

（4）积粉苔：苔白如积粉，扪之不燥。常见于瘟疫或内痈等病，系秽浊湿邪与热毒相结而成。

（5）黄苔：舌苔呈现黄色。根据苔黄的程度，有淡黄、深黄和焦黄之分。苔色愈黄，说明热邪愈甚，淡黄苔为热轻，深黄苔为热甚，焦黄苔为热极。

（6）薄黄苔：如苔薄黄不燥者，为邪热初入气分，津伤不著；如苔薄黄而干燥，为气分热甚，津液已伤。

（7）黄白相兼苔：为邪热已入气分，但表邪未尽解之征象。

（8）黄干燥苔：其苔不甚厚而干燥，为气分邪热炽盛，津液受伤的征象。

（9）老黄燥裂苔：其苔色深黄，焦燥起芒刺，苔有裂纹，为阳明腑实证之征象。

（10）黄腻苔或黄浊苔：为湿热内蕴之征象。多见于湿热性质温病，湿热流连于气分。

（11）灰黑苔：苔色浅黑，称为灰苔；苔色深灰，称为黑苔。灰苔与黑苔只是颜色浅深之差别，故常并称为灰黑苔。灰黑苔的分布，在人字界沟附近苔黑较深，越近舌尖，灰黑色渐浅。灰黑苔多由白苔或黄苔转化而成，多在疾病持续一定时日、发展到相当程度后才出现。多见于阴寒内盛,或里热炽盛等。

(三)舌下络脉异常与意义

舌下络脉短细,周围小络脉不显:多属气血虚。

舌下络脉粗胀,呈青紫或紫黑或迂曲,甚者结节如珠:多为瘀血之征。

络脉色青紫粗胀,弯曲柔软,或周围有结节色不深者:多是气滞血瘀。

色青或淡紫,脉形直而紧束者:为寒凝血瘀或阳虚气血不畅。

舌底瘀丝,色青或紫,在脉络之间有紫色瘀点:提示血瘀证早期及郁证。

(四)危重舌象与意义

病情发展到危重阶段,脏腑气机紊乱,阴阳气血精津告竭,作为疾病外征的舌象,也常有特殊的形色变化,称为危重舌象。总结前人危重舌象如下。

1. 猪腰舌 舌面无苔,如去膜的猪腰。多见于热病伤阴,胃气将绝,主病危。

2. 镜面舌 舌深绛无苔而光亮如镜,主胃气、胃阴枯涸;舌色㿠白如镜,毫无血色,也称㿠白舌,主营血大亏,阳气将脱,属病危难治。

3. 砂皮舌 舌粗糙有刺,如沙鱼皮,或干燥枯裂。主津液枯竭,病危。

4. 干荔舌 舌敛束而无津,形如干荔肉。主热极津枯,病危。

5. 火柿舌 舌如火柿色,或色紫而干晦如猪肝色。主内脏败坏,病危。

6. 赭黑舌 舌质色赭带黑。主肾阴将绝,病危。

7. 瘦薄无苔舌 舌体瘦小薄嫩,光而无苔。属胃气将绝,难治。

8. 囊缩卷舌 舌体卷缩,兼阴囊缩入。属厥阴气绝,难治。

9. 舌强语謇 舌体强直,转动不灵,且语言謇涩。多属中风痰瘀阻络,难治。

10. 蓝舌而苔黑或白 舌质由淡紫转蓝,舌苔由淡灰转黑,或苔白如霉点、糜点。主病危重,难治。

第三节 舌象分析要点及临床运用

舌诊简便易行,舌象的变化能较客观准确地反映病情,可作为诊断疾病、了解病情的发展变化和辨证的重要依据。但每一位患者的舌象都是包括了舌神、舌色、舌形、舌态、苔形、苔色、舌下络脉等几方面的表现,因此要对每一方面的表现进行分析,综合判断舌象的临床诊断意义。

一、舌质与舌苔所反映的生理病理意义各有侧重

舌质颜色、形态主要反映脏腑气血津液的情况;舌苔的变化,主要与感受病邪和病证的性质有关。所以,察舌质可以了解脏腑虚实、气血津液的盛衰;察舌苔重在辨别病邪的性质、邪正的消长及胃气的存亡。如《医门棒喝·伤寒论本旨》指出:"观舌体,可验其阴阳虚实;审舌垢,即知其邪之寒热浅深也。"前贤将其规律总结如下。

舌神侧重反映生机之有无。

舌色侧重反映气血之寒热变化:色淡为寒;色深为热;深入血分则色青或紫。

舌形侧重反映阴阳之虚实变化：形质胖嫩为阳气不足；尖瘦为阴血不充；苍老起刺为邪气暴实；齿痕裂纹为正气久虚。

舌态侧重反映深重危症：舌痿软为脏虚至极；舌强硬为邪闭厥阴；歪斜、颤动、短缩为病邪直中肝肾之征。

苔色侧重反映寒热燥湿等六气（无形之邪，与下文"浊物的有形变化"对比）的变化：色白为寒为湿；色黄为热为燥；邪入三阴色灰或黑。

苔形侧重反映痰食水湿等浊物的有形变化：苔厚为有形浊邪内盛；苔少为有形津液不足；苔厚兼腻为痰湿，兼腐为食积，兼滑为水饮，兼糙为粪结。

苔之分布侧重反映上下内外的病位变化：舌苔满布为邪气散漫，苔有偏布则邪有偏着。

气病重苔，血病重质；苔变在腑，质变在脏；寒伤气分舌苔白滑；寒凝血分则舌质青淡；热犯气分则舌苔先黄；热入血分则舌质必绛；邪阻气分则苔多粗厚；邪滞血分则舌多紫暗；腑实内结苔必先变；脏虚久重舌必亦变；苔根有无关乎胃气之有无，舌神之有无关乎脏真之存亡。

二、舌象分析要点

（一）察舌之神气和胃气

舌象有神气、有胃气者，说明病情较轻，正气未衰，或疾病虽重，但预后较好；舌象无神气、无胃气者，说明病情较重，或不易恢复，预后较差。

1. 舌之神气　舌神是全身神气表现的一部分。无论舌象如何变化，通过观察舌神的有无，可把握体内气血、津液的盈亏，脏腑的盛衰及疾病转归之凶吉等基本情况。舌神的基本特征主要表现在舌体的色泽和运动两方面。舌之颜色反映气血的盛衰，舌体润泽与否可反映津液的盈亏，而舌体运动可反映脏腑的虚实。舌色红活明润，舌体活动自如者，为有神气；舌色晦暗枯涩，活动不灵者，为无神气。其中尤以舌色是否"红活润泽"作为辨别要点。有神之舌，说明阴阳气血精神皆足，生机乃旺，虽病也是善候，预后较好；无神之舌，说明阴阳气血精神皆衰，生机已微，预后较差。

2. 舌之胃气　胃气的盛衰，可从舌苔是否有根表现出来。有根苔提示胃气充足；无根苔提示胃气衰败，是无胃气的征象。

（1）有根苔：是有胃气的征象。有根苔有3种情况，分别如下：① 舌苔中厚边薄，紧贴于舌面，苔底牢着。② 舌苔松厚，刮之舌面仍有苔迹。③ 厚苔脱落，有苔能逐生之象。

（2）无根苔：是无胃气的征象。无根苔有两种情况，分别如下：① 舌苔似有似无，甚则光剥如镜。② 舌苔松腐，刮之即去，舌面光滑，舌苔不易复生。

（二）舌质舌苔综合分析

1. 舌苔或舌质单方面异常　一般无论病之新久，提示病情尚属单纯。如淡红舌而伴有干、厚、腻、滑、剥等苔质变化，或苔色出现黄、灰、黑等异常时，主要提示病邪性质、病程长短、病位深浅、病邪盛衰和消长等方面情况，正气尚未明显损伤，故临床治疗时应以祛邪为主。舌苔薄白而出现舌质老嫩、舌体胖瘦或舌色红绛、淡白、青紫等变化时,主要反映脏腑功能强弱,或气血、津液的盈亏及运行的畅滞,病邪损及营血的程度等,临床治疗应着重于调整阴阳、调和气血、扶正祛邪。

2. 舌苔和舌质均出现异常

(1)舌质与舌苔变化一致:提示病机相同,所主病证一致,说明病变比较单纯。例如舌质红、舌苔黄而干燥,主实热证;舌质红绛而有裂纹、舌苔焦黄干燥,多主热极津伤;舌质红瘦、苔少或无苔,主阴虚内热;舌质淡嫩、舌苔白润,主虚寒证;青紫舌、舌苔白腻,多为气血瘀阻、痰湿内停的病理特征。

(2)舌苔和舌质变化不一致:舌质与舌苔不一致,甚至相反的变化,多提示病因病机比较复杂,此时应对二者的病因病机及相互关系进行综合分析。如淡白舌、黄腻苔,舌色淡白主虚寒,而苔黄腻又主湿热,舌色与舌苔反映的病性相反,但舌质主要反映正气,舌苔主要反映病邪,所以,若平素脾胃虚寒者,再复感湿热之邪便可见上述舌象,此为寒热夹杂,本虚标实。

又如舌质红绛、舌苔白滑腻,舌质红绛本属内热,而苔白腻又常见于寒湿内郁,苔与舌反映出寒、热两种病性,其成因可由外感热病,营分有热,故舌质红绛,但气分有湿,则苔白滑腻;或平素为阴虚火旺之体,复感寒湿之邪,痰食停积,故舌苔白而滑腻;或外感湿温病,因体内有热可见舌红绛,但又因为内有湿邪困阻,阳气不能外达,亦可见苔白腻。所以,当舌质、舌苔所反映的病性不一致时,往往提示体内存在两种或两种以上的病理变化,舌象的辨证意义亦是二者的结合,临床应注意分析病变的标本缓急。

(三)舌象的动态分析

在疾病发展过程中,无论是外感还是内伤,都有一个发生、发展及转归的变动过程,舌象作为反映疾病的敏感体征,亦会随之发生相应的改变,通过对舌象的动态观察,可以了解疾病的进退、顺逆等病变势态。

如外感病中舌苔由薄变厚,表明邪气由表入里;舌苔由白转黄,为病邪化热的征象;舌色由淡红变红绛,舌苔干燥,为邪热充斥,气营两燔;舌苔剥落,舌质红绛,为热入营血,气阴俱伤等。内伤杂病的发展过程中,舌象亦会产生一定的变化规律。如中风患者见舌色淡红、舌苔薄白,表示病情较轻,预后良好;如舌色由淡红转红、暗红、红绛、紫暗,舌苔黄腻或焦黑,或舌下络脉怒张,表明风痰化热,瘀血阻滞;反之,舌色由暗红、紫暗转为淡红,舌苔渐化,多提示病情趋向稳定好转。掌握舌象与疾病发展变化的关系,可以充分认识疾病不同阶段所发生的病理改变,为早期诊断、早期治疗提供重要依据。

第四节　望舌训练

一、望舌方法训练

目的:训练学生望舌的规范操作。

方法:在复习强化正确望舌姿势、方法及注意事项的理论知识基础上,将学生以小组为单位(每组10人),两两成对,互相进行望舌操作练习,次第循环。

二、舌象识别训练

目的:训练学生正确运用望舌方法,并能比较正确地辨识正常舌象与各种异常舌象。

方法:

1. 在带教老师指导下,将学生以小组为单位(每组10人),互相进行观察,辨识不同舌象。

2. 预先建立舌象图片库,教师与学生采取一对一的方式,由教师从舌象图片库中任意抽出一张舌图让学生辨认(每位学生辨认舌图不少于20张),并指出舌图改变的特征与临床意义。辨认结束后,由教师根据学生辨认的准确程度进行计分或决定是否需要重新安排辨认。

3. 将学生每3～5人分为一组,让学生直接观察预先请进课堂的、具有不同特点舌象的患者的舌象,并收集病情资料,由带教老师考核其所获舌诊资料的准确性。

三、舌证(症)关系训练

目的:利用案例训练学生对患者舌象与临床证、症相关规律的理解与记忆,为舌诊的临床应用打下基础。

方法:采用以症测舌和以舌测症两种方法进行。

(一)以症测舌

案例一

李某,女,36岁,工人。

主诉:咳嗽,咯痰黄稠量多,胸痛1周。

病史:患者于1周前因衣着不慎而受凉,初起鼻塞清涕,恶寒微发热,曾服用六君子汤加苏梗、川厚朴等数剂,咳嗽加重,咳剧时胸痛连腹,痰黄稠量多,咽干而痒,口干但饮水不多,大便稍干,小便色黄,咽红,脉滑数。余无特殊可记。

问题:

(1)该患者最可能出现什么舌象?为什么?

(2)应诊断为何证?

参考答案:

(1)该患者最可能出现的舌象是:舌红,苔黄腻。因为患者的临床表现呈现一派痰热内盛之象,由于有热,舌的脉络扩张,舌部血液充盈,故见舌红;痰热内盛反映于舌可见苔黄腻。

(2)痰热壅肺。

案例二

秦某,男,45岁。

主诉:水肿,反复发作2年,加重半月。

病史:患者2年前于一次感冒后自感倦怠不适,眼睑浮肿,尿量减少,在当地医院诊断为"急性肾炎"而住院治疗,病情好转而出院。出院后半年病情基本稳定。近半月来,由于劳累过度又出现浮肿,病情较前明显加重,下肢较甚,按之凹陷,尿量减少,畏寒怯冷,腰痛,乏力,面色淡白,腹胀便溏,纳减呕恶,脉沉细无力。

问题:

（1）该患者最可能出现什么舌象? 为什么?

（2）应诊断为何证?

参考答案:

（1）该患者最可能出现的舌象是:舌淡胖嫩或有齿痕,苔白润滑。因为根据患者目前所表现的临床症状（畏寒怯冷,腰痛,乏力,面色淡白,腹胀便溏,纳减呕恶,脉沉细无力）分析,可知其属脾肾阳虚,温化失职,水湿泛滥而成。由于阳气虚衰,无力行血于舌,故见舌色淡而嫩;水湿内盛,上泛于舌,故见舌胖大、苔白滑;舌胖大受到牙齿压迫,故舌边可见齿痕。

（2）脾肾阳虚证。

（二）以舌测症

案例一

王某,男,52岁,司机。

以胃脘灼热、常喜食冷为主症,舌红苔黄。

问题:

（1）以舌测证。

（2）该患者还可能有哪些症状? 为什么?

（3）若该患者舌象若为舌瘦小而裂纹、光红无苔时,应当首先考虑何证? 怎样进一步确诊?

参考答案:

（1）以舌测证:舌红反映热证,苔黄为实热熏灼而成,再结合患者胃脘灼热,常喜食冷,可知该患者为胃火炽盛证。

（2）该患者还可能有:口干欲冷饮,吞酸嘈杂,消谷善饥,口臭,牙龈肿痛或溃烂,尿黄便秘,脉数有力。

因为根据患者的主症与舌象来看,初步可考虑为胃火炽盛证。由于胃火炽盛,灼伤津液,故口干欲冷饮,便秘尿黄;胃火炽盛,纳化功能亢进,可见消谷善饥;胃火亢上,蒸腾腐浊之气上逆则口臭,吞酸嘈杂;胃火循经上冲,胃经气血壅滞,故见牙龈肿痛或溃烂;实火内盛,气血运行加速,故脉数有力。

（3）若该患者舌象为舌瘦小而裂纹、光红无苔时,应当首先考虑胃阴虚证。因为舌瘦小裂纹为舌肌失养的表现,舌光红无苔是胃阴不足、虚火熏灼之象。要进一步确诊,还应注意全面收集病情资料,审察患者是否同时还表现有饥不欲食、嘈杂或干呕、口干、脉细数等阴虚表现,若具备者即可确诊。

案例二

张某,女,27岁,工人。

该患者以心悸、多梦为主症,舌淡苔白。

问题：

（1）以舌测证。

（2）该患者还可能有哪些症状？为什么？

（3）若该患者舌象为舌红苔黄时，应当首先考虑何证？怎样进一步确诊？

参考答案：

（1）以舌测证：舌淡苔白，一般反映虚证、寒证，该患者主症中并无寒象和功能活动衰减的表现，据此可排除寒证与虚证中的气虚。就心悸、失眠二症即可见于心阴虚证，又可见于心血虚证。但阴虚舌象一般为舌红少苔甚至无苔，然而该患者舌淡苔白，又可排除心阴虚证，故初步诊断该患者属心血虚证。

（2）该患者还可能有失眠、健忘、眩晕、面舌唇爪等色淡无华、脉细弱。根据患者的主症与舌象结合分析，初步印象为心血虚证。心血虚，心神失养，故可见失眠健忘；血虚清窍、肌肤黏膜失养，故可见眩晕、面舌唇爪等色淡无华；血虚脉道失于充盈，故脉细弱。

（3）若该患者舌象为舌红苔黄时，应当首先考虑为心火炽盛证。因为，舌红当主热证。心的热证当有虚热（心阴虚）与实热（心火亢盛）之别。若属虚热，一般舌象应为舌红少苔或者光红无苔；该患者舌红苔黄，乃属实热内盛、熏灼于舌而成。要进一步确诊，还应注意全面收集病情资料，审察患者是否还同时表现有心烦、面赤、口干欲饮、尿黄便干，或舌体生疮、腐烂肿痛、脉数有力等实火内炽的表现，若具备者即可确诊。

第九章　望小儿指纹

一、教学目的与要求

1. 掌握望小儿指纹的基本要求。

2. 熟悉望小儿指纹的操作规范与流程、注意事项,可以熟练、准确地操作。

3. 熟悉望小儿指纹的基本内容。熟悉小儿指纹正常络脉的特征和异常络脉的特征及其意义。

4. 了解望小儿指纹现代研究方法及研究进展。

二、实训组织形式

1. 组织学生复习望小儿指纹的操作方法、注意事项及操作技巧。

2. 教师做操作示范,其间可结合注意事项做错误操作让学生判断正误,如推指从风关至命关等,以加深学生的理解和印象。

3. 将学生分为2人一组,相互演练至操作熟练为止。

4. 将学生分组进入临床观察患儿指纹,学会如何推察小儿指纹,据临床观察所得的指纹资料,结合理论知识进行分析锻炼,提高辨识诊病能力。

第一节　望小儿指纹的方法

一、操作规范

(一)操作准备

望小儿指纹前应选择比较安静的诊室。必须先让小儿在较为安静的环境中休息片刻,以适应环境,减少各种因素的干扰,这样诊察到的指纹才更符合原本的生理或病理状态。

(二)操作方法

1. 向光　诊察时让家属抱小儿在光线明亮处,以自然光线为好。

2. 握指　诊者用左手握小儿示指。

3. 推指　以右手大拇指侧面用力适中从命关向气关、风关(由远及近)直推,推数次,示指上的纹型愈推愈明显,便于观察。

风关(又名寅关)——示指的第三指节(近端,即掌指横纹至第二节横纹之间)。

气关(又名卯关)——示指的第二指节(中间,即第二节横纹至第三横纹之间)。

命关(又名辰关)——示指的第一指节(远端末节,即第三横纹至指端)。

4. 诊察　对小儿病理指纹的观察,应注意其纹位、纹态、纹色、纹形4方面的变化,其要点可概括为:三关测轻重,浮沉分表里,红紫辨寒热,淡滞定虚实。

(1)长短:络脉在示指三关出现的部位。

(2)部位:指纹浮而显露,还是沉隐不显。

(3)颜色:指纹的颜色变化及颜色的淡滞,主要有红、紫、青、黑、白等。

(4)粗细及分支:指纹细小还是粗大。

(5)流利度异常:推指之后,络脉的复盈情况。

(6)推指前后对比:对比推指前后,长短、部位、颜色、粗细的变化。

二、注意事项

1. 注意小儿卧位时,如果侧卧则下面手臂受压;或上臂扭转,或手臂过于高或过于低,与心脏不在一个水平面时,都可以影响气血的运行,使指纹色泽形态失真。

2. 医师诊察所用手指或小儿指纹局部有皮肤等病变时,则不宜用该侧做望小儿指纹操作。

3. 医师应严格按照望小儿指纹的方法进行操作。推指时切不可从风关推向命关;用力不可过大或过轻。

4. 重视个体差异,年幼儿络脉显露而较长;年长儿络脉不显而略短。皮肤薄嫩者,指纹较显而易见;皮肤较厚者,络脉常模糊不显。肥胖儿络脉较深而不显;体瘦儿络脉较浅而易显。

5. 诊病时小儿易哭闹,而使小儿指纹观察困难,医师在望小儿指纹时面部表情宜和蔼可亲,或使用玩具,消除由于小儿对医师的恐惧感及陌生感产生的紧张或哭闹,使小儿保持安静。

6. 注意四时对小儿指纹的影响。如天热脉络扩张,指纹增粗变长;天冷脉络收缩,指纹变细缩短。

7. 注重指纹与证合参,注意指纹色泽形态变化与患儿临床表现之间的内在联系。

三、操作技巧

(一)操作方法

对于不配合的小儿,在望指纹时,可使用玩具或玩游戏转移小儿注意力,待小儿伸手时,借此机会握住小儿示指进行操作,察看小儿指纹。对于婴儿手指握拳的可轻挠婴儿手心,待婴儿手指伸开时,握住婴儿示指进行操作察看指纹。

(二)指纹与证合参

小儿指纹的色泽、形态变化反映了机体内在的变化,与患儿的临床表现有深刻的内在联系,所以在望小儿指纹时应从整体观念出发,从指纹的色泽、形态变化测症,从症测指纹色泽、形态的变化，指纹与证结合，既有助于我们在望小儿指纹训练中深刻体会指纹色泽、形态的变化，也可以帮助我们准确判断病情，及时发现指纹与证不符的复杂现象并做出相应的诊断。

第二节　望小儿指纹内容

一、基本内容

（一）正常指纹

指纹特点　在示指掌侧前缘，隐隐显露于掌指横纹附近，纹色浅红略紫，呈单支且粗细适中。

（二）病理指纹

1. 长短异常

指纹显于风关：是邪气入络，邪浅病轻，可见于外感初起。

指纹达于气关：是邪气入经，邪深病重。

指纹达于命关：是邪入脏腑，病情严重。

指纹直达指端（称透关射甲）：提示病情凶险，预后不良。

2. 部位异常

指纹浮而显露：为病邪在表，见于外感表证。

指纹沉隐不显：为病邪在里，见于内伤里证。

3. 颜色异常

指纹偏红：属外感表证、寒证。

指纹紫红：属里热证。

指纹青色：主疼痛、惊风。

指纹淡白：属脾虚、疳积。

指纹紫黑：为血络郁闭，病属重危。

4. 色泽与复盈异常

指纹浅淡而纤细：多属虚证。

指纹浓滞而增粗者：多属实证。

二、病理指纹的综合判断

1. 指纹浮显，色鲜红，显于风关，指纹增粗，多提示外感表证，属实证，为病初起，邪浅病轻。

2. 指纹沉隐，色紫红，达于气关，指纹增粗，多提示里热证，属实证，为邪气渐深，病情渐重。

3. 指纹沉隐，青色，达于气关，指纹变细，多提示里寒证，主惊风，病情较重。

4. 指纹沉隐，色紫黑，达于命关，指纹变细，多提示血瘀，病情严重；若透关射甲，为血络分支不显，多病情凶险，预后不良。

5. 指纹沉隐,淡白,达于命关,指纹变细,分支不显,多提示主虚证、寒证,病在里,病情较重。

第三节 望小儿指纹训练

一、指纹辨别训练

1. 组织学生复习望小儿指纹的操作方法、注意事项及操作技巧。

2. 教师做操作示范,其间可结合注意事项做错误操作让学生判断正误,如推指从风关至命关等,以加深学生的理解和印象。

3. 将学生分为2人一组,相互演练至操作熟练为止。

4. 将学生分组进入临床观察患儿指纹,学会如何推察小儿指纹,据临床观察所得的指纹资料,结合理论知识进行分析锻炼,提高辨识诊病能力。

二、以证测指纹训练

案例一

李某,男,1岁,因"腹泻1天"就诊。

患儿1天前因饮食不当致腹泻,日行4~5次,大便酸臭、稀溏夹有乳片及不消化的食物残渣,嗳气频作,味酸馊,恶心欲吐,腹部胀痛哭闹,矢气臭秽,进食减少,舌苔厚腻。

1. 诊断疾病 患儿有饮食不当史,腹泻1天,日行4~5次,符合泄泻的诊断。

2. 辨明证候类型 患儿病前有饮食不节病史,临床表现有大便次数增多,粪质改变,大便酸臭,嗳气频作,味酸馊,且伴有恶心欲吐,腹部胀痛哭闹,矢气臭秽,进食减少等食停中脘的表现,舌苔厚腻为食滞湿阻之象。故辨证为伤食泻。

3. 以证测指纹 患儿饮食不节而致大便次数增多,粪质改变,大便酸臭,嗳气频作,味酸馊,且伴有恶心欲吐,腹部胀痛哭闹,矢气臭秽,进食减少等食停中脘的表现,舌苔厚腻为食滞湿阻之象。食滞湿阻,气血运行不畅,故可推断患儿指纹沉隐增粗。

案例二

夏某,女,2岁,因"食欲不振2个月"来诊。

患儿2个月前因感冒发热持续1周,经治疗感冒痊愈,但食欲不振2个月,曾服用过健脾消食导滞的中成药,效果不显。患儿面色少华,精神尚可,活动同正常儿;皮肤较干燥,伴有口唇干裂,口渴喜饮,大便干结难解,3~4日一行,粪便如"羊屎";舌质红,苔少花剥。

1. 诊断疾病 患儿食欲不振2个月,但精神尚好,活动正常,符合厌食症的诊断。

2. 辨明证候类型 小儿脏腑娇嫩,温热病后,津液耗伤,脾胃阴液不足,运化功能失常,则食欲不振,不思进食;口干喜饮、大便干结乃脾胃阴虚,胃火偏旺所致;舌质红、少苔花剥为气阴不足之象。

3. 以证测指纹 小儿温热病后,精液耗伤,脾胃阴液不足,运化功能失常,则产生食欲不振、不思进食的现象；口干喜饮、大便干结乃脾胃阴虚，胃火偏旺所致；舌质红、少苔花剥为气阴不足之象。气阴不足，脉络运行不畅，失于濡养，推断患儿指纹可见淡滞，沉隐变细，分支不显。

三、以指纹测证训练

案例一

陈某，男，2岁1个月，因"手足蠕动，时作时止1天"就诊。

患儿10余天前因饮食不洁致呕吐泄泻，每日泻下10余次，经治疗症状迁延反复，患儿精神不佳，1天前始出现手足蠕动，时作时止，大便清稀，自汗出，精神委顿，舌质淡，苔薄白，指纹沉隐，淡白，达于命关，指纹变细，分支不显。

1. 诊断疾病　患儿有因饮食不洁致呕吐泄泻史，表现为起病缓慢，震颤无力，符合慢惊风的诊断。

2. 以指纹测证　患儿指纹沉隐，淡白，达于命关，指纹变细，分支不显。主虚证、寒证；病在里；症还应见四肢不温、食欲不振、面白少华等脾肾阳虚症状。

3. 辨明证候类型　患儿泄泻，阳气外泄，脾肾阳虚，筋脉失于温养，故见手足蠕动；阳虚不能温养心神，故精神委顿；阳气虚则自汗出、四肢不温、面白少华；脾阳气虚，运化失健，故食欲不振、大便清稀；舌质淡，苔薄白，指纹沉隐，淡白，达于命关，指纹变细，分支不显为虚寒之象。属脾肾阳虚证。

案例二

李某，女，3岁。因"双下肢皮肤瘀点，反复发作1个月余"就诊。

患儿1个多月前无明显诱因而出现双下肢皮肤瘀点、瘀斑，色青紫，大小不一，扪之不高出皮肤，在当地医院就诊查血小板计数为 50×10^9/L，诊为原发性血小板减少性紫癜，予激素、止血等治疗，瘀点、瘀斑时好时差，反复不愈，遂转中医治疗。来诊时症见：双下肢明显瘀点、瘀斑，色青淡紫，神疲乏力，纳差，大便时有溏泻，无发热，舌质淡，苔白，指纹沉隐变细，分支不显，淡白，达于命关。体格检查：精神欠佳，浅表淋巴结无异常肿大，心肺未闻及异常，腹软不胀，肝脾未扪及，双下肢及臀部见皮肤瘀点、瘀斑，不高出皮肤，压之不褪色，关节无红、肿、畸形。实验室检查：血小板计数为 50×10^9/L，血红蛋白100 g/L，肝功能正常，大小便常规均正常，出血时间延长。

1. 诊断疾病　患者以双下肢皮肤瘀点、瘀斑为主症，紫癜呈非对称分布，血小板减少，出血时间延长，无发热，轻度贫血，无肝、脾、淋巴结肿大，符合血小板减少性紫癜的诊断。

2. 以指纹测证　患儿指纹沉隐，淡白，达于命关，指纹变细，分支不显。主虚证、寒证；病在里；可推断有四肢欠温、面色少华症状。

3. 辨明证候类型　小儿脾常不足，脾气虚不能摄血，血不循常道，溢于肌肤，发为紫癜。反复发作，气血耗损，故神疲乏力、面色少华。脾虚失于健运，故纳差、大便时有溏泻。舌淡，苔白，指纹沉隐，淡白，达于命关，指纹变细，分支不显，均为气血两虚之征，病情较重。

第十章　闻　诊

一、教学目的与要求

1. 正确掌握闻诊的方法。培养学生听患者及陪诊者叙述病情的实际能力。

2. 掌握声重、音哑和失音、呻吟、谵语、郑声、言謇、喘、哮、短气、少气、咳嗽、呕吐、呃逆、嗳气、喷嚏、鼻鼾的特征及临床意义；顿咳、白喉的特征；喘与哮、短气与少气、失言与失语、呃逆与嗳气的区别。

3. 熟悉病理性声音的规律；独语、错语、呓语、狂言、夺气、太息、呵欠、肠鸣的特点和临床意义；口气异常及痰、涕、二便、经、带、恶露、呕吐物、病体气味、病室之气变化的临床意义。

4. 了解闻声音、语言的特点及出现病理性肠鸣的常见因素。

二、实训组织形式

1. 组织学生复习闻诊的注意事项及操作技巧。熟悉闻诊基本技能的操作规范，并了解各种错误的操作表现。

2. 播放生理与病变声音的录音，听辨患者的声音、语言、呼吸、咳嗽、心音、胃肠异常声音等。

3. 闻诊结合问诊进行练习。将学生分为2人一组，分别模拟医师和患者，用各自的地方口音以一问一答的形式，分别围绕一份主诉进行问诊内容的听病情练习。闻诊的内容主要有患者叙述的一般情况、主诉、现病史、既往病史、个人生活史、家族病史、现在症状等。具体询问时，应根据病情需要，围绕主诉有目的地询问。范围涉及问寒热、问汗、问疼痛、问耳目、问饮食口味、问二便、问经带等。内容涉及内科、儿科等，病证涉及发热、咳嗽、头痛、腹泻、胃痛、水肿等。

第一节　闻诊的方法

一、操作规范

（一）操作准备

1. 创造良好的闻诊环境　问诊应在单独的诊室中进行，要检查诊室是否通风透气,空气是否清新,有无异常气味的污染。要尽量避免人多拥挤嘈杂、空气不流通的情况,创造一个良好的闻诊环境。

2. 加强对自身的约束　进行闻诊时,医师自身的感觉器官(耳及鼻)必须保持正常状态。因此,接诊前医师应注意避免进食大蒜、韭菜、榴莲等有特殊气味的食物,更不能吸烟、饮酒,以免自身产生不良气味而干扰和妨碍了对患者的诊察。

(二)操作方法

闻诊在临床中简便易行,关键在于医师调整好自己的状态,才能保证闻诊的顺利进行。一般情况下,闻诊是与望诊、问诊、切诊同步进行。医师在望诊、问诊、切诊的同时通过自己的感觉器官(耳及鼻)来听患者发出的声音,嗅察患者身体及排出物的气味。

听声音的诊察对患者的体位姿态没有特殊要求,但最好能与患者保持合适的距离,以便于对患者声音的高低、强弱、清浊、缓急等变化进行诊察;嗅气味包括患者身体的气味及其所住病房的气味,若对患者身体某些隐蔽部位散发的异常气味进行诊察时,可要求患者给予适当的配合,以免出现误诊、漏诊。

二、注意事项

(一)注意声音特征的构成要素

声音是振动产生的,而一个物体来回振动,几乎不可能一直按照确定的周期振动。也就是说,一个物体发声的同时,会发出很多不同频率的波(谐波)。这许多不同频率的波由于相位差很小(也就是相隔时间很短),人是无法单独分辨的,所以这些波会混合起来给人一个整体的感受,而这个感受就叫作音色。正是由于不同的声音里所包含不同频率的波,其频率、响度和分布都不同,才导致了我们能分辨各种声音。

人耳对不同强度、不同频率声音的听觉范围称为声域。在人耳的声域范围内,声音听觉心理的主观感受主要有响度、音高、音色等特征和掩蔽效应、高频定位等特性。其中响度、音高、音色可以在主观上用来描述具有振幅、频率和相位三个物理量的任何复杂的声音,故又称为声音"三要素"。

人的声音是由肺中气流经过声带、咽喉及口腔的振动而产生,基本上一个人的声音是强度、频率和个性化的函数,这里个性化包括节奏、混音(比如鼻腔等的共鸣等),以及重音和拉长音等。

(二)注意正常声音的生理差异

1. 性别因素　男女性别不同,发音器官和脏腑气血有明显差异,故其声音具有不同特点。一般男性多声低而浊,女性多声高而清,属生理现象。

2. 年龄因素　儿童阴阳稚嫩声尖清脆,老年人精气渐衰,脏腑功能渐弱,发声质浑厚而低沉,青壮年气血充盛,脏腑功能较强,发声则洪亮清晰。

3. 情志因素　语声与情感变化密切相关,如喜时发声欢悦而和畅,怒时发声忿厉而急疾,悲哀发声悲惨而断续,敬则发声正直而严肃,爱则发声温柔而和悦。

4. 体质因素　由于先天禀赋体质、性格的差异,语声可有较大的差别,如先天性声音嘶哑、男声似女声的表现等。这些声音情况虽见异常,但一般无临床意义。

（三）注意饮食、气候、环境对气味的影响

1. 饮食因素　正常人身体一般无异常气味,但若进食大蒜、韭菜、榴莲等有特殊气味的食物,或吸烟、饮酒后,口中可散发相应的气味,不属病态。

2. 气候因素　夏季气候炎热,出汗过多,未及时淋浴时身体所散发的汗味亦应与病理之汗味相鉴别。

3. 环境因素　有的人居住地卫生环境较差,或在室内存放有汽油、油漆等化学物品,接触其人或走入其室内可闻到相应气味异常,亦应注意鉴别。

三、操作技巧

闻诊中的"闻"包括听声音和嗅气味两个方面。听声音是通过医师的听觉器官来听患者发出的声音,嗅气味是通过医师的嗅觉器官来嗅患者身体及其排出物的气味,这一诊察方法在诊断疾病过程中起到很重要的作用。在应用这一诊法时应注意掌握以下几方面的技巧。

（一）听声音的技巧

1. 注意发声的高低　医师在听患者讲述病情时,若患者发声高亢有力者,多为阳证、实证、热证;发声低微细弱者,则为阴证、虚证、寒证。

2. 注意语言的多寡　若患者自述病史时连续多言者,是阳盛气实、功能亢奋的表现;断续懒言者,是禀赋不足、气血虚损的征象。

3. 注意呼吸的气息　一般情况下,呼吸气粗,疾出疾入为实;呼吸气微,徐出徐入为虚。但临床亦可见久病肺肾之气欲绝,气粗而断续者为假实之证;温热病热在心包,气微而昏沉者为假虚之证,须注意结合其他三诊进行鉴别。

4. 注意咳声及咳痰　若听到患者咳声重浊,考虑多为外感风寒或痰湿聚肺;咳声低微,为肺气虚损;咳声不扬,多为热邪犯肺,肺津被灼;干咳无痰,多为燥邪犯肺或阴虚肺燥;咳声沉闷,痰多易咯,多为痰湿阻肺。特别要注意的是,咳嗽常伴咳痰,故闻诊除听辨咳声外,必须结合痰的量、色、质等异常变化,以及发病的时间、兼症等,以辨别病证的寒热虚实。

5. 注意呕吐的缓急　一般情况下,吐势徐缓,声音微弱,多为虚寒证;吐势较猛,声音壮厉,多为实热证。总之,呕吐暴病者多实,久病者多虚。但临床尚需根据呕吐的声音、吐势,以及呕吐物的性状、气味来辨病证的寒热虚实。

（二）嗅气味的技巧

1. 注意口气生理与病理的不同　生理性的口气异常,多见于正常人进食大蒜、韭菜、榴莲等有特殊气味的食物,或吸烟、饮酒后,口中散发出相应的气味;而病理性口气异常,轻者多见于口腔不洁、龋齿及消化不良,重者多属胃热、食积或内有疮疡溃脓所致。

2. 注意汗气生理与病理的不同　一般人在体力活动、气候炎热、衣被过厚等情况下出汗较多,若未及时清洗,会有轻微汗气;但若汗气腥膻或阵阵膻臊难闻,多因湿热

郁蒸所致。

3. 注意环境的影响　有的人居住地卫生环境较差,或在室内存放有汽油、油漆等化学物品等,接触其人或走入其室内可闻到相应气味异常,亦应注意鉴别。

4. 注意四诊合参　对口、鼻或身体其他隐蔽部位发出的异常气味,不应局限于闻诊,而应结合望诊、问诊、切诊进行综合诊察,以做出正确诊断。

第二节　闻诊内容

闻诊的基本内容包括听声音和嗅气味两方面。听声音是听辨患者在病变过程中的语声、语言、呼吸、咳嗽、呕吐、呃逆、嗳气、太息、喷嚏、呵欠、肠鸣等各种声响。嗅气味是指嗅辨与疾病有关的病体之气与病室之气。其基本内容如下。

一、正常声音

1. 共同特点　发声自然,声调和谐,柔和圆润,语言流畅,应答自如,言与意符。
2. 影响因素　性别、年龄、禀赋及情志变化。

二、病变声音

(一)语声

1. 闻诊要点　着重听语声、语调及异常声响,即语声的高低清浊。一般说来,在疾病状态下,语声高亢洪亮有力,声音连续者,多属阳证、实证、热证;语声低微细弱,懒言而沉静,声音断续者,多属阴证、虚证、寒证。

2. 症状辨析

声重:语声重浊。多属外感风寒,或湿浊阻滞,以致肺气不宣,鼻窍不通所致。

音哑:语声嘶哑。

失音:语而无声者,或称为"喑"。

"金实不鸣":新病音哑或失音者,多属实证,多因外感风寒或风热袭肺,或痰湿壅肺,肺失清肃,邪闭清窍所致。

"金破不鸣":久病音哑或失音者,多属虚证,多因各种原因导致阴虚火旺,肺肾精气内伤所致。

妊娠失音:妇女妊娠末期出现音哑或失音者,又称为"子喑",系因胎儿渐长,压迫肾之络脉,使肾精不能上荣于舌咽所致,分娩后即愈,一般不必治疗。

失语:为神志昏迷或欠清,不能言语,多见于中风或脑外伤之后遗症。而失音是神志清楚而声音不能发出,即语而无声。

鼻鼾:指熟睡或昏迷时鼻喉发出的一种声响,是气道不利所发出的异常呼吸声。熟睡鼾声若无其他明显症状,多因慢性鼻病或睡姿不当所致,体胖、老年之人较常见。若昏睡不醒或神志昏迷而鼾声不绝者,多属高热神昏,或中风入脏之危候。

呻吟:指病痛难忍所发出的痛苦哼哼声。新病呻吟,声音高亢有力,多为实证、剧痛;久病呻吟,声音低微无力,多为虚证。

惊呼：指患者突然发出的惊叫声。其声尖锐，表情惊恐者，多为剧痛或惊恐所致。

喷嚏：指肺气上逆于鼻而发出的声响。应注意喷嚏的次数及有无兼症。偶发喷嚏，不属病态。多因外感风寒或阳气回复所致。

呵欠：是张口深吸气，微有响声的一种表现。因困倦欲睡而欠者，不属病态。病者不拘时间，呵欠频频不止，称数欠，多为体虚阴盛阳衰之故。

太息：又称叹息，指情志抑郁，胸闷不畅时发出的长吁或短叹声。不自觉地发出太息声，太息之后自觉宽舒者，是情志不遂，肝气郁结之象。

（二）语言

1. 闻诊要点 着重观察患者语言表达、应答能力及吐字的清晰度。

2. 症状辨析

谵语：指神志不清，语无伦次，声高有力的症状。多属邪热内扰神明所致，属实证。

郑声：指神志不清，语言重复，时断时续，语声低弱模糊的症状。多因久病脏气衰竭，心神散乱所致，属虚证，见于多种疾病的晚期、危重阶段。

夺气：语言低微，气短不续，欲言不能复言，是宗气大虚之象。

独语：指自言自语，喃喃不休，见人语止，首尾不续的症状。多因心气虚弱，神气不足，或气郁痰阻，蒙蔽心神所致，属阴证。常见于癫病、郁病。

错语：患者神志清楚而语言时有错乱，语后自知言错，但仍会言错。多因心气虚弱，或痰湿、瘀血、气滞阻碍心窍所致。错语不是口误，口误语后自知言错，其后改正。

狂言：指精神错乱，语无伦次，狂叫骂詈的症状。多因痰火互结，内扰神明所致。多属阳证、实证，常见于狂病、伤寒蓄血证。

言謇：指神志清楚、思维正常而吐字困难，或吐字不清。因习惯而成者，不属病态。病中言语謇涩，每与舌强并见者，多因风痰阻络所致，为中风之先兆或后遗症。

（三）呼吸

1. 闻诊要点 诊察患者呼吸的快慢、是否均匀通畅，以及气息的强弱粗细、呼吸音的清浊、有无啰音等情况。临床可以借助听诊器诊察肺部的呼吸音。

2. 症状辨析 闻呼吸是诊察患者呼吸的快慢、是否均匀通畅，以及气息的强弱粗细、呼吸音的清浊、有无啰音等情况。

喘：即气喘。指呼吸困难、急迫，张口抬肩，甚至鼻翼煽动，难以平卧。常由肺、心病变及白喉、急喉风等导致，而辨证还与脾、肾有关。发作急骤，呼吸深长，息粗声高，唯以呼出为快者，为实喘。多为风寒袭肺或痰热壅肺、痰饮停肺，肺失宣肃，或水气凌心所致。病势缓慢，呼吸短浅，急促难续，息微声低，唯以深吸为快，动则喘甚者，为虚喘。是肺肾亏虚，气失摄纳，或心阳气虚所致。

哮：指呼吸急促似喘，喉间有哮鸣音的症状。多因素有伏痰、伏饮，复感外邪、饮食所诱发。喘不兼哮，但哮必兼喘。喘以气息急迫、呼吸困难为主，哮以喉间哮鸣声为特征。

短气：指自觉呼吸短促而不相接续，气短不足以息的轻度呼吸困难。其表现似喘而不抬肩，气急而无痰声，即只自觉短促，他觉征象不明显。多因体质衰弱、元气虚损,或痰饮、胃肠积滞,或气滞,或瘀阻所致。

少气:又称气微。指呼吸微弱而声低,气少不足以息,言语无力的症状。属诸虚劳损,多因久病体虚或肺肾气虚所致。

肺泡音呼吸音异常:肺泡呼吸音一般形容为"微风声",类似发出"夫"的声音,吸气时听到的声音较呼气时长而强、音调较高,肺的大部分均能听到。增强者,多因邪热迫肺;若一侧或某局部增强者,则是由另侧或其他部位发生病变所致;减弱者,可因肺气亏虚,肺司呼吸之能减弱,或实热壅肺、痰瘀阻肺、肿瘤压迫导致。

支气管呼吸音异常:支气管呼吸音类似将舌抬高后张口呼吸时发出的"哈"音,越靠近气管的区域音响越强。在肺部其他区域听到支气管呼吸音,则为病理现象。常因肺热炽盛或痰热壅肺,或因肺痈、肺痨或肺部恶性肿瘤等使肺部形成空洞,或因悬饮或肺部肿瘤等所致。

湿性啰音:又称水泡音,相似于用小管插入水中吹气时所产生的水泡破裂声,是空气通过含有痰饮等分泌物的支气管时所产生。不借助听诊器就可听到,犹如"呼噜——呼噜——"声者,为粗湿性啰音。多见于重度昏迷、风中脏腑或濒死的患者,由于痰湿壅塞气道,患者无力咳出而成,也可见于肺痨空洞患者。多在吸气终了时出现,声音常带细爆裂性,发生的时限很短者,为细湿性啰音。常见于痰饮阻肺或邪热壅肺之咳喘、肺痨以及肺痈等患者。

干性啰音:是一种持续时间较长的音乐性呼吸附加音,故有音乐性啰音之称。其产生与气道狭窄、痉挛,或痰饮黏着气道,或肿瘤、异物压迫气道,或瘀血阻滞气道等有关。

(四)咳嗽

1. 闻诊要点　咳声的特点以及咯痰量、色、质的变化。

2. 症状辨析

咳:有声无痰,非无痰,痰不易出;声先痰后。

嗽:有痰无声,非无声,痰随嗽出;声不甚响。

咳嗽:声痰都较明显。

干咳:有声无痰,重咳几下,无痰或痰极少。

清嗓:自觉咽喉有痰,频频清嗓。

咳声浅:说明病变部位较浅,如在咽喉。

咳声深沉:提示病变部分较深,如在肺。

咳嗽紧闷:提示寒湿外闭,肺气不宣。

咳嗽急促:提示内有火热。

咳嗽清脆:常见于风邪袭肺。

咳声重浊:提示内有停痰。

咳嗽有力:提示邪实为主。

咳嗽低微或咳嗽无力,排痰费力:提示肺气不足。

咳嗽紧促:提示寒邪郁热。

干咳无痰,或痰少而黏:多为燥邪伤津或肺阴虚火旺。

咳嗽阵发,发则连声不绝,咳声终止时有鸡啼样回声:为顿咳。

（五）胃肠异常声音

1. 闻诊要点 呕吐声响强弱，吐势缓急，呕吐物的性状、气味及兼症；呃声的高低强弱，间歇时间的长短及病情的新久等；嗳气的强弱、气味及兼症等。借助听诊器诊察肠鸣音，注意观察肠鸣发生的频率、强度、音调等。

2. 症状辨析

呕吐：呕吐是指胃失和降，气逆于上，迫使胃中之物从口中吐出的一种病证。临床以有物有声谓之呕，有物无声谓之吐，无物有声谓之干呕，临床呕与吐常同时发生，故合称为呕吐。吐势徐缓，声音微弱，呕吐物清稀者，多属虚寒证。常因脾胃阳虚，脾失健运，胃失和降，胃气上逆所致。吐势较猛，声音壮厉，呕吐出黏稠黄水，或酸或苦者，多属实热证。常因热伤胃津，胃失濡养所致。呕吐呈喷射状者，多为热扰神明，或因头颅外伤，颅内有瘀血、肿瘤等，使颅内压力增高所致。呕吐酸腐味的食糜，多因暴饮暴食，或过食肥甘厚味，以致食滞胃脘，胃失和降，胃气上逆所致。

恶心：为上腹部不适和紧迫欲吐的感觉。常为呕吐的前奏，一般恶心后随之呕吐，但也可仅有恶心而无呕吐，或仅有呕吐而无恶心。

胃反：为朝食暮吐、暮食朝吐，多属脾胃阳虚证。

水逆：为口干欲饮，饮后则吐者。因饮邪停胃，胃气上逆所致。

呃逆：指从咽喉发出的一种不由自主的冲击声，声短而频，呃呃作响的症状。俗称打呃。呃声频作，高亢而短，其声有力者，多属实证。呃声低沉，声弱无力，多属虚证。

嗳气：指胃中气体上出咽喉，所发出的一种声长而缓的症状。古称"噫"。饱食之后，或饮汽水后，偶有嗳气，无其他兼症者，是饮食入胃排挤胃中气体上出所致，不属病态。嗳气酸腐，兼脘腹胀满者，多因宿食内停，属于实证。嗳气频作而响亮，嗳气后脘腹胀减，嗳气发作因情志变化而增减者，多为肝气犯胃，属于实证。嗳气频作，兼脘腹冷痛，得温症减者，多为寒邪犯胃，或为胃阳亏虚。嗳声低沉断续，无酸腐气味，兼见纳呆食少者，为胃虚气逆，属虚证。多见于老年人或体虚之人。

肠鸣：又称腹鸣，是气体或液体通过肠道而产生的一种气过水声或沸泡音。在正常情况下，肠鸣声低弱而和缓，一般难以直接闻及，肠鸣声高时，患者或旁人可以直接听到。借助听诊器诊察肠鸣音，在脐部听得较为清楚。

肠鸣增多：若超过10次/分则为肠鸣频繁，多见于水饮留聚于胃、外感风寒湿邪或肝脾不调。

雷鸣切痛：雷鸣，形容肠鸣的声音很响；切痛，形容腹痛厉害，有如刀切。雷鸣切痛是指腹内轰响剧痛。主要因阳虚水湿迫肠所致。

振水声：当患者动摇身体，或推抚脘部时，脘腹鸣响如囊裹浆，辘辘有声。若非饮水而常见此声者，多为水饮留聚于胃。

肠鸣稀少：持续3～5分钟才听到1次者为肠鸣稀少。主要显示肠传导功能障碍。肠鸣音完全消失，腹胀满痛者，多属肠道气滞不通之重证，可见于肠痹或肠结等病。

三、病体之气与病室之气

（一）病体气味

1. 口臭 口中散发臭气，多与口腔不洁、龋齿、便秘或消化不良有关。口气酸臭者,多属食积胃肠。口气臭秽者,多属胃热。口气腐臭者,多是内有溃腐脓疡。

2. 汗气　指汗液散发出的气味。汗出腥膻,是风湿热邪久蕴皮肤。汗出腥臭,可见于瘟疫或暑热火毒炽盛之证。腋下随汗散发阵阵臊臭气味者,是湿热内蕴所致,可见于狐臭病。

3. 痰涕之气　指人体排出痰、涕的异常气味。咳吐浊痰脓血,腥臭异常者,多是肺痈,为热毒炽盛所致。咳痰黄稠味腥者,是肺热壅盛所致。咳吐痰涎清稀味咸,无特异气味者,属寒证。鼻流浊涕腥秽如鱼脑者,为鼻渊;鼻流清涕无气味者,为外感风寒。

4. 二便之气　即二便的异常气味。大便酸臭难闻者,多属肠有郁热。大便溏泻而腥者,多属脾胃虚寒。大便泄泻臭如败卵,或夹有未消化食物,矢气酸臭者,为伤食,是食积化腐而下趋的表现。小便黄赤混浊,有臊臭味者,多属膀胱湿热。尿甜并散发烂苹果样气味者,为消渴厥。

5. 经、带、恶露之气　月经臭秽者,多属热证;月经味腥者,多属寒证。带下黄稠而臭秽者,多属湿热;带下清稀而腥者,多属寒湿。崩漏或带下奇臭,并见异常颜色,常见于癌病,病情多危重。产后恶露臭秽者,多属湿热或湿毒下注。

6. 呕吐物之气　呕吐物清稀无臭味者,多属胃寒;气味酸腐臭秽者,多属胃热。呕吐未消化食物,气味酸腐者,为食积。呕吐脓血而腥臭者,为内有溃疡。

(二)病室气味

病室臭气触人:多为瘟疫类疾病。

病室有血腥味:病者多患失血。

病室散有腐臭气:病者多患溃腐疮疡。

病室尸臭:多为脏腑衰败,病情重笃。

病室尿臊气(氨气味):见于肾衰。

病室有烂苹果样气味(酮体气味):多为消渴厥患者,属危重病证。

病室有蒜臭气味:多见于有机磷中毒。

第三节　闻诊训练

一、结合问诊的闻诊训练

将学生分为2人一组,分别模拟医师和患者,用各自的地方口音以一问一答的形式,分别围绕一份主诉进行问诊内容的听病情练习,以便于对患者声音的高低、强弱、清浊、缓急等变化及病理声音进行诊察。可穿插于问诊训练中进行。

二、闻诊综合训练

案例一

王某,男,23岁,学生。

2天来,患者自觉周身发热,怕风怕冷,头痛鼻塞,咳嗽。昨起发热,咳嗽加重,微恶风寒,痰稠色黄,鼻塞流浊涕,口渴咽痛,稍有汗出,舌苔薄黄,脉浮数。

问题:

（1）通过闻诊可能听到该患者的声音有何特点？为什么？

（2）咳嗽与何脏关系最为密切？为什么？

（3）如何根据咳声的特点区别病证的寒热虚实？

参考答案:

（1）通过闻诊可能听到该患者的声音特点是：语声重浊,咳声不畅。根据患者的临床表现,呈现一派风热犯肺之象。风热犯肺,肺失宣降,鼻窍不利,灼津为痰,痰阻气道,故可闻及咳声重浊不畅。

（2）咳嗽与肺脏关系最为密切。因肺为娇脏,不耐寒热,又直通天阳之气,故极易受邪以致肺失宣降,肺气上逆而咳嗽,故曰"肺主咳"。除肺脏本身病变可发生咳嗽外,又因肺贯百脉而通他脏,故五脏六腑有病,病气亦可由脉络影响到肺而引起咳嗽。

（3）一般咳声重浊紧闷,多属实证；咳声轻清低微,多属虚证；咳声不扬,痰稠而黄,多属热证；咳有痰声,痰多易咯,多属痰湿证。

案例二

吴某,男,36岁,民工。

患者1个月前因患"大叶性肺炎"住院治疗,出院后一直食欲不振,胃脘不适,自认为病后体虚,大进温补之品,此后不仅未见好转,反见干呕时作,口渴心烦,胃脘隐痛,知饥而不欲饮食,大便干结,小便短黄,舌红少津,苔薄白,脉弦细偏数。

问题:

（1）患者进温补之剂后为何反出现干呕呃逆病情加重？

（2）干呕、呃逆、嗳气如何区别？

参考答案:

（1）患者前因患肺炎,热盛伤阴,胃阴不足,胃失滋润。此后又大进温补,伤阴更甚。胃喜润恶燥,以和降为顺。阴既不足,虚热内生,热郁于胃,胃气不和,故进温补之剂后干呕呃逆病情加重。

（2）呕吐中有声无物谓之干呕；呃逆指声自咽部冲出,发出一种不由自主的呃呃声；嗳气指胃中气体上出咽喉而发出的长而缓的声音。三者表现不同,但均为胃失和降、胃气上逆所致,均属脾胃病变。

案例三

李某,男,55岁,工人。

患者平时喜嗜烟酒,工作劳累,45岁后动则气喘汗出,伴头眩目晕,耳鸣眼花,腰酸脚软,食欲不振,神疲乏力。查见面色淡白,形体瘦弱,脉弱沉细,两尺尤甚。

问题:

（1）通过闻诊可能听到该患者的声音有何特点？为什么？

（2）该患者最可能出现的舌象是什么？

（3）实喘与虚喘如何区别？

参考答案：

（1）闻诊可能听到该患者的声音特点是：少气懒言，息短不续，语声低沉。此因患者工作劳累，久病体虚，肺肾不足，摄纳无权，气虚上浮所致。

（2）最可能出现的舌象是：舌淡嫩，苔白润。

（3）实喘发病急骤，呼吸深长，气粗声高息涌，胸中胀满，唯以呼出为快，多为风寒袭肺或痰热壅肺，肺失肃降所致；虚喘病势缓慢，时轻时重，喘声低微，呼吸短促难续，得一长息为快，动则喘甚，是肺肾亏虚，气失摄纳所致。

案例四

王某，男，30岁。

患者3天前吃火锅，过食辛辣肥甘之品，当日即发生腹泻。自服黄连素、痢特灵等药治疗未效，今日因腹泻加重伴呕吐前来医院就诊。自述腹痛，泻下急迫不爽，粪色黄褐，脘痞，泛恶呕吐，吐物酸臭秽浊，烦热口渴，肢体困重，肛门灼热，小便短黄，舌红，苔黄腻，脉滑数。

问题：

（1）通过闻诊可能嗅到该患者的排出物有何气味？为什么？

（2）该患者最可能出现的舌象是什么？

（3）辨析气味的一般规律是什么？

参考答案：

（1）通过闻诊可能嗅到该患者的大便气味臭秽，臭如败卵，矢气酸臭；呕吐物气味酸腐。此因患者过食辛辣肥甘之品，以致食滞胃肠，胃中浊气上泛，肠内腐气充斥，大肠传导失司所致。

（2）最可能出现的舌象是：舌苔厚腻。

（3）辨析气味的一般规律是：气味酸腐臭秽者，多属实热；气味不重或微有腥臭者，多属虚寒。

第十一章 脉 诊

一、教学目的与要求

1. 熟悉脉诊的意义。

2. 掌握寸口脉诊的方法与注意事项,可以熟练地表述并准确操作;了解遍诊法、三部诊法的诊脉部位。

3. 掌握18种常见脉象(平、浮、沉、迟、数、虚、实、滑、涩、长、短、大、细、促、结、代、弦、软)的指感特征与临床意义,相兼脉的结合与临床意义。

4. 熟悉12种较常见脉象(疾、缓、弱、濡、芤、紧、洪、静、不静、弹指、硬、三五不调)的指感特征与临床意义,相兼脉的结合与临床意义。

5. 了解13种脉象(乍数乍疏、曲、双、微、无脉、无根脉、革、牢、动、浮大中空、散、上盛下虚、下盛上虚)的指感特征与临床意义,相兼脉的结合与临床意义。

6. 熟悉诊妇人脉、诊小儿脉的特殊性。

7. 掌握脉象要素及正常脉象的特征,了解脉象的生理变异。

8. 掌握脉象九要素分析方法。

9. 了解真脏脉的特征和临床意义。

二、实训组织形式教学形式与方法

1. **脉诊规范练习** 首先向学生讲述正确的寸口脉诊法的诊脉姿势、操作规范及注意事项,由老师示范;然后将学生以小组为单位,每组2～4人,互相进行操作练习,并相互纠错。其内容包括寸口脉诊的定位、指法的运用。

2. **指感练习** 利用临床患者或标准化患者,反复练习,体会不同脉象的指下标准。

3. **脉象鉴别** 利用九要素分析法,填写脉象诊查分析表,区别相似脉象。

4. **脉象判别** 首先向学生讲述常见脉象及正常脉象指感要求,然后将学生每4人分为一组,将一组学生依次编号,其中1人为受试者,受试者蒙上眼睛诊察其他3人脉象,休息1分钟后,从3名学生中抽取1名,请受试者再度诊察,并说出该学生为几号及其脉象特征。

第一节　脉诊操作规范

一、操作规范

（一）操作准备

1. 诊脉前应选择比较安静的诊室,准备脉枕备用。

脉枕制作要求:要柔软,具有一定弹性;脉枕外包布类织物或皮革。布类宜加布套以便定期清洗;皮革宜软且薄而光洁,以便用75%酒精经常擦拭消毒。脉枕内填物可用木棉、弹力棉或羊绒,高度约为2.5 cm,压下去的高度以不超过2 cm、不低于1.6 cm为宜,以便适合一般成人置腕候脉。

2. 医师应修剪指甲,避免诊脉时留下指甲痕,甚至挠痛患者。

3. 诊脉前,医师必须让患者在较为安静的环境中休息片刻,以减少各种因素的干扰,这样诊察到的脉象才更符合原本的生理或病理状态。

4. 诊室应尽可能保持安静,有条件时,采取一对一的诊察方式,更有利于患者的放松,有利于获得更加准确的脉象信息。

（二）操作方法

1. 患者体位　诊脉时患者应取正坐位或仰卧位,正坐位时,身体不要倾斜或扭转,手足、臂、躯干与腿应比较舒展。

2. 医师体位　医师侧对患者。

3. 平息　医师在诊脉时注意调匀自己的呼吸,即所谓"平息"。一方面医师保持呼吸调匀,清心宁神,可以以自己的呼吸计算患者的脉搏至数;另一方面,平息有利于医师思想集中,可以仔细地体察与辨别脉象。患者亦需平息,特别是一些比较烦躁、话较多的患者,必须待其平心静气后再行候脉。候脉时患者不宜讲话。

4. 平臂　患者前臂自然向前平展,微微旋内30°左右,前臂和腕部应与心脏置于同一水平;手腕伸直,手掌自然向侧上,手指自然放松,腕关节轻松放置于脉枕之上,使寸口部位充分伸展和凸显,局部气血畅通,以便于诊察脉象。

5. 左候右,右候左　即以医师的左手候患者的右手寸口脉,以医师的右手候患者的左手寸口脉。

6. 医师指法　诊脉指法主要包括有选指、布指、运指三部分。

（1）选指:医师当用左手或右手的示指、中指和无名指三个手指的指目候脉,指目是指尖和指腹交界棱起之处,是手指触觉较灵敏的部位。诊脉者的手指指端要平齐,即医者将三指置放于寸口脉管处时,三指的指目应处于同一水平,且三指顺着患者脉管纵向排成一条直线;手指略呈弓形,与受诊者体表约呈45~60°左右为宜,这样的角度可以使指目紧贴于脉搏搏动处(脉脊)。

（2）布指:医师诊脉布指分两步操作:先中指定关,然后分别布示指与无名指于寸部和尺部之上。

所谓中指定关,其实是先尽量选准每个患者关脉的具体位置,然后布中指于关部脉之上而完成"定关"。准确的关脉位置,应正好对应尺骨小头。也就是说,一般人寸口脉这一段桡动脉是呈一条直线的,如果我们以尺骨小头的顶点向寸口脉作一直线,那么,此直线与寸口脉近皮肤处的交叉点即为关脉的中点。所以,我们在临床上操作时往往有两种找关脉中心点的办法:一是"中指循手背法";二是"拇指对应三指法"。找准关脉的中心点后,医师即将自己的中指指目的中点按照关脉的中点落下指头,此即完成了"中指定关"。

布指的第二步是布示指与无名指。即医师定好关后,然后将同一手的示指指目置放在关前(腕侧)定寸,无名指按在关后(肘侧)定尺。

在布示指和无名指的时候,要注意三指的疏密要与患者手臂长短及医师手指粗细相适应,如果患者的手臂长或医者手指较细者,布指宜疏,反之宜密。定寸时可选取太渊穴所在位置(腕横纹上),定尺时可考虑比对寸到关的同等距离确定关到尺的长度,以明确尺的位置。所以寸关尺不是一个点,而是一小段脉管的范围。

(3)运指:在临床诊脉时,医师运用指力必须注意力度的轻重和力度的变化,必要时指目还必须在原位上进行小范围的挪移,甚至布指的位置还必须适当变化以体察各种脉象。常用的指法有举、按、寻、循、总按和单诊等,注意诊察患者的脉率(单位时间脉跳的次数,即至数)、脉律(均匀度、是否歇止)、脉位(浮沉等)、脉体(大小、长短、曲直等)、脉力(脉搏搏动的力度)、脉势(脉搏的流利度与紧张度等)及左右手寸关尺各部表现。

常用具体指法如下。

1)浮取:是指医师用较轻的指力候脉的方法。所谓"用力较轻",是说医师轻轻自然地把三个手指放在寸口脉的寸关尺部位,用摸触皮肤的力度接触到皮肤,这个力度叫浮取。亦称"轻取"或"举法"。

2)沉取:是指医师用较重指力候脉的方法。所谓"用力较重",是说医师按到指下明显有抵触感(脉下肌肉抵触)时,即已按到位了。此法又称"重取"或"按法"。

3)中取:是指力与位置均介于浮取和沉取中间的候脉方法。一般亦将此法称为"寻法"。

4)寻法:严格的"寻法"是指切脉时指力从轻→中→重,或从重→中→轻,或加上左右推寻,反复寻找脉动最明显的部位,找到后,即在此处静静地细候其脉,直到最后体验真切究属何种脉象为止的全过程。一般"寻法"多在"中取"部位或稍做轻重调整的位置,偶尔采用较"重取"更大的指力"推筋着骨"寻"伏脉",或移位寻反关脉等。

5)循法:是指切脉时三指沿寸口脉长轴循寻,诊察脉之长短,比较寸关尺三部脉象的特点。此法一般是在操作"寻法"时采用。

6)总按:即三指同时用力诊脉的方法。以便从总体上辨别寸关尺三部和左右两手脉象。总按时一般指力均匀(即三指用同等力度按脉),但在特殊情况下亦有三指用力不一致的情况。

7)单诊:即用一个手指诊察寸、关、尺三部中的一部脉象的方法。主要用于分别感受寸、关、尺各部的脉象。一般单独采用示指候寸脉、中指候关脉、无名指候尺脉。另外,半岁以内小儿的脉诊,亦常单指诊法加循法候寸关尺三部脉。

指法的运用次序:用"浮取"法总按三部→用"中取"法总按三部→用"沉取"法总按三部→调整后(根据已感觉到的患者脉搏的浮取力度与沉取力度,来调整中取的力度与位置),再用"中取"法总按三部→回到"浮取"法总按三部→再行"中取"法总按三部→再行"沉取"法总按三部→三指定格于"寻脉"(直至候清其总体脉象为止)→示指"浮取"寸脉→示指"中取"寸脉→示指"沉取"寸脉→示指定格于"寻脉"(直至候准寸脉为止)→中指同示指候寸脉法候关脉→无名指同示指候寸脉法候尺脉→结束。

7. 切脉时间　每次诊脉,每手的诊脉时间一般应不少于1分钟,两手以3分钟左右为宜。难以在短时间候准的脉象,时间尚需延长。诊脉时需注意每次诊脉的时间至少应在五十动以上,即在指下感觉脉搏的跳动不少于50次,一则有利于仔细辨别脉象变化,再则切脉时初按和久按的指感有可能不同,且以稍久按的指感更为清晰可靠。所以切脉的时间要适当长些。

至于一日之中何时诊脉为最佳,《黄帝内经》认为清晨是诊脉的最佳时间,《素问·脉要精微论》曰:"诊法常以平旦,阴气未动,阳气未散,饮食未进,经脉未盛,络脉调匀,气血未乱,故乃可诊有过之脉。"然而,能于平旦之时就诊的患者很少,医者在平旦时能为患者诊视者就更少。为此,诊脉的时间不能拘泥于平旦这个时辰。虽然如此,但《黄帝内经》所提出的原则还是有其合理性的,因为清晨尚未饮食及活动等,体内外环境都比较安静,气血经脉受到的干扰因素最少,故容易诊得患者的真实脉象。所以,诊脉时要使患者处于平静的环境之中,即诊脉之前,先让患者休息片刻,使呼吸调匀,心情平静,同时诊室保持安静,以利于医师体会脉象;另外,诊脉的时间最好是不要选在刚进食之后,尤其不能选在暴饮暴食之后。

8. 小儿脉诊法　小儿寸口部位甚短,7~8个月内小儿,一般用"一指(拇指或示指)定关法",再用"循法"分候三部。一般书籍认为,2~3岁以内的小儿均可采用"一指定关法",甚至认为只须观其指纹,不宜候脉。其实只要反复训练,适当密布三指,或大致总按后,分别用示指、中指、无名指单候寸、关、尺,均能候准小儿的脉象。虽然小儿示指指纹诊断方法有其独到的价值,但若能候准小儿脉象,其诊断意义则较小儿指纹的诊断意义更为确凿,诊断范围也更广。

二、注意事项

1. 注意患者卧位时,如果侧卧则下面手臂受压;或上臂扭转,或手臂过于高或过于低,与心脏不在一个水平面时,都可以影响气血的运行,使脉象失真。

2. 医师诊脉所用三指或患者诊脉局部有皮肤等病变时则不宜用该侧做诊脉操作。

3. 诊脉过程中如察其脉律不匀、有间歇的现象时,应适当延长诊脉时间,应注意间歇出现是否有规律。

4. 重视生理异常脉位,常见有反关脉与斜飞脉。

5. 重视个体差异,患者有男女老幼的不同,体质有强弱胖瘦之别,反映在脉象上也各有不同,应综合考虑。

6. 排除情志干扰,情志变化可使脉搏跳动发生相应改变,应注意排除。

7. 结合四时分析,四时对人体的生理病理活动有重要影响,诊脉也不例外。中医素有春弦、夏洪、秋(毛)浮、冬(石)沉之说,应引起我们注意。

8. 注重脉症合参,注意脉象与患者临床表现之间的内在联系。

三、操作技巧

（一）左右交诊

左右交诊即左候右，右候左，是以医师的左手候患者的右手寸口脉，以医师的右手候患者的左手寸口脉。其原因在于诊脉者的手指指端平齐后，三指的指目处于同一水平，且三指指目顺着患者脉管纵向排成一条直线，此直线与脉脊重合后，与受诊者体表约呈45～60°。若左候左，右候右，由于人体的手腕的横截面近似于椭圆形，当手指加压时，指腹因肌腱的阻碍，难以加压下按。

（二）浮沉得中

虽然诊脉的指力有浮中沉的变化，但对于初学者而言，仅能掌握最轻的浮取指力（即手指指目落于皮肤上，能感知指下皮肤即可）、最终的沉取指力（再也不能下按的力度），因此中取的指力大小只能在多次轻取→沉取、轻取→沉取指力的渐变中，去体会指下脉搏在多大的指力下跳动最为明显，此时的指力（就大多数正常人而言），往往在轻取、沉取之间，即中取的力度。因此，只有在多摸脉，积累经验的基础上，由"浮沉得中"，逐渐掌握"浮中沉"的力度。

（三）九要素分析法

中医脉象的辨识主要依靠手指的感觉，体会脉搏的部位、至数、力度和形态等方面。将复杂的脉象表现按九要素分析辨别是一种执简驭繁的重要方法。脉象的各种因素，大致归纳为脉象的部位、至数、长度、宽度、力度、流利度、紧张度、均匀度、平直度九个方面。每种脉象可用不同的脉象要素来描述与区分。

脉位：指脉搏跳动显现部位的深浅，脉位表浅者属于浮脉类，脉位深沉者属于沉脉类。必须指出，脉搏显现部位的深浅与脉管解剖位置的深浅有一定的关系，但脉位并不完全等同于血管的解剖位置。它还与血管的舒缩状态、皮下组织的弹性等多种因素有密切关系。

脉长：指脉搏应指轴向范围的长短，也即脉搏显现部位的长短。脉动应指范围长，两端超越寸、尺，属于长脉；应指范围短，两端不满寸、尺，或者但见于关部或寸部，属于短脉类。

脉宽：是指脉搏应指的径向范围的宽度，也即手指感觉到的脉搏的粗细。脉宽与血管的粗细有一定的关系，但也不等同于血管的粗细，还与皮下组织、血管的舒缩状态、充盈状况等因素有关。脉道宽大的属于大脉类，脉道细小的属于细脉类。

紧张度：指脉管的弛缓与紧急程度。它与脉管的弹性、软硬，以及轴向与径向的张力有关。脉道绷紧者属于弦、紧脉，脉道弛缓者属于缓、濡脉。

流利度：指脉搏来势的流利通畅程度。体会流利度时要注意体察每一次脉搏跳动的流畅程度。比较流利的脉如滑脉，其每一次脉搏跳动都是比较通畅地在指下经过，因此有应指圆滑、如珠在指下滚过的感觉，而不同于数脉的频率快。相反，脉来艰涩而不流利者为涩脉。

脉力：指脉搏应指力量的强弱。脉搏应指无力者属于虚脉类，脉搏应指过分有力者属于实脉类。

至数：指脉跳频率的快慢。脉率快，一息五六至为数脉。脉率慢，一息三至为迟脉。

均匀度：指脉动节律是否规则，以及脉力大小是否一致。一般而言，大多数脉象的脉律、脉力都是均匀规则的，只有少数脉如促脉、结脉、代脉等脉律不齐或兼有脉力大小不一。

平直度：主要指脉管的循行是呈直线形还是弯曲、分叉等。

在临床常见脉中，有些脉象仅主要表现为某一个脉象要素方面的改变。如浮脉、沉脉主要表现在脉位上的异常，浮脉主要就是脉位浮，沉脉主要就是脉位沉。迟脉、数脉、疾脉主要表现为至数方面的改变，迟脉至数慢，一息三至；数脉至数快，一息六至；疾脉更快，一息七至以上。滑脉、涩脉主要在于流利度的改变，滑脉往来流利，涩脉往来艰涩。弦脉主要表现为紧张度的增高，如按琴弦。细脉主要表现在脉宽的细小。长脉、短脉主要在脉长度方面的异常，前者脉长，后者脉短。虚脉、实脉的特点主要在于脉力的异常，虚脉无力，实脉过分有力。这些脉象在其他八个脉象要素方面则一般没有明显的变化。若有变化，则属于相兼脉，如浮数脉、沉细脉、弦滑脉、沉涩脉等。而有些脉象本身就表现为两个或两个以上脉象要素方面的变化。如促脉、结脉表现为至数与均匀度的改变，促脉数而脉律不齐，结脉缓而脉率不齐；洪脉、弱脉表现为脉位、脉力、脉宽上的改变，洪脉浮大而有力，弱脉沉细而无力；濡脉表现为脉位、脉宽、紧张度、脉力的变化，即浮细软而无力。

因此，按此九脉象要素可以将众多脉象归类与分解，在脉诊训练中应将脉象按九要素要求逐一列表登记（表11-1），然后找出与正常有别之处，根据其特异性再确定具体的脉象名称，进而推导其病理意义。

表11-1　脉象诊察记录分析表

姓名		性别		年龄		
总 体 表 现	左寸	右寸	左关	右关	左尺	右尺
脉位						
脉率						
脉长						
脉宽						
脉势（力）						
流利度						
紧张度						
均匀度（含脉力与脉律）						
平直度						
脉象综合判定						
临床意义						

（四）脉证合参

脉象表现反映了机体内在的变化，与患者的临床表现有深刻的内在联系，因此在诊脉时从整体观念出发,从脉测症,从症测脉,脉证结合,既有助于我们在脉诊训练中深刻体会脉象,也可以帮助我们准确判断病情,及时发现脉证不符的复杂现象并做出相应的诊断。

第二节 临床常见脉象的指感特征

一、正常脉象

正常脉象亦称为"平脉""常脉",是健康无病之人的脉象,也就是指人们在正常生理条件下所表现出的脉象。平脉不是固定不变的一两种脉象。在古代往往以"缓脉"代指正常脉象。

(一)正常脉象的特点

和缓而软,中取明显,按之不空。所谓"和缓",即来去从容,70~80次/分(也有60多次的),不歇止,节律一致。所谓"软",指软而有弹性,但不弹指,亦不空虚。

(二)正常脉象的九要素特征

1. 脉位 脉位居中,不浮不沉。

2. 脉率 脉一息四至或五至,相当于每分钟70~80次。

3. 脉律 节律均匀整齐。

4. 脉宽 脉大小适中。

5. 脉长 脉长短适中,不越本位。

6. 脉势 脉搏有力,寸关尺三部均可触及,沉取不绝。

7. 紧张度 脉应指有力而不失柔和。

8. 流利度 脉势和缓,从容流利。

9. 平直度 脉管循行呈直线形。

(三)正常脉象的正常波动与变化

1. 性别差异 由于性别的不同,而脉象亦随之各异。一般说女性的脉较男性的脉稍稍细弱,且至数稍快,脉形较细小。

2. 年龄差异 健康人的脉象随年龄的增长也可以产生各种变异:3岁以内的小儿,脉跳每分钟100次左右就是正常脉;而五六岁的小孩,每分钟八九十次也是正常脉;青年人的脉象较大且有力,老年人脉象多带弦象等,均属正常脉象。

3. 体质差异 在体质方面,身材高大的人,脉的显现部位较长;矮小的人,脉的显现部位较短。瘦人脉多偏浮,胖人脉多偏沉。如果是运动员,脉就多缓而有力,甚至是迟脉。以上诸种,均属正常脉象。另外,可能是由于先天禀赋的不同,有六脉同时沉细而无病者,称为六阴脉;有六脉同时洪大而无病者,称为六阳脉。有六阳脉或六阴脉的正常人,他们可能一辈子都是这种脉,甚至生病时也均如此,这也是两种特殊的正常脉象,均不属病脉。

4. 脉位变异　有的人脉不见于寸口，而从尺部斜向手背，名叫斜飞脉；若脉出现在寸口的背侧，名叫反关脉；还有出现于腕侧其他位置的，都是生理特异的脉位，即桡动脉解剖位置的变异，不属病脉。

5. 情志影响　人处于一时性的恐惧、兴奋、忧虑、紧张等情绪变化时，常可导致脉象出现一时性的变异，当情绪恢复宁静之后，脉象亦常随之恢复正常。《素问·经脉别论》指出："人之居处、动静、勇怯，脉亦为之变乎？……凡人之惊恐恚劳动静，皆为变也。"一般是喜则气缓而脉多缓；怒则气上而脉多弦；惊则气乱而可脉动暂时无序。人在高谈阔论，或大笑大哭，或大发脾气之后，脉象皆有所变化，这时候虽然可以诊脉，但在患者静下来后必须再诊脉一次，并以此时的脉象为准。

6. 劳逸影响　剧烈活动之后，脉多洪数；长期从事体力劳动之人，脉多稍微偏大而有力。睡眠对正常脉象也有一定程度的影响。绝大部分正常的小儿、一部分成年人在睡眠时，其脉象均是滑脉，而醒后，脉反不滑；还有一些涩的程度不甚明显的涩脉，在睡眠时涩的感觉可能会消失。因此，要尽量在患者清醒状态下摸脉。

7. 饮食影响　饭后脉稍数而有力，酒后则更明显；饥饿时脉可缓弱。其中以饮酒的影响最大。人饮酒之后，其脉象可以变得数，或滑，或滑数，甚至脉有点大。在患者餐后1~2个小时之后，脉诊的结果才会比较准确。

8. 诊脉时间的影响　在诊脉的时间上，《黄帝内经》强调"诊法常以平旦"，既反映了昼夜对于脉象的影响，也反映出只有在对患者脉象影响因素最少的时候，摸到的脉象才是最能反映疾病本质的脉象。当然临床上基本做不到平旦诊脉，而在其他时间诊脉会对脉象多少有些影响。

9. 季节的影响　季节气候的变化时时影响着人体的生理活动。从理论上讲，人体为适应自然四季而进行的生理性调节，亦可反映在脉象上。如《素问·平人气象论》总结为"春胃微弦""夏胃微钩""秋胃微毛""冬胃微石"曰平脉，即正常脉。中医传统典籍中还有有关正常脉象可受昼夜不同时间段阴阳盛衰的影响而出现相应的变化，或因地域东西南北中环境气候而产生一定的变异等。

10. 药物的影响　尤其是降压药之类的作用于心血管系统的药物对脉象的影响极大，而且其影响十分直接。

二、病理脉象

（一）脉率异常类病脉

1. 数脉　就成年人而言，每分钟的脉搏数持续大于79次者，即为"数脉"。"数脉"的分级为：如果其脉搏数持续在80~95次/分，则为"略数脉"；脉搏数约持续在95~120次/分，则是"数脉"；小儿的正常脉象较成人的快些。

2. 疾脉　疾脉的脉率大概在120次/分上下或更快。

3. 迟脉　迟脉是指脉率较慢，脉搏频率低于正常脉率。凡脉搏持续在每分钟60次以下，一般就讲它是迟脉。

4. 缓脉　历代医家对于缓脉的界定并非完全一致，多数的古代医家和现在的临床医师均将脉搏缓慢界定为"缓脉"，而在中医经典《伤寒论》中，其太阳中风表证脉"浮缓"的"缓脉"，其实是一种复合脉，即脉势"软"和脉率"缓"的复合脉，而且以脉势柔软纵缓为主要特征。我们认为，从严格的界定和临床实用两个角度来看，将脉率缓慢的"缓脉"与脉势柔软的"软脉"分类成两种脉象，理应更为合理。所以我们将缓脉界定为脉率缓慢之脉，并将该脉放置于"脉率异常类脉象"内讨论。为此，我们对"缓脉"的界定是：脉搏持续在60～69次/分的脉象，称为"缓脉"。

（二）脉律异常类脉象

1. 代脉　脉搏动中一止，且行止有定数。即表现为有规则地歇止，歇止的时间较长，脉势较软弱。

2. 结脉　脉搏迟中一止，行止无定数，即脉来迟缓，脉律不齐，有不规则的歇止。

3. 促脉　脉搏数中一止，行止无定数，即脉率较快且有不规则的歇止。

4. 乍数乍疏脉　脉搏乍快乍慢交替出现，以致在1分钟之内，脉搏速率不匀，节律不整。乍数乍疏脉在现在的中医院校教科书上没有涉及。乍数乍疏脉就是脉搏一会儿快一会儿慢，快慢不均，脉搏的速率前后不一致，并交替出现。

5. 三五不调脉　三五不调脉乃是时时歇止、促结交替的脉象，即一会儿促脉，一会儿结脉，促结交替，跳动的次数三三五五不等，时时歇止，脉搏快慢不均，促结交替，快中歇止或是慢中歇止交替出现，有时三下停一下，有时五下停一下，有时候二十几下停一下，脉动次数与歇止并无定数。三五不调脉是一种复合脉，我们将它放在这里讲，因为它主要表现的是脉律异常。三五不调脉是结促交替，其中促脉是数中一止，止无定数；结脉是迟中一止，止无定数。

（三）脉宽异常类脉象

1. 细脉　细脉是脉体如丝的脉象，脉管较正常脉象细。在跳动时，指下感觉到脉搏的体形动态比较小，临床上，标准的细脉应该是脉体如丝状。在实际切脉中，细脉除了表现为脉体细小外，一般表现为搏指无力，但亦有不少有力者，脉力大小并不是构成细脉的必要条件，它们只是由于脉体细小衍生的形象。

2. 大脉　脉体宽大者，称为大脉。大脉体状虽与洪脉相类，但无洪脉的汹涌来势。

（四）脉长异常类脉象

1. 短脉　短脉即指下脉管搏动的长度短。短脉在指下，脉动常见于关部，三指并不全有脉搏跳动，或寸脉的前半指无脉动，或尺脉的后半指无脉动，或而只兼而有之。短脉的长度短，是因为寸前尺后不应指，无脉动。寸前短就形成了寸短，尺后短就形成了尺短，所以一部的短脉也有，而关部独短的脉很少见。

2. 长脉　长脉是对于指下感觉到的脉管长度而言。寸口脉盈越三指，不仅寸部与尺部满指，在寸之前或（和）尺之后依然有脉搏的跳动，脉体较长。甚者，向上超逾寸部至鱼际，向下超逾尺部。长脉只能于寸尺两部感觉到，不可能在关部感觉出来。

（五）平直度异常类脉象

1. 曲脉　寸口脉之寸关尺三部不处于一条直线上，脉管弯曲而未反关或斜飞，即寸关尺三部的中心点不在一条直线上面，它不是一根直的血管，张仲景形容其为"其脉如蛇"。

（六）脉位异常类脉象

1. 浮脉   浮脉之象是"举之有余，按之不足"，所谓"有余"是脉搏搏动最好的部位在浮浅的部位，多数的力度要强于正常人。轻取时脉力较明显，中取就弱一点，沉取就更弱。指下的感觉，包括跳动的力度在中沉取时都不明显，这就是标准的浮脉。

临床上，标准的浮脉并不多见，因此取脉时，必须严格按照脉诊操作规范来。摸取浮脉的关键在三个手指必须轻放，即自然落下，否则，指力一大，就会错过浮脉。浮脉从"举之有余"到"按之不足"是一个渐变的过程，通常将浮脉粗略地分为4类。

1）浮：浮取就明显，中取不太足，沉取就更不足，即上述典型的浮脉。

2）偏浮：接近于标准的浮脉，比其明显程度稍差一点。浮取应指比较明显，中取亦比较明显，浮取中取应指差不多，但是沉取就不足，并不似标准浮脉浮取非常明显，中取就不太足，沉取就更不足。

3）略浮：即在浮取的切脉指力上要稍微加点力才比较明显一点。如果浮取不太明显，但浮取可以感觉得到，中取也感觉得到，沉取就不足，那就叫略浮。这也叫偏浮，它的位置不是那么表浅。

4）微微浮而弱：如果浮取相当弱，浮取力度并不大，中取力度也不大，沉取不显，这个时候要写微微浮而弱，略弱。如《金匮要略·中风历节病脉证并治》"少阴脉浮而弱，弱则血不足，浮则为风，风血相搏，即疼痛如掣"之中的浮脉就要写微微浮，就是在浮取这个位置上感觉的显著度逐步降低，但是它在浮取时，确实又感觉得到，而且沉取并不会超过这个脉的时候，可以描述为浮，但是根据它明显程度的递减，最佳的描述是浮取弱，或者微微浮而弱。

标准的浮脉要与旺脉、浮实脉与浮缓脉进行鉴别。

旺脉：浮取明显，力度也比较好，比正常人的强，但中取时比浮取时的力度更强，似乎有点弹指。历代典籍上记述的很多浮脉实际上就是旺脉，旺脉不一定提示表证，而浮脉绝大多数是表证。

浮实脉：浮取时力度多数比正常人大，中取时的力度就更大，甚至有些在沉取时力度更大。

浮缓脉：浮取力度不大而软，但应指明显，不比正常人有余，中取力度更差。浮缓脉浮取软，中取、沉取就更软，只是其力度浮取比中取、沉取有余而已。

总之，临床上判断是否浮脉的关键在于：轻取脉搏非常明显。

2. 沉脉   "举之不足，按之有余。"沉脉的指下感觉，是浮取时脉搏跳动不明显，但随着中取和沉取，指下觉得脉搏跳动越来越明显。标准的"举之不足"是指与正常人脉象浮取时的力度相比要小；所谓"按"是指取脉指力加压到一定程度并接近肌肉层，指下有明显的抵抗感；与正常人相比是"按之有余"，即沉取时比正常人的脉搏跳动更明显，这是绝对有余；但亦有相对有余，只是沉取时脉象的力度超过浮中取，却弱于正常人。

3. 伏脉   "推筋着骨始得。"伏脉是比沉脉更沉的脉，浮取、中取没有脉搏搏动，沉取时脉搏搏动不甚明显，要"推筋着骨"才能明显感觉到脉搏的跳动。即指头感觉到已经摸到骨头了,已经再也按不下去了,这时候感觉到脉搏的跳动,而且是在这个位置上跳动得最明显,这就叫伏脉。所以伏脉比沉脉位置更沉。

(七)脉力异常类脉象

1. 实脉　脉搏搏动有力的程度明显超过了正常人而不够软者,称为实脉。但有的实脉浮取时并不特别明显,而中取、沉取时有力;或浮中沉皆有力;或有的脉有点儿大。

2. 弹指脉　所谓弹指即脉来时,指下明显感到由下而上的冲击,甚至出现"抬举性搏动"的现象。"脉来",即脉搏搏动,是从手指的右侧来,向左侧去(当然脉搏跳动时也会感觉到上下的运动)。弹指脉往往是指下感觉到很明显的上下跳动,由下而上地冲击指头、指目的皮肤,甚至手指随脉的跳动而上下波动。

3. 虚脉　虚脉是临床常见脉象之一,一般会把它作为一切无力脉的总称,而临床上常见的虚脉是:浮取脉搏虽明显,但较软,较之正常和软脉更无力,且中取、沉取均明显无力,甚至沉取不应指。古人讲的"浮以候虚,沉以候弱",是符合临床实际的。与虚脉相似的脉象尚有浮、芤、革、散、微、弱、濡,须加以鉴别。

4. 弱脉　即浮取时指下感觉不明显,中取、沉取虽能感到明显的脉搏跳动,但均无力。临床上,弱脉往往会兼有细象,也有的不兼;还有很多弱脉带有脉软,这实际上是脉搏动无力的衍生感觉。弱脉与虚脉都是无力的脉象,但两者的区别在于"沉以候弱""浮以候虚"。

5. 微脉　即脉搏微弱到似有似无的状态。微脉极其微弱,按之欲绝,似有似无,重按起落不明显,至数不清;有的细,有的不细。在有些医籍中,复合脉言"微"时,很多不是指微脉,而是起形容词作用,有"少许的""略微的"意思,此时不作微脉看待。

6. 无脉　"无脉"作为一种以特殊面目出现的脉象,一经提及,中医专业人员几乎都会联想到西医所讨论的无脉症,却鲜有人晓明"无脉"是中医在临床上常见的病理脉象之一。在古代医籍中,"无脉"亦有称之为"脉绝""脉停"或"脉不至"。"无脉"是指一手之寸关尺或两手之寸关尺"无脉"而言,即无论浮中沉取,指下都没有脉搏搏动,而此时呼吸心跳尚存者。

"无脉"是一种特殊的脉搏搏动状态,除却西医学所讲的无脉症,临床上可以依据"无脉"时间的长短,将其归纳为"脉骤停"与"无脉"两种。所谓"脉骤停"即在脉象疾数之时,脉搏突然消失,持续几秒、十几秒至数分钟后,脉搏又逐渐显现,确切地讲,"脉骤停"是"无脉"的一种特殊类型。而"无脉"是持续一段时间没有脉,没有脉的时间可以持续10余分钟至数小时。脉骤停是有前提的:一是突然停;二是时间持续得不是很长;三是在停之前脉象是很快,甚至很有力。

"无脉"与伏脉、"脉微欲绝""屋漏脉"指感形象的鉴别如下。

"无脉"与伏脉是截然不同的两种脉象。伏脉者,脉来伏隐,重按推筋着骨始得,或曰"极重按之,着骨乃得"。伏脉主要针对脉搏搏动部位很深而言,但其在指下依然有搏动,虽然现在的《中医诊断学》教材讲伏脉"甚至伏而不见",但就脉象构成要素或指感特征上而言,两者有着本质的差异。

微脉,即脉搏微弱到似有似无的状态。微脉极其微弱,按之欲绝,似有似无,重按起落不明显，至数不清；有的细，有的不细。微脉主要是针对脉力极其微弱而言，并非没有脉搏搏动，倘若到了"绝"的境地，就是"无脉"了。

"屋漏脉"，即脉搏很久才跳动一次，且间歇时间不匀，如屋漏滴水之状。"屋漏脉"作为七怪脉的一种，就其两次脉跳之间的时间间隔来说，可以算作"无脉"的一种特殊类型，但其指感特征主要针对脉率不齐而言，属于一种节律不齐类脉象，脉跳中经常会出现较长的时间间隔，而"脉骤停"和"无脉"在脉搏搏动恢复之后，其脉跳的节律与"无脉"前一致。

7. 无根脉　无根脉在临床上主要表现为三种情况：第一，六脉无根，即六脉极虚，浮取脉象无力，中取就虚得更厉害，沉取时脉象就没有了，脉搏消失了；第二，脉中取较有力，沉取即脉搏消失，但所谓中取较有力，是指与浮取沉取比，脉象较明显，但会弱于正常人的脉力，也就是说这种无根脉浮取、中取都有脉，但沉取没有脉；第三，两尺脉浮、中、沉取及推筋着骨取均无脉搏。

（八）流利度异常类脉象

1. 滑脉　滑脉是临床上最常见的重要脉象之一，其脉势非常流畅，这个"非常"即非正常的意思，脉势的流利度超过了正常脉象，其脉"哗"地就在指下过去了。其特征：① 滑脉类数，初诊脉时，感觉脉跳较快，但稍"久持"（即诊脉时间长），则感觉到脉跳并不数。② "如盘走珠"，即切脉时举按兼施，不轻不重，按之如盘走珠，应指圆滑，往来之间有一种回旋前进的感觉。《濒湖脉学白话解》："滑脉的搏动，是很流利地持续不断地旋转着，很像一颗圆滑的珠子在指下转动一般……总是一往无前地（欲脱）流着。"

2. 涩脉　涩脉是临床上非常常见的一种脉象，亦是单因素并具有独立诊断意义的脉象之一，但也是较难体会掌握的脉象，它不像浮、沉、迟、数那么易于体会，正如古人所说的："弦紧难分，涩脉难候。"已故中医名家姚荷生先生依据临床事实总结出了两种涩脉：第一种涩脉即《濒湖脉学》所讲的"往来难"的涩脉；第二种是"去速"的涩脉。虽然两种涩脉指下感觉有别，但由于二者诊断意义完全相同，且可同时出现或交替出现，甚至相互转换，所以可视为同一种脉象，并放在一起讨论。

（1）"往来难"的涩脉指感特征与定量分级：此种涩脉的主要指感特征是脉来之势非常不流畅，即比正常人的脉来得不流畅得多。如果我们通过脉诊的培训，加上临床长期细致和潜心的体会，我们就能发现，所谓"往来难"的指下感觉，实际上是指下能清晰感到患者脉来比较艰难滞涩；如果再细心体会，则可进一步发现，所谓脉来艰涩，实际上是指从无名指开始感到患者尺脉搏动到示指开始感到患者寸脉搏动之间的时间，较正常略有延长之感。这可能是由于脉搏波的传导速度变慢，或是血流速度变慢造成的。现代研究证实，血液黏度增高的脉象多不流利，也就是涩脉。

正因为此种涩脉是流利度的问题，所以我们依据临床事实将涩脉分了几个等级：第一个等级是"涩"，即脉来非常艰涩；第二个等级是"偏涩"，即脉来艰涩的程度较"涩"稍轻；第三个等级是"略涩"，即脉来艰涩的程度较"偏涩"又稍轻；第四个等级是"不流利"，即指下仅感到脉来不流畅，而未到艰涩的程度；第五个等级是"欠流利"，即指下感到脉来稍欠流畅。反过来说，欠流利→不流利→略涩→偏涩→涩，是脉搏不流利的程度在加重,涩脉就是最不流利的一种脉象。

就现存文献来看,涩脉出现于医籍中亦是最早的一种脉象,而且是与滑脉同时提出的,反映了脉的流利与不流利,以及流利程度的客观差异。我们之所以将"往来难"的涩脉分为五个等级并分别命名,不仅是因客观上指下存在五种感觉差异,而且这些差异与诊断、鉴别诊断及临床预后有一定的相关性,这些内容我们在后面将加以讨论。

(2)"去速"的涩脉指感特征:此种涩脉的基本指感特征是脉搏收得特别快,即我们刚感到患者脉搏最明显或最有力时,立即就感到其脉搏搏动几乎完全消失,较正常脉搏或其他脉象(微脉、散脉及含涩脉的复合脉除外)收得快得多。换言之,此种涩脉不论脉来是缓是速,不论其脉来流畅与否,只要其收得非常快(即所谓"去速"),即为"去速"性涩脉。此种涩脉亦属临床常见,但我们分不出等级。

在讨论涩脉指感特征时,我们有必要指出,在临床上涩脉虽然常与细、结、迟、短等脉相兼出现,但涩脉绝非以这四种脉中的任何一种为前提。涩脉的构成不应当含有细、迟、短、散、止等条件,但这并不否定在实践上较易与这些脉象兼见。在实践中单纯的涩脉是少见的,一般所见之涩脉是混杂细、迟、短、止等因素的复合脉象。所以,涩脉具有"似细非细""似迟非迟""似止非止"的特点。

(九)紧张度异常类脉象

1. 弦脉　弦脉的指下感觉就是脉来绷直的,像琴弦一般。其以脉来端直以长,直上直下,如按琴弦为特征。弦脉对脉位、至数没有特定要求。脉位可浮可沉,至数可快可慢。典型的弦脉,脉力当紧张有力,但亦可出现弦而无力之脉。脉体可细、可不细,或大。切脉时,轻按应手,指下挺然,感觉脉管紧张度较高,有按在琴弦上的感觉;浮中沉三候均可见弦脉,但以中、沉取多见;感觉到脉搏有平直感,直起直落;脉宽不拘;脉长逾于本位(即指目两侧有比较明显的牵扯性跳动)。

临床上弦脉的绷紧程度随病情而变化,因此,我们将其分为4类。

(1)脉弦:即标准本脉。

(2)脉偏弦:没有"弦脉"那么绷紧,即比标准"弦脉"弦的程度要低点。

(3)脉略弦:不是绷得那么紧,其弦的程度比偏弦脉又要低点。

(4)脉微微弦:微微有点儿绷直紧张的感觉。

2. 紧脉　古人形容紧脉"如切绳转索",即为指下脉感紧绷之意,脉搏跳动时,不仅左右弹指,而且横向也有绷急感,脉管与周围组织截然分明。紧脉与弦脉相比,两者指下感觉比较难分,弦脉主要是脉管纵向的紧绷,而紧脉则主要是以横向绷急感为主,但也有不少紧脉纵向、横向都有绷急感。

3. 硬脉　硬脉来时挺然指下,缺乏弹性,毫不柔和,不是像紧脉一样绷急左右弹指,也不是有力而弹指。硬脉就是不柔之脉,不柔和即脉管失去弹性。

(十)复合脉

1. 浮大中空脉　脉搏浮取明显,且脉体宽大;然中取即觉豁然而空,脉搏力度甚虚弱;沉取不应指。

2. 革脉　即浮大而弦紧,中取、沉取按之明显无力,且弦紧顿失。

3. 牢脉　即沉弦实,常兼略大而长。牢脉居于沉位,坚挺搏指。切脉时,牢脉重取弦实有力,而浮取、中取时,脉搏力度不明显。牢脉和革脉的指下感觉正好相反,革脉浮取坚实,而中下空虚;牢脉重按坚实,而浮取、中取无力。

4. 洪脉　洪脉为具有独立意义的单因素脉象,其特征是脉体宽大。在实际切脉中,洪脉除了表现为脉体宽大外,还表现为搏指有力,轻取便得,中按宽大有力,重按脉力稍减。切脉时轻按始得,中按宽大有力,大起大落,重按脉力稍减;脉来上搏时有力,脉去下降时应指无力,故有腾上满指、来盛去衰之势;脉宽大于正常,脉长超逾三部;起伏明显,滑利。

5. 动脉　动脉属于复合因素脉象,不是单因素脉象。动脉综合了滑(流利度)、数(至数)、短(脉长)三方面的复合条件。动脉之形,独一部凸起如豆,脉位可在关部,亦可在寸部或尺部。

6. 芤脉　芤脉,脉搏浮取虽明显,但稍重按即无力,中取即两边略弹指而中空。芤是葱管之意,芤脉的脉感如同手触葱管,中空而边实。边实中空,是指中取时的感觉,此时上部之脉管已经按下,脉搏的力度顿减,而出现中空的感觉,而左右两边之脉管壁的应指之力尚存,略有些弹指。

7. 濡脉(附软脉)　脉搏搏动的力度明显不足,且指下感到脉管壁软绵绵,甚至感到脉体模糊,边界不清。虽然中医传统著作里往往把濡脉叫作软脉,但实际上,濡脉是软脉的一种,有关软脉之象及其形成机制参证下面"附:软脉"。过去,很多人将濡脉的指下感觉分解为浮、细、无力、软这样几个特征,从这一点上,虽然能够看出濡脉的确是软脉的一种,但是濡脉不一定必须有浮、细的特征。应该说绝大部分的濡脉有脉浮的特征,也有少部分不浮;有一部分濡脉的脉管细,但是有一些濡脉的脉管不细,因为濡脉的脉管软绵绵,因此就有可能感到脉体模糊不清,边界不清,甚者,可能会与脉管周围的组织难以分辨,相反,这个濡脉就会脉大,临床上的事实亦可证明这一点。

附:软脉

软脉之象,指下脉象和软者,即脉管壁张力不高,脉搏并不比正常更有力者,称为软脉。

8. 散脉　脉搏忽大忽小,忽现忽隐,虽大亦显散乱,乍隐则感飘忽。古人形容其"散若杨花无定踪",形象真切。散脉往往浮大无力而乱,中取渐空,重按欲绝无根;脉搏跳动脉率快慢不一,脉力也会强弱不均。

9. 不静脉　所谓不静脉即脉搏略数或数,略弹指或弹指。略数,80次/分就算略数脉,当然到了90次/分就是数脉,肯定是脉不静了。但略数脉可以见于正常人,略弹指脉也可以是一个脾气比较急的人的正常脉。

10. 上盛下虚脉　所谓"上",指寸口脉之寸部,也包括寸前;所谓"下",指寸口脉之尺部,包括尺后;所谓"上盛下虚脉",系指一手之寸口脉,其寸浮,尺脉沉,且寸关尺三部处于一条斜行上翘直线之上的脉象。

11. 下盛上虚脉　所谓"下",指寸口脉之尺部,包括尺后;所谓"上",指寸口脉之寸部,也包括寸前;所谓"下盛上虚脉",系指一手之寸口脉,其尺脉浮,寸脉沉,且寸关尺三部处于一条斜行下翘直线之上的脉象。此脉临床上少见。

第三节　脉象大致定量分级与脉象记录格式

一、脉象大致定量分级

中医脉诊是用直观法（指尖触觉）搜集脉象信息的诊断方法，所以传统的中医脉诊无法精确地对信息加以量（级）的描述。此处所谓的量（级），是指临床中对四诊所收集的每种信息（如每种症状、体征或脉象）加以程度上的描述。脉象的定量分级，目前还只能依据指尖的感觉差异来进行，只能是大致的。

（一）脉象一般性的定量分级

由于各种脉象在实际之中都有一个程度差异的问题，所以必须要对脉象的显著程度进行大致分级描述与记录。比如正常人的脉象可以表现为略数、微微的滑、微微的弦；在疾病状态下，如果从脉沉微微转浮，是疾病好转的苗头，即属例证。

以"浮脉"为例，对脉象进行定量分级描述的方法大致如下。

"脉浮"：浮取就有明显的脉搏搏动，中取时则感脉力较浮取的脉力略显不足，沉取就更不足，此即为标准的浮脉。

"脉偏浮"：浮取和中取时脉搏的显著度均明显，两者力度相差不多，而沉取时脉搏力度不足。

"脉略浮"：在浮取的位置上须加指力，即在比浮取的位置微微深点的部位才能感到明显的脉搏搏动，沉取不足。

"脉微微浮"：浮取力度不大，中取力度也不大，沉取更不足，仅在介乎浮取与中取之间的位置上脉搏搏动才较明显。

再如弦脉。

"脉弦"：即标准本脉。

"脉偏弦"：没有"弦脉"那么绷紧，即比标准"弦脉"弦的程度要低点。

"脉略弦"：不是绷得那么紧，弦的程度比偏弦脉又要低点。

"脉微微弦"：微微有点儿绷直紧张的感觉。

（二）脉象特殊的定量描述

大多数的脉象可以进行一般性的定量分级描述，但是亦有数种脉象需要特殊的定量描写。例如虚脉，我们一般描写为虚、偏虚、略虚、微微虚四级，但是，微微虚比较特殊，我们常常会描述成"脉不受按"。"脉不受按"，就是虚脉的最低级别的表现。

另一个比较特殊的脉象就是涩脉。临床上，我们把涩脉分成涩、偏涩、略涩、不流利、欠流利这样几个档次。这样分涩脉的量级，是为了有利于临证的鉴别诊断与疾病预后的判断。

二、脉象记录格式

因为中医脉象有数十种，临床上多数病例又为多种脉象兼现，加上脉诊时浮中沉部脉象可各有差异,最后还有两手及寸关尺部脉象往往各有不同,所以,正规的脉象记录远非书籍上那么简单,字数一般都在十几字以上。有鉴于此,脉象记录必须制订规范格式,按顺序记录各种脉象,才能达到客观完整记录,便于对照,让人看懂的目的。

1. 首先记录两双手寸关尺六脉共同的脉象 临床上,左右手寸关尺六部出现同一脉象时有发生。例如脉数,一般均为六部共同的脉象,在现实中根本不可能存在单部脉数,其余五部脉不数的情况。徐迪华教授再三强调过,脉数就统数,脉迟就统迟。这六脉共同的脉,是脉象记录的第一步,这样一来,就让我们了解了患者的基本脉象。

2. 双手分部的共同脉象 有的患者,除了六脉有共同脉象之外,尚存在双手相同的分部为同一脉象的情况,那么在记录了六脉共同脉之后,第二步就是记录两手同一分部的共同脉象。例如某患者其六脉皆数,同时其左右手的寸部脉皆浮,那么我们在记录了"脉数"之后,随即就应记录"两寸浮"。如果其两手尺部没有共同脉象,则不记录;如果有共同之处,应将共同的脉象描述记录。记录的次序是从寸部描写到关部,再描写到尺部。如左右手的寸脉都浮,就写"两寸浮";接着就写两关,如"两关略沉";而尺部则又可能会表现为偏沉,那么就应接着记录"两尺偏沉"(每部都要用逗号分隔开来)。此时的脉象记录就应写成"脉数,两寸浮,两关略沉,两尺偏沉"。

3. 单手三部的共同脉象 在临床上,有些患者左右手的脉象可不同,比如某患者虽其六脉皆数,但其却"左脉弦,右脉略细",且其"左脉弦"是左手寸关尺均弦,其"右脉略细"是右手寸关尺均略细,那么,脉象记录的第三步就要记录每一手三部共同的脉象,即"左脉弦"与"右脉略细"。至于单手脉先记录何手,不一定要限定男先左、女先右,应该把最显著的那个手的脉先记录下来,即先写"左脉弦",再写右脉,因右脉仅"略"细,不像左脉的"弦"脉那么显著。如果我们还以前面的患者为例,就应写成"脉:数,两寸浮,两关略沉,两尺偏沉;左弦;右略细"。不过这其中要注意两个问题:第一,单手三部的共同脉象与六脉共同脉象之间,以及左右手各自三部的共同脉象(而且左右手的脉象不同)之间,均须用"分号"隔开;第二,左右手的任何一手,如果没有三部共同的脉象,则此项不存在,即无须记录。

4. 单手各部脉象(分部脉象) 所谓"单手各部脉象",是指左手或右手各自的寸、关、尺部的每一部的脉象。

记录单手的分部脉象是第四步。这个第四步的记录内容之间,可以不用分号,而用逗号分开。第四步记录,紧接于单手三部的共同脉象之后,按寸、关、尺的先后顺序,逐步记录每部的具体脉象。我们仍以前面患者为例,如果我们还发现其右手寸、关、尺分别有虚弱之象,那么则须进一步明确其右手寸、关、尺何部虚,何部弱,就须在"右略细"之后注明,将此句写成"右略细,寸虚,关尺弱"。

第四步记录中,还必须客观记录每手各部出现的所有脉象。左、右手寸关尺各部的脉象可以是单一的脉象,也可以是兼有两三种以上的脉象。例如"关脉浮弦、按之弹指"即属关部脉出现了三种脉象,《伤寒论》中亦有"关脉小细沉紧"(《伤寒论》第132条)的记载,如此之类均属于关部一部的脉均有三种以上脉象的例证,这些内容均须客观完整地记录到病历的脉象内容中。

第四节 诊妇人、小儿脉与真脏脉

一、诊妇人脉

(一)诊月经脉

妇人左关、尺脉忽洪大于右手,口不苦,身不热,腹不胀,是月经将至。寸关脉调和而尺脉弱或细涩者,月经多不利。

妇人闭经,尺脉虚细而涩者,多为精血亏少的虚闭;尺脉弦涩者,多为气滞血瘀的实闭;脉象弦滑者,多为痰湿阻于胞宫。

(二)诊妊娠脉

已婚妇女,平时月经正常,突然停经,脉来滑数冲和,兼饮食偏嗜者,多为妊娠之征。《素问·阴阳别论》云:"阴搏阳别,谓之有子。"《素问·平人气象论》又云:"妇人手少阴脉动甚者,妊子也。"指出妇人两尺脉搏动强于寸脉或左寸脉滑数动甚者,均为妊娠之征。

(三)诊临产脉

妇人临产时,脉象会异于平常。临产妇人可出现不同于平常的脉象,其脉多浮,或脉数而滑或紧。孕妇在平时无脉的中指中节或本节的两旁出现脉搏跳动,即是临产之兆。

二、诊小儿脉

(一)诊小儿脉方法

小儿寸口部位短,难以布三指以分三关,故诊小儿脉的方法与诊成人不同,常采用一指总候三部诊法,简称一指定三关。

其操作方法是用左手握小儿手,对3岁以内婴幼儿,医师可用右手拇指或示指按于掌后高骨处诊得脉动,不分三部,以定至数为主;对3~5岁的小儿,以高骨中线为关,向高骨的前后两侧(掌端和肘端)滚转寻三部;对6~8岁的小儿,可以向高骨的前后两侧(掌端和肘端)挪动拇指,分别诊寸、关、尺三部;对9~10岁的小儿,可以次第下指,依寸、关、尺三部诊;对10岁以上的小儿,则可按诊成人脉的方法取脉。

(二)小儿正常脉象的特点

正常小儿的平和脉象,较成人脉软而速,年龄越小,脉搏越快。若按成人正常呼吸定息,2~3岁的小儿,脉动6~7次为常脉,每分钟脉跳100~120次;5~10岁的小儿,脉动6次为常脉,每分钟脉跳100次左右,4~5至为迟脉。

(三)小儿病脉

主要以脉的浮、沉、迟、数辨病证的表、里、寒、热;以脉的有力、无力定病证的虚、实。浮脉多见于表证,浮而有力为表实,浮而无力为表虚;沉脉多见于里证,沉而有力为里实,沉而无力为里虚;迟脉多见于寒证,迟而有力为实寒,迟而无力为虚寒;数脉多见于热证,浮数为表热,沉数为里热,数而有力为实热,数而无力为虚热。

三、真脏脉

真脏脉是在疾病危重期出现的无胃、无神、无根的脉象,是病邪深重,元气衰竭,胃气已败的征象,故又称"败脉""绝脉""死脉""怪脉"。根据真脏脉的主要形态特征,大致可以分成三类。

(一)无胃之脉

无胃的脉象以无冲和之意,应指坚搏为主要特征。临床提示邪盛正衰,胃气不能相从,心、肝、肾等脏气独现,是病情重危的征兆之一。

偃刀脉:脉来弦急,如循刀刃。

转豆脉:脉动短小而坚搏,如循薏苡子。

弹石脉:或急促而坚硬,如弹石。

(二)无神之脉

无神之脉象以脉律无序,脉形散乱为主要特征。主要由脾(胃)、肾阳气衰败所致,提示神气涣散,生命即将告终。

雀啄脉:如脉在筋肉间连连数急,三五不调,止而复作,如雀啄食状。

屋漏脉:如屋漏残滴,良久一滴者。

解索脉:脉来乍疏乍密,如解乱绳状。

(三)无根之脉

无根脉象以虚大无根或微弱不应指为主要特征。均为三阴寒极,亡阳于外,虚阳浮越的征象。

釜沸脉:若浮数之极,至数不清,如釜中沸水,浮泛无根。

鱼翔脉:脉在皮肤,头定而尾摇,似有似无,如鱼在水中游动。

虾游脉:脉在皮肤,如虾游水,时而跃然而去,须臾又来,伴有急促躁动之象。

第五节　脉　诊　训　练

脉诊为中医特色的诊断方法之一,在中医临床中发挥着重要作用。同时脉诊需与其他诊法相结合,互为参考,综合运用,以全面、准确地做出诊断。

一、脉诊方法练习

目的:使学生掌握正确的诊脉方法,为进一步体察脉象打下基础。

方法:首先向学生讲述正确的诊脉姿势、方法及注意事项,然后将学生分为若干小组,以小组为单位,每组2～4人,互相进行操作练习。其内容包括寸口脉诊的定位、指法的运用等,要求边说边做,表达准确,动作到位。最后请部分动作不到位的学生当众示范,并请其他学生指出其存在的不足。

二、脉象要素记录与分析训练

目的:利用脉象要素分析法锻炼学生对脉象的全面把握能力,学会对脉象的综合判断。

方法:学生每10人一组,分别利用九要素分析法,诊察填写其余9人的脉象诊查分析表,然后教师指定学生对已诊察的对象进行再一次诊察,口头报告九要素分析情况,教师对照其填写的表格对其诊察的一致性进行评估。

三、脉象判别与记忆训练

目的:锻炼学生对患者脉象的辨识与脉象特征的记忆能力,学会区别不同人的不同(相近)脉象。

方法:首先向学生讲述常见脉象及正常脉象指感要求,然后将学生每4人分为一组,将一组学生依次编号,其中1人为受试者,受试者蒙上眼睛诊察其他3人脉象,休息1分钟后,从3名学生中抽取1名,请受试者再度诊察,并说出该学生为几号及其脉象特征。4名学生依次进行。

四、脉证关系练习

目的:利用案例锻炼学生对患者脉象与临床表现相关关系的理解与记忆,为脉诊在临床的应用打基础。

方法:分以脉测证和以证测脉两部分。

案例一

顾某,女,32岁,农民。

患者因月经量多,淋漓不尽半月之久而来诊。自诉上个月因劳动繁重,加之家事繁忙,因而本次行经时月经骤下量多,经医师注射止血针,血量虽然减少,但至今已半月,仍淋漓不断,血色淡红,面部虚浮,舌质浅淡,舌苔薄白,指下加压方能触及脉搏跳动,脉管细小如线,应指明显,脉跳软弱无力。

以脉测证:该患者的脉象表现可概括为沉而柔细无力,为弱脉,弱脉主病为阳气虚衰或气血俱虚。从上述症状和体征中可了解到患者并无畏寒等阳虚见症,可以诊断该患者脉弱是因气血虚弱所致。

患者还可能存在的症状:气虚见症,如气短、乏力、精神不振、自汗等。

证候诊断:脾虚失摄证。

案例二

吴某,男,50岁,军人。

患者有高血压病史近10年,近几年来出现胸闷、心悸、阵发性心前区刺痛,每因劳累、情绪激动、受凉、饱食后诱发,经某医院诊断为"冠状动脉硬化性心脏病"。舌质淡红,有散在瘀斑,苔薄白,脉来细小有涩滞不畅的感觉。血压148/98 mmHg,总胆固醇292 mg/dL。

以脉测证：患者脉象可判断为细涩，脉细主病为气血虚及湿证，脉涩主病为精伤、血少、气滞、血瘀、痰湿内停，结合患者的症状可了解患者脉细涩多因瘀血所致。

患者还可能存在的症状：瘀血见症，如疼痛常在夜间加重，面色黧黑，肌肤甲错，唇甲青紫，皮下瘀斑，或皮肤丝状红缕，或腹壁青筋怒张等。

证候诊断：瘀阻心脉证。

案例三

姜某，男，11岁，学生。

患者于1个月前开始有轻微咳嗽，未予重视。近半月来咳嗽加重，但不吐痰，夜间盗汗，午后低热，咽干微渴，食纳欠佳，大便稍干，小便如常，舌质淡红苔少。X线检查提示右上肺浸润型肺结核。

以证测脉：患者有夜间盗汗、苔少等阴虚的典型症状，阴虚生热而又有午后低热，由此推测患者可能会有阴虚的脉象。

患者可能存在的脉象：脉细数。

证候诊断：肺阴虚证。

案例四

张某，女，16岁，学生。

患者夜间遗尿12年。自4岁开始，患者经常夜间遗尿，遇冷加重，曾做检查，未发现器质性病变。近1年来症状加重，每隔两三天或五六天，特别是入冬以来，每隔一两天即发作1次，多于熟睡中尿自遗。平时头晕神疲，腰膝酸软，小便清长，睡眠、食欲、大便尚可，月经正常，面色淡白，舌淡红少苔。

以证测脉：患者夜间尿频，遇冷加重，近1年有熟睡中尿自遗，入冬明显，小便清长，为气虚不固之象，同时有阳气温煦推动不足。阳气不足难以鼓动血脉运行而会有脉象无力，其推动不足血液不能充盈脉道而有脉细，该患者病程较长，日久病在里，脉位可能较深。

患者可能存在的脉象：脉沉细无力。

证候诊断：肾虚不固证。

第十二章 按 诊

按诊是切诊的重要组成部分,是诊法中不容忽视的一环。按诊是医师用手直接触摸或按压患者某些部位,以了解局部冷热、润燥、软硬、压痛、肿块或其他异常变化,从而推断疾病部位、性质和病情轻重等情况的一种诊断方法。按诊不仅可以进一步确定望诊之所见,补充望诊之不足,而且可为问诊提示重点,特别是对脘腹部疾病的诊断有着更为重要的作用,通过按诊可以进一步探明疾病的部位、性质和程度,使其表现客观化。

一、教学目的与要求

1. 熟悉按诊的意义、注意事项。

2. 掌握按诊的手法,能熟练地表述并准确操作。熟悉按诊的操作规范。

3. 熟悉按额、按头颈、按胸胁、按脘腹、按肌肤、按手足的内容与意义。

二、实训组织形式

1. 按诊手法练习首先向学生讲述正确的按诊姿势、方法及注意事项,然后将学生以小组为单位,每组2～4人,互相进行操作练习。

2. 颈部按诊训练甲状腺和颈部淋巴结的检查方法。区别正常状态和异常表现。先由老师做检体示教,学生2人一组,互相进行操作练习,填写检查结果记录表。

3. 胸部按诊训练胸部叩击法,区分清音、浊音、实音、过清音及鼓音。先由老师做检体示教,学生2人一组,互相进行操作练习,填写检查结果记录表。

4. 腹部按诊训练习肝脾触诊、胆囊触痛、墨菲征阳性、腹部压痛和反跳痛检查方法,区别腹部常见阳性体征。学生2～4人一组,利用腹部触诊电子标准化模拟患者进行肝脾触诊、胆囊触痛、墨菲征阳性、腹部压痛、反跳痛等操作练习。

5. 肌肤按诊训练肌肤按诊手法,肌肤的寒热、润燥、滑涩、疼痛、肿胀、疮疡等各种不同表现及意义。由老师先做检体示教,学生2～4人一组,互相进行操作练习,填写检查的结果记录表。

第一节　按诊方法

一、操作规范

（一）操作准备

1. 检查患者前要注意诊室的光线、室温和环境安静。
2. 医师应事先修剪指甲，避免按诊时刺激患者。
3. 天冷检查患者时，医师要事先把手暖和。
4. 要准备好诊断床的被褥、被单、低枕。
5. 耳穴检查前要准备好压力棒或探笔。

（二）操作方法

1. 按诊体位　根据检查的目的和部位不同，采取不同的体位。一般患者应取坐位或仰卧位或侧卧位。患者取坐位时，医师应面对患者而坐或站立进行。用左手稍扶病体，右手触摸按压某一局部。这种体位多用于皮肤、手足、腧穴的按诊。

　　按胸腹部时，患者须采取仰卧位（见图12-1），头垫低枕，全身放松，两手臂自然放在躯干两侧，两腿自然伸直，医师站在患者右侧，用右手或双手对患者胸腹某些部位进行切按。在切按患者腹内肿块或腹肌紧张度时，可让患者屈起双膝，使腹肌松弛或做深呼吸，以便于切按。

　　检查肝、脾时，可分别向左、向右侧卧位（图12-2）。右侧位按诊时，患者右下肢伸直，左下肢屈髋、屈膝；左侧位按诊时，患者左下肢伸直，右下肢屈髋、屈膝，进行触

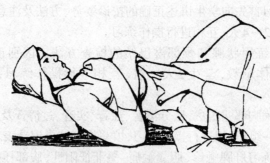

图12-1　患者仰卧位

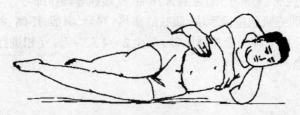

图12-2　患者侧卧位

摸推寻。检查肾时可用坐位或立位。对腹部肿瘤的按诊,可采取肘膝位,患者用两肘、两膝趴在检查床上,医师站在患者左侧,用右手稍抚患者腰背部,左手按摸推寻患者腹部(图12-3)。

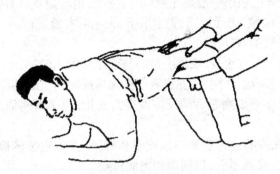

图12-3 患者肘膝位

2. 按诊的手法 主要有触、摸、按、叩四法。

(1)**触法**:触法是医师将自然并拢的第二、第三、第四、第五手指掌面或全手掌轻轻接触或轻柔地进行滑动触摸患者局部皮肤,以了解肌肤的凉热、润燥等情况,用于分辨病属外感还是内伤、是否汗出,以及阳气津血的盈亏。

(2)**摸法**:摸法是医师用指掌稍用力寻抚局部,探明局部的感觉情况,以辨别病位及病性的虚实。

(3)**按法**:按法是以重手按压或推寻局部,了解深部有无压痛或肿块,肿块的形态、大小,质地的软硬、光滑度、活动程度等,以辨脏腑虚实和邪气的痼结情况。

(4)**叩法**:叩法又称叩击法,是医师用手叩击患者身体某部,使之震动产生叩击音、波动感或震动感,以此确定被检查部位的脏器状态有无异常的方法。叩击法有直接叩击法和间接叩击法两种:① 直接叩击法:是医师用屈曲的中指指尖或并拢的第二、第三、第四、第五指的掌面直接叩击或拍打身体需要检查部位,通过叩击手指的感觉和拍击的反响来判断病变部位的情况。这种方法主要适用于胸、腹部面积较广的病变。② 间接叩击法:有拳掌叩击法和指指叩击法。拳掌叩击法是医师用左手掌平贴在患者的检查部位,右手握成空拳叩击左手背,边叩边询问患者叩击部位有无局部疼痛等感觉,医师根据患者感觉及左手震动感,以推测病变部位、性质和程度。这种方法,临床常用以诊察腹部和腰部疾病。指指叩击法是医师用左手中指第二指节紧贴患者需要检查的部位,其他手指稍微抬起,勿与体表接触,右手指自然弯曲,第二、第四、第五指微翘起,以中指指端叩击左手中指第二指节前端,叩击方向应与叩击部位垂直,叩时应用腕关节与掌指关节活动之力,叩击力量要均匀适中,叩击动作要灵活、短促、富有弹性,叩击后右手中指应立即抬起,每次连扣2~3下,可反复进行。此法患者可采取坐位或仰卧位,常用于对胸背腹及肋间的诊察。

二、注意事项

1. 根据疾病的部位和性质不同,选择相应的体位和方法。

笔 记

2. 操作手法要轻巧柔和、规范,避免突然暴力或冷手按诊。

3. 按诊操作必须细致、精确、规范、全面而有重点。

4. 检查时依次暴露各被检部位,力求系统、全面,但要避免反复翻动患者。

5. 按诊综合检查的顺序一般是先触摸、后按压,由轻而重,由浅入深,从健康部位开始,逐渐移向病变区域,先远后近、先上后下、先左后右地进行。

6. 诊尺肤应注意左、右尺肤的对比。

7. 按手足应注意左右比较,或将手足心与手足背做比较。

8. 注意争取患者的主动配合,使患者能准确地反映病位的感觉。

9. 要边检查边注意观察患者的反应及表情变化,以了解病痛所在的准确部位及程度。

10. 对精神紧张或有痛苦者要给以安慰和解释,亦可边按诊检查边与患者交谈,转移其注意力而减少腹肌紧张,以便顺利完成检查。

第二节 按诊的内容

按诊的运用相当广泛,涉及全身各部分,尤其是对腹部疾病的诊察更为重要。临床常用的按诊检查有按额部、按头颈部、按胸胁、按脘腹、按肌肤、按手足等。

一、按额部

1. 额部按诊要点 检查患者时,医师用手背(手心)触及患者额部,探测患者有无发热、低热还是高热,同时以患者的手心温度做对照。这种方法多用于小儿。

2. 症状辨析 患者手心热于额部,是虚热;若额部热于手心,是外感表热证。

二、按头颈部

诊头颈部不仅可以诊察头之局部病变,而且可以测知与其相关脏腑的疾病。

(一)按头部

1. 头部按诊要点 主要是小儿囟门触诊。小儿取坐位或立位,检查者双手掌各置于小儿左、右颞部,拇指按在额部,以中指、示指检查囟门,注意其大小、闭合与否、充实度、有无隆起和凹陷、有无搏动等。测量时应以囟门的对边中点连线为准。

2. 症状辨析 囟门的高凸或低陷见"局部望诊"。

(二)按颈部

1. 颈部按诊要点

(1)气管的检查:患者头居中位,检查者用右手中指沿胸骨切迹向后触摸气管,示指与无名指分别在左、右两侧胸锁关节处,看中指是否与其他两指等距离,或将中指触摸气管,观察中指与两侧胸乳突肌所构成间隙的大小,以判断气管是否移位。

（2）甲状腺的触诊

① 双手触诊法：患者取坐位，平视，解开领口，使颈部充分暴露。医师站在被检者身后，触诊时嘱患者做吞咽动作，随吞咽而上下移动者即为甲状腺。检查左叶时，医师右手示指和中指由甲状软骨下气管右侧向左轻推甲状腺右叶，左手中、示、无名指三指触摸甲状腺的轮廓、大小及表面情况、有无压痛及震颤。用同样的方法检查右叶甲状腺。也可在患者前面进行，医师以左手拇指置于甲状软骨下气管右侧，向左轻推右叶，右手三指触摸甲状腺左叶。用同样方法检查右叶甲状腺。

② 单手触诊法：患者取坐位，平视，解开领口，使颈部充分暴露。医师站在被检者对面，右手拇指置于环状软骨下气管右侧，将甲状腺轻推向左侧，左、中、示三指触摸甲状腺左叶的轮廓、大小及表面情况。医师以同样的方法用左手检查甲状腺右叶。

触诊甲状腺时应注意动作轻柔，并按次序检查。先在正常头位、再在头前倾位、最后在头后仰位触诊甲状腺，以确定其两叶的下缘与轮廓，比较两叶的大小与形态是否规则、有无结节感或分叶状、质度、表面光滑度、有无压痛、有无震颤等。

（3）颈部淋巴结触诊：患者取坐位，医师站在患者身后，触诊时让患者头稍低，或偏向检查侧，以使皮肤或肌肉松弛，便于触诊。医师手指紧贴检查部位，由浅入深进行滑动触诊，一般顺序是：耳前→耳后→乳突区→枕骨下区→颈后三角→颈前三角（颌下、颏下）。

触诊颈部淋巴结时应注意动作轻柔，并按次序检查。检查时应注意其部位、大小、数目、硬度、压痛、活动度、有无粘连、局部皮肤有无变化等。

按颈部必须注意有无肿大、瘿肿、结节，与周围组织有无粘连等。

2. 症状辨析

瘿肿：质地形态随瘤的性质而变。肉瘤柔软如棉团，外形如碗覆盖于上。筋瘤质地坚硬，青筋盘曲。血瘤软硬相间，半球状或扁平状隆起，边缘明显，有时可触及波动，皮肤上血丝压之可暂时褪色。气瘤软而不坚，或消或长。骨瘤坚硬如石，紧贴于骨，按推不动。

瘰疬：颈部的结节三五成串，历历可数，日久可粘连成片，按之不动，质地坚硬，可有压痛，日久也可溃破。

三、按胸胁

胸胁即前胸和侧胸部的统称。前胸部即缺盆（锁骨上窝）至横膈以上。侧胸部又称胁肋部或胁部，即胸部两侧，由腋下至十一、十二肋骨端的区域。

传统上"胸"指缺盆下，腹之上有骨之处；胸骨体下端尖突谓之"鸠尾"；肌肉部分谓之"膺"；肋骨下之软肋处谓之"季肋"；左乳下心尖搏动处为"虚里"。

（一）胸胁按诊要点

1. 胸部按诊 患者采取坐位或仰卧位，然后充分暴露检查部位。医师站在患者右侧，用右手或双手对患者进行按诊。方法多采用触法、摸法和指指叩击法。

胸部压痛检查时，医师用手指或手掌轻压患者的胸壁，检查有无压痛，疼痛的部位、程度和性质。

胸部叩击检查时,患者一般取坐位或仰卧位,姿势对称,肌肉放松,呼吸均匀。检查前胸时,胸部稍向前挺。检查腋部时,将该侧手臂举起置于头上。检查背部时,两肩应下垂,身体稍向前,头略低,必要时取两手交叉抱肩或抱肘位。侧卧位进行叩诊时,必须两侧卧位对比检查,排除体位不同而引起的差异。叩击方法有直接叩击法和间接叩击法。直接叩击法用右手中间三指的掌面直接拍击前胸部或背部,通过叩击手指的感觉和拍击的叩响来判断病变部位的情况。间接叩击法多采取指指叩击法,用左手中指第二指节紧贴患者需要检查的部位,其他手指稍微抬起,勿与体表接触,左手中指应沿肋间隙滑行(与肋骨平行),右手自然弯曲,第二、四、五指微翘起,以中指指端叩击左手中指第二指节前端,叩击方向应与叩击部位垂直,叩时应用腕关节与指掌关节活动之力,叩击力量要均匀适中,叩击动作要灵活、短促、富有弹性,叩击后右手中指应立即抬起,在一个部位只需连扣2～3下。叩击顺序应由上而下地按前胸、侧胸和背部进行,并应注意两侧对称部位的比较。叩击检查时环境要安静,患者体位要舒适,并充分暴露被检部位。医师的位置也应舒适方便,并根据胸壁组织的厚薄、病变范围及深浅不同而运用不同的叩击力量。

2. 乳房按诊　乳房按诊时,患者取坐位,先两臂下垂,然后双臂高举超过头部或双手叉腰再进行检查。当仰卧位检查时,可垫小枕头抬高肩部使乳房能较对称地位于胸壁上,以便详细检查。按诊检查先由健侧乳房开始,后检查患侧。医师的手指和手掌应平置在乳房上,应用指腹轻施压力,以旋转或来回滑动进行触诊。避免用手指抓捏乳腺,以防将正常乳腺组织误诊为肿块。检查左侧乳房时由外上象限开始,按顺时针方向进行,按诊至四个象限检查完毕,最后检查乳头。检查右侧乳房的方法同左侧,但沿逆时针方向进行。

乳房按诊时,要注意乳房的硬度、弹性,有无肿块或结节以及其性质,有无压痛等。若发现乳房内肿块时,应注意肿块的数目、部位、大小、外形、硬度、压痛和活动度,以及腋窝、锁骨下淋巴结的情况。

3. 虚里按诊　虚里按诊时,一般患者采取坐位和仰卧位,医师位于患者右侧,用右手全掌或指腹平抚左乳下第四、五肋间,乳头下稍内侧于的心尖搏动处,并调节压力,注意诊察虚里有无搏动、搏动部位及范围、搏动强度和节律、频率、聚散等。

4. 胁部按诊　肝胆位居右胁,肝胆经脉分布两胁,故按胁肋主要是了解肝胆疾病。脾脏叩诊区在左侧腋中线上第九肋至第十一肋间、宽为4～7 cm的部位,左胁部按诊应考虑排除脾脏病变。按胁部常采取仰卧位或侧卧位,除在胸侧腋下至肋弓部位进行按、叩外,还应从上腹部中线向两侧肋弓方向轻循,并按至肋弓下,以了解胁内脏器状况。按诊时应注意是否有肿块及压痛,肿块的质地、大小、形态等。

(二)症状辨析

1. 胸部

肺下界下移:可见于肺胀、腹腔脏器下垂等。

肺下界上移:可见于肺痿、悬饮、臌胀、腹内肿瘤或癥瘕等。

叩之膨膨然有如鼓音,其音清,前胸高突:系肺气壅滞所致,多为肺胀,可见于气胸。

叩之音浊或呈实音,并有胸痛:多为饮停胸膈,或肺痿损伤,或肺内有肿瘤,或为肺痈、痰热壅肺。

胸部压痛,有局限性青紫肿胀:多因外伤(肋骨骨折等)所致。

2. 乳房

乳癖:妇女乳房有大小不一的肿块,边界不清,质地不硬,活动度好,伴有疼痛。

乳核:乳房有形如鸡卵的硬结肿块,边界清楚,表面光滑,推之活动而不痛者。

乳痨:乳房有结节如梅李,边缘不清,皮肉相连,病变发展缓慢,日久破溃,流稀脓夹有豆渣样物乳癌:乳房块肿质硬,形状不规则,高低不平,边界不清,表面皮肤呈橘皮样变,腋窝多可扪及肿块。

乳疬:女子月经将行的青春发育期,或男子、儿童一侧或两侧乳晕部有扁圆形稍硬肿块,触之疼痛。

3. 虚里

虚里搏动移位:可因心痹、先天性心脏病等而使心脏增大;臌胀、癥积等而使腹部胀大,心位抬高;气胸、悬饮、肿瘤等胸腔疾病;胸部畸形,如漏斗胸、脊柱弯曲等而导致。

虚里按之其动微弱者:是宗气内虚之征,或为饮停心包之支饮。

虚里按之弹手,洪大而搏,或绝而不应者:是心肺气绝,属于危候。

孕妇胎前产后,虚里动高者:为恶候。

虚里搏动数急而时有一止:为宗气不守。

胸高而喘,虚里搏动散漫而数者:为心肺气绝之兆。

虚里动高,聚而不散者:为热甚,多见于外感热邪、小儿食滞或痘疹将发之时。

4. 胁部按诊

胁痛喜按,胁下按之空虚无力为肝虚。

胁下肿块,刺痛拒按为血瘀。

右胁下肿块,质软,表面光滑,边缘钝,有压痛者,多为肝热病、肝著等。

右胁下肿块,质硬,表面平或呈小结节状,边缘锐利,压痛不明显,可能为肝积。

右胁下肿块,质地坚硬,按之表面凹凸不平,边缘不规则,常有压痛,应考虑肝癌。

右侧腹直肌外缘与肋缘交界处附近触到梨形囊状物,并有压痛,多为胆石、胆胀等胆囊病变。

左胁下痞块,多为肥气等脾脏病变。

疟疾后左胁下可触及痞块,按之硬者为疟母。

四、按脘腹

脘腹泛指心下(剑突)至毛际(耻骨联合)的体表部位。大体分为心下、胃脘、大腹、小腹、少腹等部分,其区域划分见图12-4。

按腹部主要是诊断肝、胆、脾、胃、肾、小肠、大肠、膀胱、胞宫及其附件组织的病证。

(一)脘腹按诊要点

按诊时,根据所诊脏腑的不同,首先确定诊区目标。一般肝脏诊区位于大腹右上方至右肋缘下及剑突下方;脾脏诊区位于大腹左侧上方至左肋缘下方;胆位于大腹

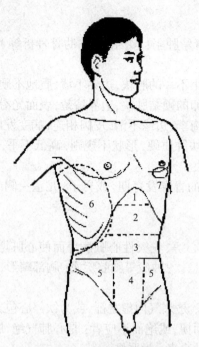

图12-4　胸腹部位划分图

1：心下　2：胃脘　3：大腹　4：小腹　5：少腹　6：胁肋　7：虚里

右侧腹直肌外缘与肋缘交界处；胃位于上腹部偏左；肠位于脐周围（十二指肠在脐右上方，小肠及肠管在脐周围），乙状结肠在左髂窝部，盲肠位于右下腹；肾脏诊区位于腰部左右肋缘下方；膀胱、胞宫位于小腹部耻骨联合的上方；胞宫附件位于左右少腹部。

　　诊区目标确定后再考虑按诊应采取的体位和方法。通常采用仰卧位或侧卧位。取坐位时，医师应在患者右侧，左手稍扶患者肩背部，右手第二、第三、第四、第五指自然并拢，用指腹或示指桡侧按腹；取仰卧位时，患者两腿稍屈曲，医师应在患者右侧，右手第二、第三、第四、第五指自然并拢，用指腹或示指桡侧按寻。无明确病痛部位时，腹部按诊一般先从左下腹开始，循逆时针方向，由下而上，先左后右进行全腹检查；如果有明显痞块或疼痛时，按诊应先从正常部位逐渐移向病变部位。按时应由浅入深，由轻而重，指力适中。边按边询问，边观察患者表情。注意了解局部手感情况，有无胀满、痞块、软硬程度，以及有无压痛、压痛程度等。进行下腹部检查必要时应嘱患者排尿，以免将充盈的膀胱误认为腹部包块，有时也须排出大便。

　　肝的按诊，患者宜取仰卧位，两膝关节屈起，医师位于患者右侧，以左手掌及四指置于患者右腰部并向上托，大拇指固定于右肋下缘，以右手平放于脐部右侧，用并拢的四指尖部或示指桡侧对着肋缘，随患者呼气时，手指压向腹深部，患者再次吸气时，右手手指向肋缘方向推进，但勿随腹壁抬起，如此，逐渐向肋缘移动，直到触到肝缘或肋缘为止，需在右锁骨中线上及前正中线上分别触诊肝缘并测量其与肋缘或剑突根部的距离，用厘米表示。

　　胆的按诊，常用单手滑行触诊法或钩指触诊法。患者宜取仰卧位，两膝关节屈

笔　记

起,医师位于患者右侧,以左手掌平放于患者右肋下部,拇指与其余四指垂直,其余四指与右肋骨垂直,拇指指腹勾压于右肋下胆囊点处,然后嘱受检者深吸气,观察患者在深吸气过程中胆囊下移时碰到用力按压的拇指的感觉及表现。

　　脾的按诊,可用右手单手触诊,也可用双手触诊法。双手触诊检查时,患者可采取仰卧位,两腿稍屈曲,医师左手绕过患者腹前方,手掌置于患者左腰部第七肋至第十肋处,将脾从后向前托起。右手掌平放于上腹部,与左侧肋弓垂直,以稍弯曲的手指末端轻轻压向腹深部,并随患者腹式呼吸运动逐渐由下向上,每个部位触2～3次,每次移动不超过1 cm,直至触到脾缘或左肋缘。若仰卧位不易触到时,可嘱受检者取右侧卧位,右下肢伸直,左下肢屈曲。

　　肾脏按诊时,一般用双手触诊法。患者可采取仰卧位或立位。卧位触诊右肾时,医师站在患者右侧,嘱患者两腿屈曲并做较深呼吸,医师左手平放于患者右后腰部肾区,将后腹壁推向前方。右手掌平放在患者右季肋部,以微曲的指端置于肋缘下方,随患者呼吸将右手逐渐压向腹深部,前后两手相互配合寻按肾脏。触诊左肾时,医师左手越过患者前方而托起左腰部,右手掌横放在患者左上腹部,如上法进行寻按。

（二）症状辨析

1. 腹部皮肤

腹部按之肌肤凉而喜温者:属寒证。

腹部按之肌肤灼热而喜凉者:属热证。

腹痛喜按者:多属虚证。

腹痛拒按者:多属实证。

胸腹灼热,无论患者四肢温凉与否:基本上属于实热证。

2. 腹壁

全腹紧张度降低,触之松软无力:多见于久病重病之人、体弱年老之人和经产妇等。

全腹紧张度消失:多见于痿病和脊髓受损导致的腹肌瘫痪等。

全腹高度紧张,状如硬板:常因急性胃肠穿孔或脏器破裂引起。

右下腹紧张:多见于肠痈患者。

右上腹紧张:可见湿热蕴结胆腑,胆汁淤滞。

3. 腹满

脘腹部按之手下饱满充实而有弹性、有压痛者:多为实满。

脘腹部虽膨满,但按之手下虚软而缺乏弹性,无压痛者:多属虚满。

脘部按之有形而胀痛,推之辘辘有声者:为胃中有水饮。

臌胀:腹部高度胀大,如鼓之状者。鉴别臌胀类别时,医师两手分置于腹部两侧相对位置,一手轻轻叩拍腹壁,另一手则有波动感,按之如囊裹水者,为水鼓;一手轻轻叩拍腹壁,另一手无波动感,以手叩击如击鼓之膨膨然者,为气鼓。

4. 腹部肿块

癥积:即腹部肿块推之不移,肿块痛有定处者。病属血分。

瘕聚:即腹部肿块推之可移,或痛无定处,聚散不定者。病属气分。

虫积:即腹中结块,按之起伏聚散,往来不定,或按之形如条索状,久按转移不定,或按之手下如蚯蚓蠕动。

小腹肿物：若触之有弹性，不能被推移，呈横置的椭圆或球形，按压时有压痛，有尿意，排空尿后肿物消失者，多系因积尿所致而胀大的膀胱；排空尿后小腹肿物不消，若系妇女停经后者，多为怀孕而胀大的胞宫，否则可能是石瘕等胞宫或膀胱的肿瘤。

5. 腹部按压痛

腹部压痛的出现，多表示该处腹腔内的脏器有损害。右季肋部压痛，见于肝、胆、右肾和降结肠的病变；上腹部压痛，见于肝、胆、胃腑、胰和横结肠的病变；左季肋部压痛，见于脾、左肾、降结肠等的病变；右腰部压痛，多见于肾和升结肠的病变；脐部压痛，见于小肠、横结肠、输尿管的病变；左腰部压痛，见于左肾、降结肠的病变；下腹部压痛，常见于膀胱疾病、肠痈或女性生殖器官的病变。左少腹作痛，按之累累有硬块者，多为肠中有宿粪；右少腹作痛而拒按，或出现"反跳痛"（按之局部有压痛，若突然移去手指，腹部疼痛加剧），或按之有包块应手者，常见于肠痈等病。

腹痛喜按，按之痛减，腹壁柔软：多为虚证，常见的有脾胃气虚等。

腹痛拒按，按之痛甚，并伴部有腹硬满：多为实证，如饮食积滞、胃肠积热之阳明腑实、瘀血肿块等。

五、按肌肤

（一）肌肤按诊要点

按肌肤是指触摸按压某些部位的肌肤，通过诊察其寒热、润燥、滑涩、疼痛、肿胀、皮疹、疮疡等情况，以分析病情的寒热虚实及气血阴阳盛衰的诊断方法。

1. 按肌肤　按肌肤时，患者可根据病变部位的不同，选择适宜体位，以充分暴露被检查部位为原则，医师位于患者右侧，右手手指自然并拢，掌面平贴肌肤之上轻轻滑动，以诊肌肤的寒热、润燥、滑涩、有无皮疹、结节、肿胀、疼痛等。若患者有疼痛时，医师应在局部进行轻重程度不同的按压，以找准疼痛的部位、范围、程度和性质。若发现有结节时，应对结节进一步按诊，可用右手拇指与示指寻其结节边缘及根部，以确定结节的大小、形态、软硬程度、活动情况等。若诊察有肿胀时，医师应用右手拇指或示指在肿胀部位进行按压，以掌握肿胀的范围、性质等。疮疡按诊，医师可用两手拇指和示指自然伸出，其余三指自然屈曲，用两示指寻按疮疡根底及周围肿胀状况。未破溃的疮疡，可用两手示指对应夹按，或用一示指轻按疮疡顶部，另一示指置于疮疡旁侧，诊其软硬、有无波动感，以了解成脓的程度。

2. 按尺肤　按尺肤时，患者可采取坐位或仰卧位。诊左尺肤时，医师用右手握住患者上臂近肘处，左手握住患者手掌，同时向桡侧转辗前臂，使前臂内侧面向上平放，尺肤部充分暴露，医师用指腹或手掌平贴尺肤处并上下滑动来感觉尺肤的寒热、滑涩、缓急（紧张度）；诊右尺肤时，医师操作手法同上，左、右手置换位置，方向相反。诊尺肤应注意左、右尺肤的对比。

（二）症状辨析

1. 诊寒热

肌肤寒冷、体温偏低，为阳气衰少。

肌肤冷而大汗淋漓、脉微欲绝者,为亡阳之征。

肌肤灼热,体温升高者,多为实热证;若汗出如油,四肢肌肤尚温而脉躁疾无力者,为亡阴之征。

身灼热而肢厥,为阳热内闭,不得外达,属真热假寒证。

外感病汗出热退身凉,为表邪已解;皮肤无汗而灼热者,为热甚。

身热初按热甚,久按热反转轻者,为热在表;久按其热反甚者,为热在里。

肌肤初扪之不觉很热,但扪之稍久即感灼手者,称身热不扬。常兼头身困重、脘痞、苔腻等症。主湿热蕴结证。由于湿性黏滞,湿邪遏制,阳热内伏而难以透达于外,湿郁热蒸,故身热而不扬。

局部病变通过按肌肤之寒热可辨证之阴阳。皮肤不热,红肿不明显者,多为阴证;皮肤灼热而红肿疼痛者,多为阳证。

2. 诊润燥滑涩　一般皮肤干燥者,尚未出汗;湿润者,身已出汗;干瘪者,为津液不足;肌肤滑润者,为气血充盛;肌肤枯涩者,为气血不足。新病皮肤多滑润而有光泽,为气血未伤之表现。久病肌肤枯涩者,为气血两伤;肌肤甲错者,多为血虚失荣或瘀血所致。

3. 诊疼痛　通过触摸肌肤疼痛的程度,可以分辨疾病的虚实。

一般肌肤濡软,按之痛减者,为虚证;硬痛拒按者,为实证;轻按即痛者,病在表浅;重按方痛者,病在深部。

4. 诊肿胀　用重手按压肌肤肿胀程度,以辨别水肿和气肿。

按之凹陷,不能即起者,为水肿;按之凹陷,举手即起者,为气肿。

5. 诊疮疡　触按疮疡局部的凉热、软硬,可判断证之阴阳寒热。一般肿硬不热者,属寒证;肿处灼手而有压痛者,属热证;根盘平塌漫肿者,属虚证;根盘收束而隆起者,属实证。患处坚硬多无脓;边硬顶软的为已成脓。

6. 诊尺肤　健康人尺肤温润滑爽而有弹性。若尺肤部热甚,多为热证;尺肤部凉,多为泄泻、少气;按尺肤窅而不起者,多为风水;尺肤粗糙如枯鱼之鳞者,多为精血不足,或有瘀血内阻。

六、按手足

(一)手足按诊要点

按手足时患者可取坐位或卧位(仰、侧皆可),充分暴露手足。医师可单手抚摸,亦可用双手分别抚握患者双手足,并做左右比较,或做手足心与手足背的比较。按诊的重点在手足心寒热的程度。

(二)症状辨析

1. 手足冷热

手足俱冷,多为阳虚寒盛,属寒证。

手足俱热,多为阳盛热炽,属热证。

2. 手足寒热比较

手足背热甚于手足心,多为外感发热。

手足心热甚于手足背,多为内伤发热。

额上热甚于手心热，多为表热。

手心热甚于额上热，多为里热。

3. 小儿手足寒热

指尖冷，多为惊厥先兆。

中指独热，属外感风寒。

中指指尖独冷，是麻痘将发之象。

4. 阳气存亡

阳虚证四肢犹温，提示阳气尚存。

阳虚证四肢厥冷，提示病情深重。

5. 顺逆

热证见手足热，为顺候。

热证反见手足逆冷，为逆候。

七、按腧穴

（一）腧穴按诊要点

按腧穴是按压身体的某些特定穴位，通过穴位的变化和反应来判断内脏某些疾病的方法。腧穴是脏腑经络之气转输之处，是内脏病变反映于体表的反应点。

按腧穴可据按诊需要，取坐位或卧（仰卧、俯卧、侧卧）位，关键在于找准腧穴。医师用单手或双手的示指或拇指按压腧穴，若有结节或条索状物时，手指应在穴位处滑动按寻，进一步了解指下物的形态、大小、软硬程度、活动情况等。按腧穴要注意发现穴位上是否有结节或条索状物，有无压痛或其他敏感反应，然后结合望、闻、问诊所得资料综合分析判断疾病。

诊断脏腑病变的常用腧穴如下。

肺病：中府、肺俞、太渊。

心病：巨阙、膻中、大陵。

肝病：期门、肝俞、太冲。

脾病：章门、太白、脾俞。

肾病：气海、太溪。

大肠病：天枢、大肠俞。

小肠病：关元。

胆病：日月、胆俞。

胃病：胃俞、足三里。

膀胱病：中极。

（二）症状辨析

腧穴的病理反应，则有明显压痛，或有结节，或有条索状物，或其他敏感反应等。

肺俞穴摸到结节，或按中府穴有明显压痛者，为肺病的反应。

按上巨虚穴下1～2寸处有显著压痛者，为肠痈的表现。

肝病患者在肝俞或期门穴常有压痛等。

第三节 按诊训练

按诊是诊法中不容忽视的一环,对于探明疾病的部位、性质和程度有非常重要的作用,在临床运用时要正确进行操作,并必须与其他诊法相结合使用,以全面、准确地做出诊断。

一、按诊手法训练

目的:训练学生按诊手法的规范操作。

方法:学生2～4人一组,1～2人扮患者,其余人为扮医师,两组轮流进行。医师对患者实施触、摸、按、叩检查。教师和学生共同对患者的手法进行点评。

二、颈部按诊训练

目的:训练学生用正确的方法对甲状腺和颈部淋巴结进行按诊检查,区别正常状态和异常表现。

方法:先看示教片或由老师做检体示教,学生2人一组,互相检查,老师做指导。检查完毕,将检查的结果填入记录表中(表12-1)。

表12-1 颈部按诊记录

受试者编号:＿＿＿＿ 姓名:＿＿＿＿ 性别:＿＿＿＿ 年龄:＿＿＿＿ 民族:＿＿＿＿
婚姻:＿＿＿＿ 职业:＿＿＿＿ 单位:＿＿＿＿
有关病史:＿＿＿＿＿＿＿＿＿＿＿＿＿＿＿＿＿＿＿＿＿＿＿＿＿＿＿＿＿＿＿

甲状腺和颈部淋巴结检查记录

检 查 部 位	检 查 项 目	结　　果
甲状腺	大　小	
	形　态	
	对称性	
	硬　度	
	光滑度	
	结　节	
	压　痛	
	震　颤	
	部　位	
	大　小	
	质　地	
	数　量	
颈部淋巴结	活动度	
	粘　连	
	压　痛	
	皮肤情况	

检测者签名:＿＿＿＿＿＿ 班级:＿＿＿＿＿ 实验日期:＿＿＿＿＿＿

三、胸部按诊训练

目的：训练学生正确运用叩击法对胸部进行检查,并能区分清音、浊音、实音、过清音及鼓音。

方法：由老师先做检体示教,学生2～4人一组,互相检查,老师做指导。检查完毕,将检查的结果填入记录表中(表12-2)。

表12-2　胸部按诊记录

受试者编号：_____　　姓名：_____　　性别：_____　　年龄：_____　　民族：_____
婚姻：_____　　职业：_____　　单位：_____
有关病史：_____

胸部叩诊检查记录表					
项 目	左前胸	右前胸	左侧胸	右侧胸	左背部	右背部
清 音						
浊 音						
实 音						
过清音						
鼓 音						

检测者签名：_____　　班级：_____　　实验日期：_____

四、腹部按诊训练

目的：利用腹部触诊电子标准化模拟患者训练学生肝脾触诊、胆囊触痛、墨菲征阳性、腹部压痛和反跳痛检查的正确手法,锻炼学生对腹部常见阳性体征的分能力。

方法：学生2～4人一组,利用腹部触诊电子标准化模拟患者进行肝脾触诊、胆囊触痛、墨菲征阳性、腹部压痛、反跳痛等操作练习。

五、肌肤按诊训练

目的：训练学生运用正确按诊手法检查肌肤,并能区分肌肤的寒热、润燥、滑涩、疼痛、肿胀、疮疡等各种不同表现,了解其临床意义。

方法：由老师先做检体示教,学生2～4人一组,互相检查,老师做指导。检查完毕,将检查的结果填入记录表中(表12-3)。

表12-3　肌肤按诊记录

受试者编号：_____　　姓名：_____　　性别：_____　　年龄：_____　　民族：_____
婚姻：_____　　职业：_____　　单位：_____
有关病史：_____

（续表）

肌肤按诊检查记录表			
检查内容	检查手法	检查部位	临床意义
寒热			
润燥滑涩			
疼痛			
肿胀			
疮疡			

检测者签名：_____ 班级：_____ 实验日期：_____

六、症证关系练习

目的：利用案例锻炼学生针对患者的不同主诉正确进行思维，并加强学生对中医证的理解和内容的掌握，为按诊在临床应用打下基层。

方法：分以症测证和以证测症两部分。

1. 以症测证

案例一

江某，男，32岁，工人。

右腰部酸胀1年余，阵发性剧痛3天。1年前，患者即感腰部酸胀，未加注意。3天前，患者突发右腰部阵发性绞痛，并牵引右少腹作痛，伴小便频数。

检查：右腰部有叩击痛，舌红，苔薄白，脉弦细数。尿常规：红细胞（++++），白细胞（++）。腰部拍片诊断为右肾结石，1.2 cm × 1 cm。

以症测证：该病例以腰部酸胀、疼痛为主诉。腰部酸痛可见于肾阴虚证、肾阳虚证、膀胱湿热证。从上诉症状和体征中可了解患者并无肾阴虚证、肾阳虚证的见症。该病例突发右腰部阵发性绞痛，并牵引右少腹作痛，右腰部有叩击痛，伴小便频数，乃湿热阻滞膀胱所致，证候诊断为膀胱湿热证。

肾阴虚证多为腰膝酸软疼痛，喜按，无叩击痛，且有眩晕耳鸣，失眠多梦，男子阳强易举、遗精，妇女经少经闭或见崩漏，形体消瘦，五心烦热，潮热盗汗，咽干颧红，溲黄便干，舌红少津，脉细数等症。

肾阳虚证多为腰膝酸冷疼痛，喜按喜温，无叩击痛，并有面色㿠白或黧黑，头目眩晕，精神萎靡，形寒肢冷，尤以下肢为甚；或阳痿，妇女宫寒不孕；或大便久泄不止，完谷不化，五更泄泻；或浮肿，腰以下为甚，按之凹陷不起，甚则腹部胀满，全身肿胀，心悸咳喘，舌淡胖苔白，脉沉弱等症。

案例二

张某，男，49岁，农民。

腹部包块3月余。3个月前患者自觉右上腹经常疼痛，初做肝炎治疗无效，渐至右胁下缘高起，日益增大，按之坚硬作痛，饮食减少，形体消瘦。

检查：面色晦暗，右胁下连中脘高突如盘，按之凹凸不平，坚硬如石，固定不移，重按则痛，舌质紫暗，脉涩。

以症测证：该病例以腹部发现包块为主诉，临床上腹部包块多见于气滞证、血瘀证、虫积证。从上诉症状和体征中可了解患者并无气滞证、虫积证的见症。该病例腹部包块，按之凹凸不平，坚硬如石，固定不移，重按则痛，且伴面色晦暗、舌质紫暗、脉涩等瘀血内阻、瘀浊外露之征，说明其腹部包块是瘀血日积不散，凝结成块所致，证候诊断为血瘀证。

气滞证所致包块的特点是推之可移，按之无形，痛无定处，聚散不定，且伴有局部胀痛或窜痛，症状时轻时重，痛胀随嗳气、矢气、肠鸣而减轻，症状随情绪变化而减轻或加重，脉弦。

虫积证特点是腹中结块，按之起伏聚散，往来不定，或按之形如条索状，久按转移不定，或按之手下如蚯蚓蠕动，常伴有脐周腹痛时作，或绞痛，或攻痛，疼痛剧烈，或呕吐蛔虫，大便排虫，肛门瘙痒，面色淡白或萎黄，形体消瘦，唇淡、舌淡，脉细弱或弦等症。

2. 以证测症

案例一

胃气虚证、寒饮停胃证、脾胃湿热证。

问题1：三证型的常见临床表现各有哪些？

胃气虚证的常见临床表现有：胃脘痞胀，食后胀甚，或隐隐作痛，按之觉舒，食欲减退，嗳气，面色萎黄，少气，神疲乏力，声低懒言，舌质淡，苔薄白，脉虚弱。

寒饮停胃证的常见临床表现有：脘腹痞胀，胃脘有振水声，呕吐清水痰涎，口淡不渴，眩晕，舌苔白滑，脉沉弦。

脾胃湿热证的常见临床表现有：脘腹痞满，纳呆，恶心呕吐，厌食油腻，口甜而黏腻，便溏不爽，肢体困重，或身黄、目黄，色泽鲜明如橘皮色，小便黄，或身热起伏，汗出热不解，或皮肤瘙痒，舌红苔黄腻，脉濡数。

问题2：三证型的共有主症、不同按诊特点及不同主症分别是什么？

由上可知：脘腹痞满可成为胃气虚证、寒饮停胃证、脾胃湿热证三证的共有主症。不同的是胃气虚证胃脘痞胀，按之手下虚软而缺乏弹性，并可有胃脘隐痛，食欲减退，嗳气，面色萎黄，神疲乏力等主症；寒饮停胃证脘腹痞胀，按之胀痛而有形，推之胃脘有振水声，并可有呕吐清水痰涎的主症；脾胃湿热证的脘腹痞满，按之手下饱满充实而有弹性，可有纳呆，恶心呕吐，厌食油腻，口甜而黏腻，便溏不爽，肢体困重等主症。

案例二

风热表证、热邪壅肺证、湿热蕴脾证。

问题1：三证型的常见临床表现有哪些？

风热表证常见临床表现有：发热，肌肤灼热，微恶风寒，头痛，咽喉痒或痛，鼻塞流浊涕，口干微渴，或有汗，舌边尖红，苔薄黄，脉浮数。

热邪壅肺证常见临床表现有：发热，肌肤灼手，面红目赤，咳嗽，气喘，鼻煽气灼，胸痛，咽喉红肿疼痛，口渴，小便短赤，大便秘结，舌红苔黄而干，脉洪数。

湿热蕴脾证常见临床表现有：脘腹胀闷，身重，发热，或肌肤初扪之不觉热，扪之稍久即感灼手，汗出热不解，口中黏腻，便溏不爽，或面目肌肤发黄，色泽鲜明，小便短黄，舌红苔黄腻，脉濡数。

　　问题2：三证型的共有主症、不同按诊特点及不同主症分别是什么？

　　由上可知：发热，按之肌肤灼热可成为风热表证、热邪壅肺证、湿热蕴脾证的共同主症。但风热表证的特点是肌肤灼热初按热盛，久按热反转轻，且可能还具备微恶风寒，头痛，咽喉痒或痛，鼻塞流浊涕，脉浮数等主症。热邪壅肺证的特点是肌肤灼手，久按热更甚，尚可具备咳嗽，气喘，胸痛，咽喉红肿疼痛等主症。湿热蕴脾证的特点是肌肤初扪之不觉热，扪之稍久即感灼手，且可具备汗出热不解，脘腹胀闷，身重，口中黏腻，便溏不爽等主症。

第十三章　病案书写

一、教学目的与要求

1. 掌握中医病案书写通则和注意事项。
2. 熟悉病案书写的意义、内容、格式。
3. 掌握门诊和住院病案、首次病程记录、病程记录的书写方法。
4. 了解病案书写的沿革。

二、实训组织形式

1. 门诊病案和急诊病案的书写。首先向学生讲述中医病案书写通则和注意事项，然后介绍门诊病案和急诊病案的书写格式，其次进行书写练习，教师就学生练习中出现的问题及时纠正讲解。

2. 住院病案的书写。详细讲述住院病案的书写内容、格式和注意事项，然后进行大病历书写练习，教师就学生练习中出现的问题及时纠正讲解。

3. 首次病程记录、病程记录的书写。详细讲述住院病案的书写内容、格式和注意事项，然后进行首次病程记录、病程记录书写练习，教师就学生练习中出现的问题及时纠正讲解。

4. 纠错训练。出示大病历，让学生讨论并指出书写问题所在，最后由教师总结。

第一节　中医病案书写方法

一、操作规范

（一）操作准备

1. 门诊病历本和统一印发的住院病程记录纸。
2. 门诊病历用的圆珠笔，住院病历用的蓝黑墨水钢笔或碳素墨水笔。

（二）操作方法

1. 放映门诊、急诊病案示例和复诊病案示例。学生可从病案临床模拟训练计算机识别系统选择一例练习，写出门诊、急诊和复诊病案，由教师负责打分。最后同学之间交流容易出现的错误,找出自己的问题,回去继续练习。

2. 放映住院病案示例。学生可从病案临床模拟训练计算机识别系统选择一例练习,也可由一名学生扮演患者,另一学生进行问诊和体检,写出住院病历、住院记录、首次病程记录、病程记录、交班记录、接班记录、转出记录、转入记录、阶段小结、抢救记录、出院记录、死亡记录,由教师负责打分。最后同学之间交流容易出现的错误,找出自己的问题,回去继续练习。

二、注意事项

1. 病历书写应当客观、真实、准确、及时、完整。

2. 住院病历书写应当使用蓝黑墨水、碳素墨水,门(急)诊病历和需复写的资料可以使用蓝色或黑色油水的圆珠笔。

3. 病历书写应当使用中文和医学术语。通用的外文缩写和无正式中文译名的症状、体征、疾病名称等可以使用外文。中医术语的使用依照有关标准、规范执行。

4. 病历书写应当文字工整,字迹清晰,表述准确,语句通顺,标点正确。书写过程中出现错字时,应当用双线画在错字上,不得采用刮、粘、涂等方法掩盖或去除原来的字迹。

5. 病历应当按照规定的内容书写,并由相应医务人员签名。实习医务人员、试用期医务人员书写的病历,应当经过在本医疗机构合法执业的医务人员审阅,修改并签名,并保持原记录清楚、可辨。

6. 因抢救急危患者,未能及时书写病历的,有关医务人员应当在抢救结束后6 h内据实补记,并加以注明。

7. 病历书写中涉及的诊断,包括中医诊断和西医诊断,其中中医诊断包括疾病诊断与证候诊断。中医治疗应当遵循辨证论治的原则。

8. 对按照有关规定需取得患者书面同意方可进行的医疗活动(如特殊检查、特殊治疗、手术、实验性临床医疗等),应当由患者本人签署同意书。患者不具备完全民事行为能力时,应当由其法定代理人签字;患者因病无法签字时,应当由其近亲属签字,没有近亲属的,由其关系人签字;为抢救患者,在法定代理人或近亲属、关系人无法及时签字的情况下,可由医疗机构负责人或者被授权的负责人签字。

因实施保护性医疗措施不宜向患者说明情况的,应当将有关情况通知患者近亲属,由患者近亲属签署同意书,并及时记录。患者无近亲属的或者患者近亲属无法签署同意书的,由患者的法定代理人或者关系人签署同意书。

三、操作技巧

1. 主诉　要简明扼要地叙述患者主要症状、体征及持续时间,如"左胸胀痛3个月,进食梗噎感2个月"或"刺激性干咳、胸痛3周"。不能用诊断、实验室或特殊检查结果代替症状,如"结肠癌术后1年"或"肺部发现阴影2周"等均不合适。亦不能用方言或似是而非的述说代替临床症状,如"脑壳痛1年余"或"迷糊半年多"等均不可取。

一般患者多不出现第二主诉。但如果主诉多于1项时,可写第二主诉,应按发生时间先后顺序列出,且第二主诉应另起一行与第一主诉并列。如:

反复性咳嗽、咳痰30年,发热、气喘5天。

尿频、尿急、排尿痛6小时。

如有2个主诉,则现病史必须分别记述这2大类疾病的病史。

2. 现病史　这是病史部分的主要内容。书写现病史的要求是系统、完整、准确、翔实。系统是从纵向方面来讲,能体现出疾病的发生和发展过程。完整是从横向方面来讲,与主要疾病有关的系统、每个症状包括阴性症状都需要交代清楚。准确是要求所有数据,包括时间、次数、大小等确实可靠。翔实是指所有内容必须真实可靠,阳性症状详细具体,避免含糊笼统和主观臆断。

（1）发病原因和发病诱因。要确实弄清与主要疾病有关的方方面面,与疾病发生有关的发病原因和发病诱因必须认真记录,切忌提笔就写"无明显诱因",以防失实。

（2）发病缓急,主要症状出现、加重、发展的时间。要记录确切,一般而言,病史在1年以上的精确到季或月,1年以内的精确到旬或周,1个月以内的精确到天,1天以内的精确到时或分。避免使用"1年多""3月余"等不确切的时间描述。记录时间从远到近,如在1999年2月23日采集病史,10年前应记录为"1989年2月",1年前应记录为"1998年2月",1月前就记录为"1月23日",不宜用"10年前""1年前""1月前"等不准确的时间概念。

（3）凡疼痛均应记录疼痛部位、时间、性质、扩散、加重或缓解因素（疼痛五要素）,以及伴随症状。间歇性或发作性疼痛的发作时间及缓解时间均应记录清楚。

（4）按系统按疾病进行问诊,以免遗漏。与疾病诊断与鉴别诊断有关的症状、阴性体征亦应详细问诊并记录。

（5）入院前在其他医院的检查、诊断和治疗要详细记录（描述时宜加引号）,尤其是检查内容及结果,治疗的药物、方法、时间及效果。就诊医院要写具体医院,不能写"当地医院"或"某医院",以便于判定和评估检查及治疗水平及可信性。反复转院诊治者,要防止把病史写成诊治过程,每一阶段均应突出记录患者的各种症状。尤其要详细记录门诊时或入院时患者还有哪些症状,以便与治疗后进行对比,千万不可遗漏。

（6）病史记录不能太简单,时间要具体,每一段病史不能间隔时间太长。"立即""随后""此后"等均应写具体日期。

（7）对意外事件、自杀或他杀等的经过情况与病情演变,应力求客观、确实记录,在病史中医师不得加以主观评论或揣测推断。如遇患者夸大事实地隐瞒真相,不说实话或编造病情,医师应加以分析,在病史中注明是患者自述或加以引号。

（8）患者患有多种疾病,本次住院需要诊治者均记录于现病史中,但要分清主次,主要疾病记录在前,伴随疾病分段记录在后。本次住院不需诊治的疾病记录于既往史中。

（9）第2次及以上在本院住院患者,应在病史内记录历次住院的时间、出院诊断、住院号。如以前住院的主要疾病与本次相同或密切相关（如系本次主要疾病的前期病变等）,在现病史内记录,否则在既往史内记录。

3. 既往史　在询问时要按系统回顾,住院病历要逐系统记录,住院记录中阴性症状可省略。但对过去的疾病,询问应尽可能详尽,书写时可简明扼要。本次住院不诊治的疾病,何时确诊、如何治疗、效果如何、目前有何症状等均应详细记录。

4. 个人史　吸烟、饮酒史要求记录每日量和持续时间，一般以年表示，如吸烟"20支/日，共20年"。

5. 家族史　必须记录父母和兄弟、姐妹的健康情况。如已死亡，还应记录死亡时间及死亡原因。如系遗传性疾病必要时还要绘出族系谱。

住院医师必须亲自认真地询问和记录过敏史、婚育史、家族史。多次住院患者也不能写"详见既往病史""详见老病历""详见某次住院记录"等。

6. 体格检查　住院病例书写时题目居中，不能简略为"查体"或"体检"，在正文中亦不能用"PE"代替体格检查。

体格检查是临床医师必须熟练掌握的临床基本功。每个临床医师都应养成"全面、系统、认真、有序"进行体格检查的良好习惯。

（1）体格检查应注意环境安静，患者体位舒适，防止受凉。医师要态度和蔼可亲，手法正确、轻巧，切忌动作粗暴。检查应全面系统、循序进行。记录写阳性发现和与现病史有关的阴性体征，以及主要脏器的检查结果。阳性体征必须详细描述，有鉴别诊断意义的阴性体征也不能遗漏。

（2）一定要养成有序体格检查的习惯。体格检查基本功过关对于一个医师来说是一辈子得益的，更重要的是有利于患者的诊断和治疗。所谓有序体格检查是指按体格检查要求十大项（其中每大项中还有若干小项）逐次进行，不能颠倒或遗漏。这十大项是：① 生命体征（体温、脉搏、呼吸、血压，其中体温单位为摄氏度，记录符号用"℃"）。② 整体状况（神色、形态、声音、气味、舌脉、指纹）。③ 皮肤黏膜及淋巴结。④ 头面部（头颅、眼、耳、鼻、口腔）。⑤ 颈项（形态、气管、甲状腺、颈脉）。⑥ 胸部（胸廓、乳房、肺脏、心脏、血管）。⑦ 腹部（全腹四诊、肝、胆、脾、肾、膀胱）。⑧ 二阴及排泄物。⑨ 脊柱四肢。⑩ 神经系统。所有项目均应按视、触、叩、听顺序进行。

（3）体格检查记录书写时要体现出每个患者、每种疾病的特点，即体格检查不但要体现出共性，更重要的是要体现出个性，不宜千篇一律，让人看起来套在谁身上都适用。

（4）临床各科对体格检查都有不同要求，临床医师应按各科要求办，不能强调共性而不按各科要求办。如心脏内、外科的体格检查，心脏无论是否扩大或向何方扩大都应绘表填出具体数据。又如肛肠科体格检查的外阴与肛门检查，无论与本次住院诊治的病有无关系，有无这方面症状，都要认真检查，而不能写"未查"。虽为其他科的检查项目，若与诊治的疾病有关，均应检查记录，如外科诊疗急性阑尾炎不做肛门指诊是不允许的。40岁以上的女患者要详细检查和记录乳腺情况。50岁以上的男患者要检查和记录前列腺情况。有些疾病若计划请泌尿外科会诊，可由泌尿外科帮助检查。又如神经内、外科对神经系统检查有完整的要求，应按要求办。

7. 实验室检查　分行列举就诊时已获得的有关检查结果（包括各种实验室检查、X线检查、超声检查、心电图、MRI等辅助检查）。只记录本院检查结果，包括门诊检查结果（括号内注明门诊检查日期），外院检查结果记录于现病史，不记录在此栏内，但如果是属于短期内无明显变化且有原始资料的（如CT、MRI或病理切片等），经本院有关科室复核，并出了正式报告，亦可记录于此栏内，但要注明原始资料来源于何处。

入院后24小时内完成的血、尿、便常规及其他检查结果，必须记录于"实验室检查"栏内,所以此栏不能空白。

8. 辨病辨证依据　首先按照中医辨病辨证理论,汇集四诊资料,归纳出中医辨病辨证依据;然后运用中医临床辨证思维方法,对所归纳出中医辨病辨证依据简明扼要地进行辨证分析。

9. 入院诊断　分行列举各个中医诊断、西医诊断。中医诊断中的证候诊断另起1行、右退1字列在疾病诊断的下面。西医诊断中的从属诊断亦另起1行、右退1字列在主要诊断的下面。若有多个诊断,应按"重要的、急性的、本科的在先,次要的、慢性的、他科的在后"的顺序分行排列。诊断应完整确切,不能以症状代替诊断,尽量避免用"待查"字样(如"心悸待查"等)。

10. 医师签名　写在右边靠边处,须签署全名,字迹要清楚易辨。

11. 其他　一般项目、诊断和医师签名的行尾不用标点符号;暂时不能完全确定的诊断可在行尾用问号结束本行;其他正文内容行尾均用句号结束本行。

第二节　中医病案内容

一、知识要点

病案又称医案、方案、脉案、诊籍、病历,是中医临床实践的记录,其中包括患者的一般资料、病情(症状、病因、脉象、舌象、其他体征等)、诊断(含病机分析、预后转归等)、治疗(含治法、方药、服用法、其他治疗、医嘱、注意事项等),是患者的诊疗档案。在医疗工作中,及时、正确地书写病案有着非常重要的意义。

中医病案有着双重含义,一是古代医案,在历代留存的大量病案中,保存、记载了中医名家丰富的防病治病经验和独特的学术思想;二是现代的病历,病历是指医务人员在医疗活动过程中形成的文字、符号、图表、影像、切片等资料的总和,是医务工作者在临床工作中用于记载患者疾病发生发展、演变预后、诊断治疗、防护调摄及其结果的原始档案,也是解决医疗纠纷、判定法律责任、医疗保险等事项的重要依据,对医疗、保健、教学、科研、医院管理起着重要的作用。规范病历书写格式,加强病历质量管理已成为中医、中西医结合医疗机构管理的重要工作。

(一)病案的意义

病案是中医临床实践的客观记录,不仅详细记述了疾病发生、发展、变化、转归、诊治的全过程,而且反映了医务人员在诊治过程中的思维活动,具有十分重要的意义。

1. 病案是重要的临床诊治资料　病案是保证患者得到正确诊断和治疗的先决条件之一,也是复诊、转诊、会诊等的重要资料。病案书写不准确、不及时,往往是造成误诊、误治的重要原因。

2. 病案是解决医疗纠纷、处理医疗事故的事实依据　病案是解决医疗事故和纠纷、判定法律责任等事项的一种事实依据。我国有关处理医疗事故的办法规定,患者可复制有关病案作为证据使用。

3. 病案是考查医院管理水平、考查医务人员学术水平和工作态度的重要指标之一 病案书写的质量,直接反映医务人员的学术水平和工作态度,它既是考查医务人员工作质量、态度和业务水平的重要依据,也反映了医院的管理水平。病案建设是医院科学管理的一项重要内容。医院的所有临床工作人员及患者均须对病案资料十分珍视,慎重保管,不可丢失。病案书写训练有助于促进医疗质量的提高,也是培养中医临床医务人员业务水平和科学态度的主要途径之一,是临床工作者必须训练的基本功。

4. 病案是中医临床科研所不可欠缺的基础材料 病案是临床科研的宝贵资料,通过对大量病案内容的统计分析,可总结具有学术价值的科学资料。医案可提供诊断治疗、转归预后、流行病学、医学史等多方面资料,对研究各种方剂、药物的作用、主治、配伍、剂型等都有重要价值。

5. 病案是临床医师重要的参考读物 古代病案蕴涵着名医的学术思想与经验,给我们以启迪,其秀美的文笔可丰富中医词汇,可供借鉴。病案可训练辨证论治的技能,培养知常达变的本领。

6. 病案是学习中医的重要资料 病案是中医教学中理论联系临床最有价值的资料,对培养学生独立分析和解决实际问题的能力起着重要作用。因此,指导学生书写病案是教学中不可缺少的环节,也是学生临床实践的重要步骤之一。

(二)病案的书写通则和标题名称

1. 中医病案书写通则

(1)文字、格式、用语及书写要求

1)中医病案要求内容完整,重点突出,主次分明,条理清晰,语句精练,字迹清楚,书写整洁,无错别字、自造字。

2)除病案首页的过敏药物名称和上级医师阅改病案处使用红色墨水笔外,其余书面文字一律使用钢笔、蓝黑色墨水。

3)简化字应以中华人民共和国语言文字工作委员会1986年10月10日发布的《简化字总表》为准。

4)病案中每页上均应填写患者姓名、病案号和页序号。日期一律按×年×月×日×时顺序,用阿拉伯数字填写。

除住院病历、住院记录以外,所有的病案记录均应按记录时间、内容、医师签名顺序书写。记录时间按×年×月×日(×时×分)书写。医师签全名位于右侧,字迹必须清晰易认。

5)中医术语的使用依照中华人民共和国国家标准《中医临床诊疗术语》《中医病证分类与代码》和中医药行业标准《中医病证诊断疗效标准》等有关标准规范;中药名称的使用依照《中华人民共和国药典》;西医疾病诊断及手术名称依照国家标准《疾病分类与代码》。

6)病案中护理记录按照国家中医药管理局颁布的《中医护理常规·技术操作规程》要求书写。

7)病案中的数字按2011年7月29日国家质量监督检验检疫总局发布的《出版物上数字用法的规定》书写。

8)病案中的计量单位按国务院《中华人民共和国法定计量单位》《常用人体检

验数值新旧单位换算法》《新旧压强单位换算法》等书写和使用。

9）病案书写中要正确使用标点符号，以2011年12月30日国家质量监督检验检疫总局发布的《标点符号用法》为准。

10）病案书写要求使用统一印制的纸张。

（2）病案书写人员资格要求：① 未获得执业医师资格者须书写住院病历。② 获得执业医师资格者可书写住院记录。③ 进修医师是否书写住院记录由所在进修单位决定。

（3）病案书写的时限

1）"门诊病案"和"急诊病案"中的各种记录及"住院病案"中的"首次病程记录""抢救记录""手术记录""转入记录""接班记录""会诊记录""病程记录"要求即时完成。

2）"住院病历""住院记录""死亡记录"要求在24小时内完成。

3）"交班记录""转出记录""出院记录"要求事前完成。

4）"死亡病例讨论记录"要求在患者死亡1周内完成，必要时及时讨论。

5）"住院病案"要求在出院后48小时内完成归档。

6）"病案首页"试行按科室（或病区）签署首页制度，要求在出院后2周内完成。

（4）病案的修改

1）病案是重要的医疗文书，不得涂改、挖补或剪贴。错误字词如需改正，可用双线划去，将正确字词标注其旁。

2）住院医师负责指导和督促实习医师、进修医师书写病案，并负责阅改住院病历；主治医师负责阅改住院记录，并负责病案质量；正、副主任医师及科室（病区）主任应经常检查病案书写质量。

3）住院病案在一页中阅改超过3处，须重新抄写。

4）住院病案经各级医师签署首页并归档后，不得再做任何修改。

（5）其他

1）书写病案时要求做到认真、准确、客观、符合病情。要求住院病历完整系统，住院记录简明扼要、重点突出。

2）每份住院病案中必须有"住院记录"。住院病历与住院记录内容存在不一致时，以住院记录为准。

3）每份病案一般应体现三级医师查房。

4）各项化验、检查报告单分类黏贴，整齐有序，标记清楚。要求有统一印制的化验单、检查报告单黏贴纸。住院病案归档后应将所有检验资料用红铅笔左低右高斜线封档。

5）出院前要清点患者诊疗资料是否齐全。

6）病案书写中所涉及的标题用语以《中医病案规范》为准。

7）根据现行《医疗机构管理条例实施细则》的要求，门诊病案保存15年，住院病案保存30年。病案的保存与管理遵照国家有关档案管理法规执行。

8）《中医病案规范》适用于全国各级中医、中西医结合医疗机构。

2. 中医病案的标题名称

（1）病案：指患者在门诊、急诊留观和住院期间的全部诊疗资料。

（2）门诊病案：指患者在门诊就诊时的全部诊疗资料。

（3）急诊病案：指患者在急诊就诊和急诊留观期间的全部诊疗资料。

（4）住院病案：指患者在住院期间的全部诊疗资料。

（5）住院病历：不用"大病历""入院病历"等名称。

（6）住院记录：不用"入院录""入院志"等名称。

（7）病程记录：不用"病程日志""治疗过程"等名称。

（8）交班记录：不用"交班志""交班小结""交班总结"等名称。

（9）接班记录：不用"接班志"等名称。

（10）转出记录：不用"转出志""转出病历"等名称。

（11）转入记录：不用"转入志""转入病历"等名称。

（12）阶段小结：不用"病程总结""病历小结"等名称。

（13）出院记录：不用"出院志""出院小结""出院总结"等名称。

（14）死亡记录：不用"死亡小结""死亡总结"等名称。

（15）术前讨论记录：不用其他名称。

（16）手术记录：不用"手术志""手术病志"等名称。

（17）诊断：不用"初步意见""意见""印象""拟诊""初步诊断"等名称。

二、书写要求及内容

（一）中医病案的书写格式

1. 门诊病案

（1）门诊初诊记录

年 月 日 科别

姓名 性别 年龄 职业

主诉：同住院病历。

病史：主症发生的时间、病情的发展变化、诊治经过及重要的既往病史、个人史和过敏史等。

体格检查：记录生命体征、中西医检查阳性体征及具有鉴别意义的阴性体征。特别要注意舌象、脉象。

实验室检查：记录就诊时已获得的有关检查结果。

诊断：

中医诊断（包括疾病诊断与证候诊断）：

西医诊断：

处理：

1）中医论治：记录治法、方药、用法等。

2）西医治疗：记录具体用药、剂量、用法等。

3）进一步的检查项目。

4）饮食起居宜忌、随诊要求、注意事项。

医师签名：

（2）复诊记录

年 月 日 时 科别

记录以下内容：

1）前次诊疗后的病情变化，简要的辨证分析，补充诊断、更正诊断。

2）各种诊治措施的改变及其原因。

3）同一医师守方超过3次后需要重新誊写处方。

4）3次没有确诊或疗效不佳者必须有上级医师的会诊意见。上级医师的诊疗意见应详细记录，并经上级医师签字负责。

医师签名：

2. 急诊病案

（1）急诊初诊记录

科别

　　年　月　日　时　分

姓名　　　性别　　　年龄　　　职业　　　婚况

地址　　　联系人电话

主诉：患者急诊就诊的主要症状及持续时间。不能用诊断代替主诉。

病史：主症发生的时间、病情的发展变化、诊治经过，重要用药名称及详细用法，重要的既往病史、个人史、过敏史等。

体格检查：记录生命体征、中西医阳性体征和有鉴别意义的阴性体征。

舌象：

脉象：

实验室检查：记录就诊时已获得的有关检查结果。

诊断：

中医诊断（包括疾病诊断与证候诊断）：

西医诊断：

处理（包括以下内容）：

1）有关急诊检查项目及结果。

2）中医论治：记录立法、方药、用法等。

3）西医治疗：记录各种诊疗措施，药物治疗要具体记录用药名称、药物规格、用量、用法等。

4）如有急诊抢救，要记录采用的抢救措施、实施时间、用药及剂量、使用方法等。

5）向家属及时交代病情并记录家属的意见，必要时请对方签字。

6）饮食起居宜忌、护理原则、随诊要求等。

医师签名：

（2）急诊病程记录：急诊观察的患者，应随时书写急诊病程记录，要求同住院病程记录。急诊观察患者离院时要记录患者离院时的病情、去向及随诊要求。自动离院者，要求有患者或患者家属签字。

其他记录的书写要求同住院病案。

（3）急诊留观记录：格式及要求同急诊初诊记录。

（4）急救记录：急救记录是对病情危重、需要立即进行抢救的患者的诊疗记录，要求及时书写，包括以下内容。

1）一般项目：姓名、性别、年龄，因（主诉）于×年×月×日×时×分入抢救室。送诊者姓名及与患者的关系。

2）就诊时的主症、生命体征及阳性体征。

3）中、西医诊断。

4）各种化验检查结果及进一步的抢救治疗计划。

5）各种抢救措施具体使用方法（如呼吸机、洗胃等有关内容的记录）、执行时间及实施后的病情变化。

6）详细记录用药（包括特殊用药）名称、用量、给药途径、给药速度、医嘱执行时间等。

7）记录上级医师及会诊医师意见，并注意标注时间。

8）向患者家属交代病情，记录与患者家属谈话的内容和患者家属对诊疗的意见，患者家属签字。

9）抢救记录必须在抢救结束后立即记录，及时完成。

10）参加抢救人员名单，主持抢救医师签名，记录医师签名住院病案。

3. 住院病历

姓名：	出生地：
性别：	常住地址：
年龄：	单位：
民族：	入院时间： 年 月 日 时
婚况：	病史采集时间： 年 月 日 时
职业：	病史陈述者：
发病节气：	可靠程度：

主诉：患者就诊的主要症状、体征及持续时间。要求重点突出，高度概括，简明扼要。

现病史：围绕主诉系统记录患者从发病到就诊前疾病的发生、发展、变化和诊治经过。记录的内容要求准确具体，避免流水账式的记录。凡有鉴别意义的阴性症状亦应列入。内容应包括以下几个方面。

（1）起病情况：发病的时间、地点、起病缓急、前驱症状、可能的病因和诱因。

（2）主要症状、特点及演变情况：要准确具体地描述每一个症状的发生、发展及其变化。

（3）伴随症状：描述伴随症状的有关情况。

（4）结合中医"十问"，记录目前情况。

（5）诊治情况：如果入院前经过诊治，应按时间顺序记录与本病有关的重要检查结果、所接受过的主要治疗方法（药物治疗应记录药物名称、用量、用法等）及其使用时间、效果。诊断名称应加引号。

（6）如果2种或2种以上疾病同时发病者，应分段记录。

（7）如果怀疑自杀、被杀、被打或其他意外情况者，应注意真实记录，不得加以主观推断、评论或猜测。

既往史：系统全面记录既往健康状况，防止遗漏，内容包括下列各项：

（1）既往健康情况，虚弱还是健康。

（2）患过哪些疾病。传染病、地方病、职业病及其他疾病应按时间顺序记录诊断、治疗情况。

（3）手术、外伤、中毒及输血史等。

个人史：

（1）患者的出生地及经历地区，特别要注意自然疫源地及地方病流行区，说明迁徙年月。

（2）居住环境和条件。

（3）生活及饮食习惯，烟酒嗜好程度，性格特点。

（4）过去及目前的职业及其工作情况，粉尘、毒物、放射性物质、传染病接触史等。

（5）其他重要个人史。

过敏史：记录致敏药物、食物等名称及其表现。

婚育史：结婚年龄、配偶健康情况等。女性患者要记录经带胎产情况。月经史记录格式为：

$$初潮年龄\frac{每次行经天数}{经期间隔天数}闭经年龄或末次月经时间。$$

家族史：记录直系亲属及与本人生活有密切关系亲属的健康状况与患病情况。

体 格 检 查

体温（T）　脉搏（P）　呼吸（R）　血压（BP）

整体状况：望神、望色、望形、望态、声音、气味、舌象、脉象、小儿指纹。

皮肤、黏膜及淋巴结：皮肤、黏膜、淋巴结。

头面部：头颅、眼、耳、鼻、口腔。

颈项：形、态、气管、甲状腺、颈脉。

胸部：胸廓、乳房、肺脏、心脏、血管。

腹部：肝脏、胆囊、脾脏、肾脏、膀胱。

二阴及排泄物：

脊柱四肢：脊柱、四肢、指（趾）甲。

神经系统：感觉、运动、浅反射、深反射、病理反射。

（体格检查基本内容附后）

专科检查：按各专科检查要求进行书写。

实验室检查：采集病史时已获得的本院及外院的重要检查结果。

辨病辨证依据：汇集四诊资料，运用中医临床辨证思维方法，得出中医辨病辨证依据。

西医诊断依据：从病史、症状、体征和实验室检查等几个方面总结出主要疾病的诊断依据。

入院诊断：

中医诊断：疾病诊断（包括主要疾病和其他疾病）

证候诊断（包括相兼证候）

西医诊断：（包括主要疾病和其他疾病）

实习医师（签名）：

住院医师（签名）：

如有修正诊断、确定诊断、补充诊断时,应书写在原诊断的左下方,并签上姓名和诊断时间。

附:住院病历体格检查基本内容

体格检查时要认真严肃,手法要正确、轻巧,切忌动作粗暴。态度要和蔼,检查应全面、系统,从上到下循序进行,以免遗漏。但对危重患者应根据病情重点进行,灵活掌握,避免因问诊、体检繁多而增加患者痛苦,延误治疗时机。男性医师检查女性患者之泌尿生殖系统时,应有女医护人员或第三者(亲属)在场。

(1)生命体征

体温(T)　脉搏(P)　呼吸(R)　血压(BP)

(2)整体状况

望神:包括神志、精神状况、表情等。

望色:面容、色泽、病容等。

望形:包括发育、营养、体型、体质等。

望态:包括体位、姿势、步态等。

声音:语言清晰度,语言强弱如前轻后重、低微,异常声音如咳嗽、呃逆、嗳气、哮鸣、呻吟等。

气味:是否正常,有无特殊气味等。

舌象:舌体的形质、动态、舌下脉络、舌色、苔质、苔色等。

脉象:各种脉象。

(3)皮肤黏膜及淋巴结

皮肤黏膜:包括色泽、纹理、弹性、温度、汗液、斑疹、白㾦、疮疡、疤痕、肿物、腧穴异常征、血管征、蜘蛛痣、色素沉着等,并明确记录其部位、大小及程度。也要记录皮肤划痕症。

淋巴结:有无瘰疬,若有,应记录其大小、活动度、部位、数目、压痛、质地等。

(4)头面部

头部:有无畸形、肿物、压痛,头发情况(疏密、色泽、分布),有无疖、癣、疤痕。

眼:眉毛(有无脱落)、睫毛(倒睫)、眼睑(水肿、下垂、闭合、歪斜)、眼球(活动情况,震颤、斜视)、结膜(充血、水肿、苍白、出血、滤泡)、巩膜(黄染、充血)、角膜(混浊、瘢痕、反射)、瞳神(大小,两侧是否等大、等圆,得神、失神、神呆)、对光反应。

耳:耳郭形状,外耳道是否通畅、有无分泌物,乳突有无压痛,听力情况等。

鼻:有无畸形、中隔偏曲或穿孔,有无鼻甲肥大或阻塞,鼻腔分泌物性状、出血(部位、数量),副鼻窦有无压痛及嗅觉情况等。

口腔:口唇(颜色、疱疹、皲裂、溃疡),牙齿(龋齿、缺齿、义齿、残根,并注明其位置),齿龈(色泽、肿胀、溢脓、出血、铅线、萎缩),口腔黏膜有无发疹、出血、溃疡及腮腺导管口情况,扁桃体(大小及有无充血和分泌物、假膜),咽(充血及反射等),悬雍垂(是否居中)等。

(5)颈项:是否对称,有无抵抗强直、压痛、肿块,活动是否受限。颈动脉有无异常搏动及杂音,颈静脉有无怒张。有无肝颈静脉回流征。气管位置是否居中。有无瘿瘤(如有,应描述其形态、硬度、压痛,有无结节、震颤及杂音)。

（6）胸部

胸廓：是否对称、有无畸形，局部隆起、凹陷、压痛，有无水肿、皮下气肿、肿块，静脉有无怒张及回流异常。

乳房：大小，是否有红肿、橘皮样外观、压痛、结节、肿块等。

肺脏：呼吸类型、动度（两侧对比是否对称）、呼吸速度和特征、肋间隙（增宽、变窄、隆起或凹陷）。语颤、摩擦音、皮下气肿、捻发音。叩诊音（清音、浊音、鼓音、实音，异常者应注明部位）。肺肝浊音界、肺下界、呼吸时肺下缘移动度。呼吸音的性质（肺泡音、支气管肺泡音、管状性呼吸音）、强度（减弱、增强、消失）、有无干湿性啰音，语音传导有无异常。有无胸膜摩擦音、哮鸣音。

心脏：心尖搏动的性质及位置（最强点），有无震颤或摩擦感（部位、时间和强度）。心脏左右浊音界指各肋间心脏浊音界距前正中线的距离（图13-1），需注明锁骨中线距前正中线的距离。

表13-1　心脏左右浊音界示意表

右（cm）	肋　间	左（cm）
	II	
	III	
	IV	
	V	

注：锁骨中线距正中线为8～10 cm。

心脏搏动的节律、频率、心音强弱、分裂、肺动脉瓣区第二音与主动脉瓣区第二音的比较、额外心音、奔马律等。有无心脏杂音及杂音的部位、性质、心动期间的传导方向、何处最响、强度。心包摩擦音、心律不齐时，应比较心率和脉率。

（7）血管

动脉：桡动脉的频率、节律（规则、不规则、脉搏短绌），有无奇脉，左右桡动脉搏动的比较，动脉壁的性质、紧张度、硬度。股动脉及肱动脉有无枪击音。

周围血管征：毛细血管搏动征，射枪音、水冲脉、动脉异常搏动，Duroziez征（杜罗氏征）。

（8）腹部

视诊：对称、大小、膨隆、凹陷、呼吸运动、皮疹、色素、条纹、疤痕、体毛、脐疝、静脉曲张与血流方向、胃肠蠕动波、腹围测量（有腹水或腹部包块时）。

触诊：腹部柔软、紧张，有无压痛、反跳痛（压痛部位及其程度），拒按或喜按。

叩诊：有无移动性浊音、包块（部位、大小、形状、软硬度、压痛、移动度）。

听诊：鼓音、有无移动性浊音、肠鸣音、有无气过水声，血管杂音及其部位、性质等。

肝脏：大小、质地、边缘钝或锐、压痛，表面光滑与否，有无结节，肝浊音界。如有肝大，应图示。

胆囊：可否触及、大小、形态、压痛。

脾脏：可否触及、大小、硬度、压痛、表面光滑度及边缘钝或锐，脾浊音界。如有脾大，应图示。

肾脏：大小、硬度、叩击痛、移动度。

膀胱：可否触及、上界，输尿管压痛点。

（9）二阴及排泄物

二阴：根据需要进行检查。

排泄物：包括痰液、呕吐物、大便、小便、汗液等。

（10）脊柱四肢

脊柱：有无畸形、强直、叩压痛，运动是否受限，两侧肌肉有无紧张、压痛。

四肢：肌力、肌张力，有无外伤、骨折、肌肉萎缩。关节有无红肿、疼痛、压痛、积液、脱臼，活动度、有无畸形（强直），下肢有无水肿、静脉曲张。指（趾）甲的荣枯、色泽、形状等。

（11）神经系统

感觉：痛觉、温度觉、触觉、音叉振动觉及关节位置觉。

运动：肌肉有无紧张及萎缩，有无瘫痪（部位和程度，系弛缓性或痉挛性），有无不正常的动作，共济运动及步态如何。

浅反射：腹壁反射、跖反射、提睾反射及肛门反射。

深反射：肱二头肌、肱三头肌反射，桡骨膜反射、膝腱反射及跟腱反射。

病理反射：在一般情况下，检查弹指反射（霍夫曼征）、跖伸拇反射（巴宾斯基征，具有同样意义而检查方法不同者有Gordon征、Chaddock征），脑膜刺激征（克尼格征）。

4. 病程记录

（1）首次病程记录：首次病程记录必须由具有执业医师资格的接诊医师书写。包括以下内容。

1）一般项目：患者姓名、性别、年龄、主诉、入院时间（年、月、日、时）、入院途径（门诊、急诊或转院）。

2）病情要点：包括重要病史、基本生命体征、症状体征，已经取得的实验室检查和特殊检查结果。

3）入院诊断：同住院病历。

4）诊疗计划：制订诊治计划，目前进行的诊疗措施，治法、方药、对调摄、护理、生活起居宜忌的具体要求。

（2）病程记录：病程记录要求及时、准确、详细，文字清晰简练，重点突出，讨论深入。病程记录可由实习医师书写，带教医师应及时阅改并签名。入院及手术后的前3天，至少每日记录1次；危急重症患者，应随时记录；病情稳定者每周至少记录2次。病程记录一律按时间、内容、签名顺序书写。

病程记录的基本内容要求如下。

1）病情变化及治疗情况，特别要注意对生命体征的检查和记录。在病情平稳阶段，要记录患者的一般情况，如神志、精神、情绪、饮食、二便等；病情骤然出现变化时，要对病情的变化进行详细记录，并对可能的预后（如合病、并病等）进行分析判断。

2）各项检查的回报结果,以及前后对比变化及其分析等。

3）新开医嘱、停用医嘱及其依据。若变更治法及用药,则要求有理有据。

4）原诊断的修改、新诊断的确定,均应说明理由。

5）详细记录诊疗操作的情况(如腰穿、骨穿、胸穿等)。

6）与患者本人、患者家属、患者单位负责人谈话的内容。必要时请对方签字。

7）上级医师查房记录,要求写明查房者的姓名、技术职务;具体记录对病史、体格检查的补充,对患者情况的分析判断及对检查治疗的具体意见。如实记录上级医师查房的内容,不得主观揣摩推测。必要时由上级医师亲自书写或核对审查后签名。

8）危、急、重、难病例的病程记录应由上级医师亲自书写或审核后签名。

9）专科会诊记录由会诊医师亲自在病程记录中或专用会诊单上书写。院外专家会诊或院内大会诊,由经管医师如实记录。

10）临床药师查房、行政领导查房,与患者病情有关的意见也要记录。

第三节　中医病案书写训练

一、纠错训练

病案一

姓名:张某　　　　　　　　出生地:某市

性别:女　　　　　　　　　常住地址:某市某区某里某号

年龄:62岁　　　　　　　　单位:某市某公司退休职工

民族:汉族　　　　　　　　入院时间:2005年3月22日10时

婚否:已婚　　　　　　　　病史采集时间:2005年3月22日10时

职业:干部　　　　　　　　病史陈述者:患者本人及家属

发病节气:春分后2日　　　可靠程度:可靠

主诉: 发现左侧颈部肿块3月余,咳嗽、胸闷、憋气伴胸痛半月余。

现病史: 患者缘于入院3月前洗漱时发现左侧颈部一3 cm×2 cm大小肿块,无疼痛、破溃,无发热,就诊于总医院及胸科医院,行胸部CT检查示"左肺占位性病变",行支气管镜病理检查示"左肺低分化鳞癌",当时未给予手术及放化疗治疗,仅予中药"紫龙金片"口服(具体不详)。近半月来,患者出现咳嗽,咳少量白痰,无痰中带血,胸闷、憋气明显,偶有活动后气喘,伴有左侧背部疼痛,无放射痛,自服"去疼片"后能疼痛消失,但咳嗽仍在。今日前来我院进一步诊治,患者自发病来,无寒战、抽搐及头痛、头晕,无夜间盗汗,无恶心、呕吐,无腹痛、腹泻,无尿路刺激症状,无意识不清及肢体活动障碍,精神、饮食欠佳,近3月来体重减轻2 kg。

既往史: 既往有高血压多年,平时血压控制不详,否认冠心病、糖尿病病史,否认肝炎、结核等传染病史,无外伤及手术史,无输血史,无预防接种史不详。

个人史: 出生于原籍,并一直在当地生活。无疫水接触史及疫区生活史。无化学性、放射性物质接触史。吸烟史多年,20支/日,无饮酒嗜好。

过敏史：无药物及食物过敏史。

婚育史：已婚,爱人及4女均体健。$15\dfrac{2\sim3}{28\sim30}50$

家族史：母年过八旬,健在。父因"脑出血"于某年64岁时去世。

体 格 检 查

体温36℃,脉搏82次/分,呼吸18次/分,血压150/105 mmHg。

整体状况：神志清楚,查体合作。发育正常,营养中等,精神欠佳,言语流利,对答切题,自动体位。体重75 kg。语言不清,声音低怯,呼吸短促,咳声时作。未闻及异常或特殊气味。舌淡苔白腻,脉滑。

皮肤、黏膜及淋巴结：全身皮肤黏膜无黄染及出血点、瘀斑,未见肝掌及蜘蛛痣。左颈部触及一3 cm × 2 cm大小的淋巴结,表面光滑,无压痛,活动度可,左锁骨上窝触及一2 cm × 2 cm大小的淋巴结,光滑,无压痛,活动度欠佳。

头面部：头颅无畸形,五官端正,睑裂正常,眼睑无浮肿,球结膜无充血、水肿,角膜透明,双侧瞳孔等大、等圆,直径约2 mm,对光反射灵敏,视力正常。耳郭无畸形,外耳道无溢液,听力粗测正常,双侧乳突区无压痛。鼻通气畅,无脓性分泌物,各组鼻旁窦无压痛,口唇轻度紫绀,齿龈及口腔黏膜无溃疡及出血,咽充血,双侧扁桃体不大。

颈部：颈软,颈静脉无怒张,气管居中,甲状腺无肿大,未触及震颤,未闻及血管杂音。

胸部：双侧胸廓对称无畸形。两侧胸廓呼吸动度对称,触觉语颤正常,叩诊肺呈清音,肺下界位于右锁骨中线第五肋间,听诊双肺呼吸音粗,左肺可闻及广泛湿啰音,无胸膜摩擦音。心前区无隆起,心尖搏动位置正常,未扪及震颤及抬举性搏动及心包摩擦感,叩诊心浊音界无扩大,心率82次/分,律齐,各瓣膜听诊区未闻病理性杂音及心包摩擦音。

腹部：腹软,未见腹壁静脉曲张、肠形及蠕动波,全腹无压痛,无反跳痛及肌紧张,肝脾肋下未触及,墨菲征(－),未扪及包块,移动浊音(－),肠鸣音正常。

二阴及排泄物：肛门及外生殖器未查。

脊柱四肢：脊柱四肢活动自如无畸形,关节无红肿,双下肢无浮肿。

神经系统：生理反射存在,病理反射未引出。

实验室检查：外院CT示左肺占位,支气管镜病理示低分化鳞癌。

辨病辨证依据：患者由于长期吸烟,烟毒内蕴,水湿痰浊内聚,痰贮肺络,阻塞气道,以致肺失宣降,故而咳嗽,咳少量白痰,胸闷、憋气伴胸痛。舌淡苔白腻,脉滑,为痰湿阻肺。

西医诊断依据：咳嗽、胸闷、憋气伴胸痛,近3月来体重减轻2 kg。胸部CT检查示：左肺片状阴影,边缘不清。支气管镜病理检查示：左肺低分化鳞癌。血压150/105 mmHg。

入院诊断：

中医诊断：咳嗽

　　　　　痰湿阻肺

西医诊断：(1)肺部感染

（2）左肺肺癌

（3）高血压

住院医师：某某

主治医师：某某

存在的缺陷及分析：

（1）主诉不妥，应改为"咳嗽半月余"。因为主诉是简明扼要地叙述患者主要症状、体征及持续时间。这次患者来就诊的主要原因是：咳嗽症状持续半月余。

（2）主诉应与诊断相呼应。该病案以"发现左侧颈部肿块3月余"作为主诉，与中医诊断（咳嗽）不吻合。

（3）患者3个月前即出现颈部肿块，但不是这次就诊的原因，故放在既往史中。而且病案中对肿块的描述很少，无肿块的质地及发展变化情况（服紫龙金片后，肿块有无变化）。

（4）现病史应紧绕主诉书写发病时间、起病形式、病因或诱因，初起的症状、伴随症、诊疗经过（诊断、治疗用药情况）、治疗后的症状变化等。此次就诊的主诉是咳嗽，故现病史应紧绕咳嗽收集资料，但从病史看围绕主诉不紧密，就诊时患者的刻下症状，特别是阳性症状收集不全，缺乏辨证依据。如咳嗽声音的高低、频频咳嗽；是干咳、少痰，还是咳嗽、痰多；痰色是白，还是黄；痰易不易咳出，咳引胸痛还是不咳亦胸痛，疼痛与呼吸有无关系等。

（5）此病案主诉写伴胸痛，但在病史中未出现胸痛而是左背部疼痛，说明主诉欠准确。

（6）辨病辨证内容不完整。

（7）"近3月来体重减轻2 kg"与"颈部肿块"有相关性，应该放在一起论述。

病案二

姓名：某某　　　　　　　　　　出生地：某市

性别：女　　　　　　　　　　　常住地址：某市某区某道某公寓

年龄：54岁　　　　　　　　　　单位：某厂

民族：汉族　　　　　　　　　　入院时间：2006年7月7日13时

婚否：已婚　　　　　　　　　　病史采集时间：2006年7月7日13时

职业：干部　　　　　　　　　　病史陈述者：患者本人

发病节气：小暑　　　　　　　　可靠程度：可靠

主诉：尿频、尿急1个月。

现病史：患者于2个月前因劳累出现乏力、眼睑及双下肢水肿，尿量明显减少，遂到某中医附属医院门诊检查：血常规中性粒细胞高于正常；尿常规红细胞（+−），白细胞（++）；诊断为"泌尿系感染"。给予中药治疗10余天，病情略有缓解，复查尿常规白细胞（++），血常规正常。入院前1个月上述症状明显加重，并出现腰部疼痛、尿频、尿急等症状，1个月来病情反复无好转，到我院门诊检查，门诊以"泌尿系感染"收入我科。患者发病以来精神、饮食及睡眠好，小便量及大便正常。

既往史：平素体健。1984年因产后出血，输400 mL全血。1991年子宫内有淤血，行妇科剖腹探查。对青霉素过敏。无高血压、冠心病、糖尿病史,否认肝炎、结核病等传染病史,无手术外伤史,按时预防接种。

个人史:生于原籍,未到过牧区及疫区,无毒物及放射物接触史,无烟酒嗜好,无性病史。

婚育史:$15\dfrac{4\sim5}{28\sim30}48$,既往月经规律,无痛经史,已婚,孕1产1,爱人及孩子体健。

家族史:父母体健,否认家族遗传病史。

体 格 检 查

体温36℃,脉搏80次/分,呼吸18次/分,血压120/90 mmHg。

整体状况:体重60 kg。发育正常,神志清楚,营养中等,自动体位,查体合作。

皮肤、黏膜及淋巴结:全身皮肤黏膜无黄染及出血点,各浅表淋巴结未触及肿大。

头面部:头颅无畸形,眼睑无水肿及下垂,巩膜无黄染,双侧瞳孔等大、等圆,对光反应灵敏。耳郭无畸形,听力正常,乳突无压痛。鼻无畸形,各副鼻窦区无压痛。唇无紫绀,舌居中,舌苔薄白,咽无充血,扁桃体不大。

颈项:颈静脉无怒张、肝颈静脉回流征阴性,颈软无抵抗,气管居中,甲状腺无肿大。

胸部:胸廓对称,呼吸动度正常,语颤均等,叩诊呈清音,呼吸音清,未闻及干湿性啰音。心前区平坦,心尖搏动位于左胸第五肋间锁骨中线外侧1 cm,未触及震颤,心浊音界不大,心率80次/分,律齐,心音有力,各瓣膜听诊区未闻及病理性杂音。

腹部:腹部平坦,无压痛、反跳痛及肌紧张,肝脾未触及,墨菲征阴性,肾区无叩击痛,移动性浊音阴性,肠鸣音正常。

二阴及排泄物:肛门及外生殖器未查。

脊柱四肢:脊柱四肢无畸形,双下肢无水肿。

神经系统:生理反射存在,病理反射未引出。

实验室检查:血常规:白细胞4.7×10^9/L,中性粒细胞0.628,淋巴细胞0.32,血红蛋白134 g/L,血小板184×10^9/L。

尿常规:潜血(-),蛋白(-),白细胞(++)。镜检:白细胞5个/HP。

X线胸片:肺纹理增粗。

辨病辨证依据:湿热秽浊毒邪浸入膀胱,酿成湿热,湿热蕴结下焦,膀胱气化不利而为尿频、尿急之淋证。

西医诊断依据:尿频、尿急。血常规:WBC 4.7×10^9/L N 62.8% L 32.0% Hb 134 g/L PLT 184×10^9/L。尿常规:潜血(-),蛋白(-),白细胞(++)。镜检:白细胞5个/HP。

入院诊断:

中医诊断:淋证
　　　　　膀胱湿热

西医诊断:泌尿系感染

住院医师:某某
主治医师:某某

存在的缺陷及分析：

（1）主诉与现病史时间不一致。已病2个月，而主诉写"1个月"，时间不准确。

（2）主诉内容不全。从现病史"给予中药治疗10余天，病情略有缓解……入院前1个月上述症状明显加重"的叙述中，可以看出水肿始终存在，所以主诉中应该有"水肿2个月"的记录，所对应的中医诊断要有。

（3）对现病史中水肿的相关症状叙述不全，辨证依据不足。

（4）发病1个月后出现尿频、尿急，应该详细寻味有无尿痛的症状，有无尿血，尿量的多少，小便的颜色，是否伴有腹痛、发热等全身症状。

（5）既往史中"行妇科剖腹探查"与"无手术外伤史"有矛盾。

（6）"对青霉素过敏"的书写位置不对。个人史内容不全。

（7）辨病辨证依据中缺辨病。

（8）本案辨证不完整，说理性不强。

病案三

姓名：某某	出生地：某市
性别：男	常住地址：某市某区某道某公寓
年龄：50岁	单位：某公司职工
民族：汉族	入院时间：2006年9月23日11时
婚否：已婚	病史采集时间：2006年9月23日11时
职业：干部	病史陈述者：患者本人
发病节气：秋分	可靠程度：可靠

主诉：间断性右上腹痛5年加重1天。

现病史：8年前体检，B超发现胆囊内结石2枚，最大2 cm，因无任何症状，未行任何处理。5年前，无明显诱因突然发病，出现右上腹部疼痛，呈钝痛，向右后背放散，可忍，伴有恶心、呕吐，不伴尿急、尿频、尿痛、腹泻及发热，求诊于某医院，诊断为"急性胆囊炎"，给予肌注止痛药（不详）及输注消炎药1次后缓解。3个月前以上症状再发，性质同前，诊断为"急性胆囊炎"，给予输用消炎药7天后好转。今晨早餐食油腻后再发，症见右胁胀满疼痛，胸闷，向右后背放射，伴有恶心、呕吐。患者近来大便黏滞，口苦心烦，舌质红，苔黄腻，脉弦滑。体重无下降，步入病房。

既往史：否认类似病史，否认心、肝、肺、肾、脑病史。无外伤、输血及食物过敏史，"破伤风抗毒素"皮试过敏。近期无预防接种史。

个人史：生于原籍，本地工作，未到过牧区、疫区，无毒物及放射性物质接触史，少量烟酒，无其他异常嗜好。已婚，无性病史。

家族史：父母健在，父亲患"高血压、糖尿病、冠心病"；爱人患"糖尿病"，一子体健。否认其他家族病及遗传病史。

体 格 检 查

体温36.7℃；脉搏88次/分；呼吸20次/分；血压150/100 mmHg。

整体状况：体重66 kg。发育正常，营养中等，非急性痛苦病容，自动体位，神志清楚,语言清晰,步入病房,查体合作。

皮肤、黏膜及淋巴结:全身皮肤黏膜完整,无其他斑疹疱痣,无黄染及水肿。全身浅表淋巴结未及肿大。

头面部:头颅无畸形,五官端正,双侧眼睑无水肿,结膜无充血,巩膜无黄染,双侧瞳孔正大等圆,对光反射灵敏,视力正常。耳郭无畸形,外耳道通畅,无脓性分泌物,双侧乳突区无压痛,粗测听力正常。鼻无畸形,鼻腔通畅,无异常分泌物,副鼻窦区无压痛。口唇无发绀,口腔无溃疡,牙齿排列整齐,牙龈无出血及溢脓;舌质红,苔黄腻,伸舌居中;咽无充血,双侧扁桃体无肿大。

颈项:颈部对称无畸形,未见颈静脉怒张及颈动脉异常搏动,颈软,无抵抗,双侧甲状腺无肿大,气管居中。

胸部:胸廓对称无畸形。双侧肋间隙无变窄及增宽。呼吸动幅一致;触觉语颤均等,未触及胸膜摩擦感;肺叩诊呈清音,肺肝浊音界位于右侧锁骨中线第五肋间;双肺呼吸音清晰,未闻及干湿性啰音及胸膜摩擦音。心前区无隆起,心尖搏动不弥散;未触及细震颤;心界无扩大;心率88次/分,心音有力,心律齐,各瓣膜听诊区无杂音,无心包摩擦音。

二阴及排泄物:肛门及外生殖器未见异常。

脊柱四肢:脊柱及四肢无畸形,各关节无红肿痛及功能障碍,双下肢无水肿,四肢肌张力正常。

神经系统:肱二头肌、三头肌肌腱及跟膝腱反射正常存在,克氏征、巴氏征、霍夫曼征等病理反射均未引出。

专科情况:腹部平坦、对称,未见胃肠型及胃肠蠕动波,腹式呼吸存在,呼吸疼痛症(-),咳嗽疼痛症(-),无腹壁静脉曲张,胸毛与腹毛密、长;腹软,无压痛、反跳痛及肌紧张,全腹未触及异常包块,肝、脾、胆、双肾未及肿大,墨菲征(-),麦氏征(-);肝肾区无叩痛,移动性浊音(-);肠鸣音存在,无增强、减弱及高调肠鸣。

辨病辨证依据:过食肥甘厚味,久则生湿蕴热,蕴结胆腑,煎熬胆液,聚而为石,阻滞胆道,胆腑气郁,胆液通降失常,郁滞则胀,不通则痛,形成胆胀。胆胃不和,则恶心、呕吐,大便黏滞,舌质红苔黄腻,脉弦滑为肝胆湿热之征。

西医诊断依据:右胁胀满疼痛,胸闷,向右后背放射,伴有恶心、呕吐。B超提示"胆囊炎,胆囊结石"。血压:150/100 mmHg。

入院诊断:

中医诊断:胆胀

肝胆湿热证

西医诊断:(1)慢性结石型胆囊炎

  (2)高血压病

住院医师:某某
主治医师:某某

存在的缺陷及分析:

(1)现病史应该紧绕主诉书写发病的时间、原因或诱因,起病的形式,起病时的症状、伴随症状,到医院检查、诊断、用药情况,经治疗后病情的变化,全身情况,具有鉴别意义的阴性症状等。此案主诉为"间断性右上腹痛5年加重1天",除对主诉疼痛的准确部位、性质、伴随症状详细问诊外,还应对间断期间的情况简要叙述,如全身情况等。现病史中"体重无下降"不应该在此记录。

（2）现在症中对主症的描述不够,且缺乏具有鉴别意义的阴性症状,如有无黄疸、发热等。

（3）"8年前体检,B超发现胆囊内结石2枚,最大2 cm,因无任何症状,未行任何处理"应该在既往史中叙述。

（4）舌脉及步入病房为望诊、切诊所得,非问诊内容,不应该出现在现病史中。

（5）"否认类似病史,否认心、肝、肺、肾、脑病史",此种叙述不妥。可叙述为"既往体健,否认肝炎、结核传染病史,无外伤、手术、中毒、输血史"。

（6）"已婚,无性病史"应该在婚姻史中。

二、病案书写练习

练习一

韩某,男,18岁。2007年10月9日初诊。

呼吸困难反复发作2年,受凉后再发2小时。患者2年来每因受凉出现鼻痒、喷嚏、流涕,继则呼吸困难,喉中哮鸣有声,干咳少痰,胸闷,移时自行缓解。近半年来发作较前频繁,平均每月发作1次,未经系统治疗。现患者呼吸困难,喉中哮鸣有声,胸膈满闷,面色晦滞,口渴喜热饮,舌苔白滑,脉弦紧。有青霉素、红霉素过敏史。其母幼时有类似病史,已20年来未发作。T 37.8℃,P 112次/分,R 21次/分,BP 130/75 mmHg。发育正常,口唇紫绀,见三凹征,双肺叩诊呈过清音,听诊两肺满布哮鸣音,以呼气时为主,心律规整,心率110次/分,未闻及杂音,肝脾未及。胸透两肺透亮度增强。1年前查支气管激发试验阳性。IgE 0.05 g/L。

根据病历书写要求完成门诊、急诊、住院病历。

练习二

杨某,男,25岁,工人,未婚。2006年8月31日初诊。

患者2天前因参加同事生日聚会赴宴,5小时后出现腹痛阵阵,痛而拒按,便后腹痛暂缓。今日又出现便下赤白脓血,黏稠如胶冻,微腥臭,肛门灼热,里急后重,小便短赤。遂来诊。查体:T 38.7℃,P 90次/分,R 16次/分,BP 120/80 mmHg。神志清,面色略红,精神不振,腹部平软,左下腹有轻度压痛,舌苔黄腻,脉滑数。血常规:白细胞13×10^9/L,中性粒细胞0.85;大便镜检有大量脓细胞、红细胞及巨噬细胞。

根据病历书写要求完成门诊、急诊、住院病历。

练习三

吴某,女,23岁,干部,未婚。2007年11月3日初诊。

患者近3年来经常感觉胃脘不适,隐隐作痛,嘈杂易饥,得食则减,大便干结,三五日一行,从未进行正规治疗。近1周胃痛频作,偶有泛酸,甚至夜间痛醒,自服"胃达喜"后好转,口干口渴,喜喝冷饮,少寐多梦,胃纳尚可。自幼喜好辛辣之品。查体:T 37℃,P 86次/分,R 20次/分,BP 115/75 mmHg。腹软,中上腹剑突下压痛,肝脾肋下未及,墨菲征(一),舌质红,苔少,脉细数。血常规:红细胞3.6×10^{12}/L,血红蛋白115 g/L,白细胞5.5×10^9/L,中性粒细胞0.59。大便常规(一),大便潜血(一)。胃镜检查示十二指肠球部发现一处0.8 cm × 1.0 cm溃疡灶。

根据病历书写要求完成门诊、住院病历。

练习四

张某,男,48岁,农民,已婚。2005年2月10日初诊。

患者去年8月上旬出现口渴,欲饮冷水,每昼夜饮水约3暖瓶。食量较平时增加1倍,尿量多味臭。在当地服用中药治疗,病情时重时轻,遂来就诊。现患者仍多食易饥,大便干燥。T 36.5℃,P 83次/分,R 17次/分,BP 120/80 mmHg。形体消瘦,口干唇燥,舌质红,苔黄,脉滑实有力。尿糖(+++),空腹血糖12 mmol/L。肝胆肾脏B超未见异常。

根据病历书写要求完成门诊、住院病历。

练习五

郭某,男,68岁,干部,已婚。2007年6月8日初诊。

患者平素急躁易怒。20余年前无明显诱因出现头晕,头痛且胀,测血压180/95 mmHg。服用复方降压片等药物治疗,血压控制在135/75 mmHg左右。2天前因家事生气,头晕、头痛症状加重,伴见面色潮红,口苦,烦躁易怒,失眠多梦,遂来诊。否认其他病史。查见:T 36.8℃,P 80次/分,R 18次/分,BP 160/85 mmHg。神志清,肺(一),心界不大,心率80次/分,律齐,主动脉瓣听诊区第二心音亢进,$A_2 > P_2$。舌红,苔黄,脉弦。辅助检查:颅脑CT未见异常。

根据病历书写要求完成门诊、住院病历。

练习六

郑某,女,35岁,干部,已婚。2006年8月15日初诊。

既往月经规律,行经天数5～6天,月经周期28～32天,量中等,色红,无血块。近半年常生气易怒,月经有时淋漓,伴心烦便干,经前乳胀。7月28日起出现阴道流血,开始月经量多于平时,色深红,质地黏稠,有时有血块,5天后血量明显减少,淋漓至今未止。患者伴口渴心烦,两胁胀痛,大便干,遂来诊。T 36.4℃,P 72次/分,R 18次/分,BP 110/70 mmHg。神志清,精神可,全身皮肤、黏膜无黄染及出血点,眼睑、口唇黏膜无苍白,心肺(一),舌质红,苔黄,脉弦数。妇科检查:外阴(一),阴道(一),宫颈光滑,宫体前位,正常大小,附件(一)。血常规:白细胞5.7×10^9/L,红细胞3.4×10^{12}/L,血红蛋白110 g/L。B超:子宫及附件未见异常。带下正常,工具避孕。

根据病历书写要求完成门诊、住院病历。

练习七

金某,男,21岁,学生,未婚。2007年5月12日初诊。

患者因外出途中受凉,回家后周身不适,发热恶寒,咽喉疼痛。7天后发现眼睑浮肿,继则颜面四肢浮肿,小便红赤,请中医诊治。症见:发热,微恶风寒,肢体酸楚,无汗,口渴,心烦,咽痛,周身浮肿,尿少色黄,便秘。T 38.5℃,P 100次/分,R 19次/分,

BP 130/80 mmHg。神志清，精神不振，面色略红，咽部充血，双侧扁桃体Ⅱ度肿大。舌质红，苔黄腻，脉浮数。尿蛋白（++），红细胞（++），颗粒管型0～1个。24小时尿蛋白定量2.0 g。血常规正常。尿红细胞位相显微镜检查：多形型占80%，均一型占20%。BUN 6.0 mmol/L，SCr 130 mmol/L。

根据病历书写要求完成门诊、住院病历。

练习八

黄某，女，59岁，农民，已婚。2006年12月13日初诊。

患者于1998年冬天因气候转冷出现咳嗽、咯痰，经当地医院治疗，病情有所好转，此后每年于入冬后发作咳嗽、咳痰，时好时坏，持续至来年立春后方缓解。今年11月初又开始咳嗽咯痰，至今未愈来诊。症见：咳嗽，痰多色白、质稠，痰出咳平，胸闷，脘痞，食少，大便时溏。T 36.4℃，P 80次/分，R 18次/分，BP 128/80 mmHg。神清，两肺呼吸音清，舌淡红，苔白腻，脉濡滑。胸片示两肺纹理增粗、紊乱，心界不大。心电图正常。血常规正常。

根据病历书写要求完成门诊、住院病历。

练习九

李某，男性，56岁，入院时间2003年12月25日15时。

患者主因间断性心前区疼痛10年，加重1天入院。患者于10年前无明显原因出现心前区疼痛，向后背放射，并伴有胸闷、气短，每次约持续10分钟后自行缓解，曾在当地中医院检查，诊断为冠心病。此后患者间断发作上述症状，持续时间不超过20分钟，服用复方丹参滴丸、消心痛可缓解，发作时无左肩酸麻感及左臂内侧放射痛；无大汗淋漓、胸痛难忍；无咳嗽、咳痰、咯血；无呼吸困难、恶心、呕吐；无晕厥、意识障碍。于入院前1天自觉上诉症状加重，表现为发作次数频繁，持续时间较平时延长，服用复方丹参滴丸、消心痛效果不佳，伴见胸闷、气短、心中动悸、乏力懒言、舌淡红、苔薄白、脉结代，于今日来我院就诊，门诊以"冠心病心绞痛"收入院。患者自发病以来，饮食、精神、睡眠差，二便正常，体重无明显减轻。患者患高血压35年，坚持服用复方降压片治疗，1片/次，3次/日。入院查体：T 36.5℃，P 65次/分，R 18次/分，BP 150/90 mmHg。体重：90 kg。自动体位，查体合作。周身皮肤无黄染、皮疹及出血点，浅表淋巴结未触及肿大。头颅无畸形，巩膜无黄染。口唇无发绀及苍白，伸舌居中，咽无充血，扁桃体无肿大。颈部对称，未见颈静脉怒张及颈动脉异常搏动，颈软无抵抗，气管居中，甲状腺无肿大。双肺呼吸音粗，未闻及干、湿性啰音。心前区无隆起，心尖搏动无弥散，触觉无震颤，心界不大，心率65次/分，律齐，心音可，各瓣膜听诊区未闻及病理性杂音。腹软，腹部无压痛，无反跳痛及肌紧张，肝脾肋下未触及，无移动性浊音，肠鸣音正常。脊柱及四肢无畸形，活动自如，双下肢无水肿。双侧肢体肌力5级，肌张力正常，双侧肱二头肌、肱三头肌腱及膝、跟腱反射正常，双侧肢体痛觉对称存在，双侧巴氏征、克氏征及布氏征均阴性。辅助检查：心电图示：心肌缺血。患者家庭主要成员无类似疾病及遗传史。否认糖尿病、风湿性心脏病、贫血病史。无肝炎、结核病等传染病史。无手术外伤史，无输血史，亦无食物药物过敏史。饮食无偏嗜，爱人和孩子健康。

根据住院病历书写要求完成住院病历。

练习十

王某,女,74岁,已婚,汉族。入院时间2006年9月20日11时。

患者于4个月前出现心前区不适,主要表现为胸闷、憋气,心悸,多于活动时出现,休息后上述症状减轻,于南开区中医院检查血常规及心电图显示广泛性心肌缺血。偶有胸痛,放射至左肩,无明显规律,症状持续约10分钟左右,伴有双下肢凹陷性水肿,小便量少,休息及含服速效救心丸能缓解,于今日9时许因劳累后出现胸闷、憋气加重,不能平卧,伴有胸痛,含服速效救心丸无明显改善,故前来我院,门诊以"冠心病"收入我科。患者自发病来,体重减轻约10 kg,精神紧张,饮食、夜眠欠佳,大便正常,小便量少。偶有血压高达180/110 mmHg,未服用降压药物,无吸烟及饮酒等不良嗜好,已婚。15岁月经来潮,月经周期28～30天,经期2～3天,50岁绝经。

体温36.5℃,脉搏158次/分,呼吸20次/分,血压175/100 mmHg。发育正常,营养中等,神志清楚,舌质紫暗有瘀斑,脉细涩。听诊双肺呼吸音粗,双下肺满布湿性啰音。心率160次/分,心律绝对不齐,心音强弱不等,各瓣膜听诊区未闻明显病理性杂音,双下肢凹陷性浮肿。心电图示:偶发房早,V_3、V_4、V_5、V_6导联S-T段压低,T波倒置。

根据住院病历书写要求完成住院病历。

附1:执业医师病历考试书写要求

提供一个简要病例,要求考生在60分钟内在提供的答题卡上完成书面辨证论治。考生随机抽取试题后在答题卡上作答。

答题具体要求如下。

(1)完成中医辨证、立法、处方。

(2)实验室检查:仅提供辅助检查所见的具体描述,不提供具体的西医诊断,由考生做出西医诊断,但不要求回答具体的西医治疗方案。

(3)要求病历书写的完整性。考生必须完成病历中所有项目的回答,超过2个项目空白即按不及格处理。

附2:执业医师病历考试书写格式

住　院　病　历	
姓名:	出生地:(略)
性别:	常住地址:(略)
年龄:	单位:(略)
民族:	入院时间:
婚况:	病史采集时间:
职业:(略)	病史陈述者:(略)
发病季节:(略)	可靠程度:(略)

主诉：	
现病史：	
既往史：	
个人史：	
过敏史：	
婚育史：	
家族史：	

体 格 检 查

体温（T） 脉搏（P） 呼吸（R） 血压（BP）
整体状况：

皮肤黏膜及淋巴结：

头面部：

颈项：

胸部：

腹部：

二阴及排泄物：

脊柱四肢：

神经系统：

实验室检查：

辨病辨证依据：

西医诊断依据：

入院诊断：

中医诊断：

西医诊断：

治疗方案：（治法、选方用药和/或选穴、手法等）

三、范例

住 院 病 历

姓名：于某　　　　　　出生地：某市

性别：男　　　　　　　常住地址：某市某街某号

年龄：66岁　　　　　　单位：某市某公司退休职工

民族：汉族　　　　　　入院时间：2005年4月20日10时30分

婚否:已婚

职业:干部

发病节气:谷雨

病史采集时间:2005年4月20日10时30分

病史陈述者:患者本人及家属

可靠程度:可靠

主诉:左侧半身不遂,伴口角歪斜、言语不清1天。

现病史:患者2005年4月19日上午10时由于家庭纠纷而生闷气,出现左侧肢体无力,尚能独立行走,伴左肢麻木感,未诊治。今晨起床时,头晕倒地,被扶起时发现左侧肢体不能活动,伴言语含糊不清,口角向右歪斜,自觉左侧视野缺损,即由家人抬来我院急诊,查头颅CT示右内囊区脑梗死,诊断为急性脑梗死,立即转入我科治疗。刻下症见:左侧肢体不能活动,言语含糊不清,口角向右歪斜,神志清醒,无明显头痛、呕吐,无大小便失禁、抽搐。精神、食欲欠佳,睡眠尚可,大小便正常。体重变化不明显。

既往史:既往高血压病史20年,血压最高达180/100 mmg,间断口服复方降压片等药物治疗,平素很少监测血压,平素有头晕目眩。否认肝炎、结核等传染病史,否认糖尿病、心脏病等病史,否认中毒史,否认手术、外伤史及输血史,预防接种史不详。

个人史:生长于原籍,否认疫区旅居史及疫水接触史,生活条件一般,喜食辛辣,吸烟20年,20支/日,否认饮酒嗜好。性情急躁。长期从事管理工作,工作条件一般。无粉尘、毒物、放射性物质、传染病接触史。

过敏史:否认药物、食物及其他过敏史。

婚育史:26岁结婚,配偶健康。生育1子1女,均体健。

家族史:父母已逝、死因不详,否认家族性遗传病史及同类病史。

体 格 检 查

体温36.5℃,脉搏80次/分,呼吸20次/分,血压180/100 mmHg。

整体状况:神志清楚,查体欠合作。发育正常,营养良好,面色红润,平车推入,被动体位。言语含糊不清,声音低怯。未闻及异常或特殊气味。伸舌左偏,舌质红,苔腻黄,脉弦滑有力。

皮肤、黏膜及淋巴结:全身皮肤黏膜无黄染及出血点,各组浅表淋巴结未触及肿大。

头面部:头颅无畸形,眼睑无下垂,眼球活动佳,结膜无充血,巩膜无黄染,角膜透明,双侧瞳孔等大、等圆,直径约2 mm。耳郭无畸形,无牵拉痛,听力正常,外耳道无异常分泌物,乳突无压痛,鼻无畸形,鼻翼无煽动,鼻腔通气良好,无异常分泌物,各鼻旁窦无压痛。口唇无紫绀,牙龈色泽红润,扁桃体无肿大,咽无充血。

颈项:颈静脉无怒张、颈动脉无异常搏动,肝颈静脉回流征阴性,颈软,无抵抗,气管居中,甲状腺无肿大,无血管杂音。

胸部:胸壁无静脉曲张,肋间隙无增宽或变窄,双肺呼吸动度正常,语颤均等,胸膜无摩擦感及皮下捻发音,叩诊呈清音,肺下界位于锁骨中线第五肋间,双肺呼吸音稍粗,未闻及干、湿性啰音。心前区无异常隆起及搏动,心尖搏动位于左胸第五肋间锁骨中线内侧2 cm,未触及震颤,心浊音界无扩大,心率80次/分,心律齐,心音正常,各瓣膜听诊区未闻及病理性杂音,无奇脉、交替脉、短绌脉、水冲脉。

腹部:腹部平坦,未见肠型及蠕动波,无腹壁静脉曲张,全腹无压痛、反跳痛及腹肌紧张,肝、脾肋下未触及,墨菲征阴性,肾区无叩击痛,移动性浊音阴性,肠鸣音正常,无振水音、血管杂音。

二阴及排泄物:二阴无异常发现,肛门指诊前列腺质地中等,无肥大。

脊柱四肢:脊柱四肢无畸形,双下肢无水肿,无静脉曲张,无杵状指(趾)。

神经系统专科检查:右利手,被动查体。神志清楚,高级神经活动正常。言语欠清晰流利。双眼视力粗测可。眼底:视乳头边界清楚,无苍白和水肿,A:V = 2:3。视野:双眼左侧同向偏盲。无眼睑下垂,眼球位置居中,眼动可,无复视及眼球震颤。双侧瞳孔等大、等圆,直径约3 mm,直接、间接对光反应灵敏,角膜反射存在。左侧面部痛觉减退,左侧下颌运动力弱。左侧鼻唇沟变浅,口角右偏,闭目有力,双侧额纹对称。软腭上提可,咽反射存在,发音正常,吞咽正常。伸舌左偏。颈软,无抵抗。左侧肢体肌力0级,肌张力减低,右侧肢体肌力5级,肌张力正常,双侧肱二头肌、肱三头肌肌腱及膝、跟腱反射(+),左侧肢体痛觉、位置觉、两点辨别觉减退,右侧肢体感觉正常,共济检查不合作,左侧Hoffman、Babinski、Chaddock、Gordon征均阳性,右侧病理征未引出。

辅助检查:头颅CT:右内囊区脑梗死。

辨病辨证依据:

患者起病较急,发病前曾有生气的诱因,出现左侧肢体无力,尚能独立行走,伴左肢麻木感,随后头晕倒地后出现左侧半身不遂、口角歪斜、言语不清,故可诊为中风。中风、厥证、痫证均有突然昏仆的表现,但厥证常伴有四肢逆冷,该患者无此表现,故不诊断厥证;痫证以突然昏仆、四肢抽搐、两目上视、口吐白沫为特点,该患者无四肢抽搐、两目上视、口吐白沫的表现,故不诊断痫证。

患者症以半身不遂为主,而神志清醒,故属中经络。肾阴素亏,肝阳上亢,故平素头晕目眩,性情急躁。风阳内动,夹痰走窜经络,脉络不畅,故突然左侧肢体不能活动,言语含糊不清,口角向右歪斜。脉弦主肝风,苔腻、脉滑有力是痰湿之象。舌质红、苔黄,是肝肾阴虚而生内热的表现。综观舌、脉、症,主病在肝肾,属肝肾阴虚、风阳上扰之中风。

西医诊断依据:

起病急骤,左侧半身不遂,左侧面部痛觉减退,左侧下颌运动力弱。左侧鼻唇沟变浅,口角右偏,闭目有力,双侧额纹对称。伸舌左偏。左侧肢体肌力0级,肌张力减低,双侧肱二头肌、肱三头肌肌腱及膝、跟腱反射(+),左侧肢体痛觉、位置觉、两点辨别觉减退,共济检查不合作,左侧Hoffman、Babinski、Chaddock、Gordon均阳性,头颅CT示右内囊区脑梗死,符合急性脑梗死的诊断。血压:180/100 mmHg。

入院诊断:

中医诊断:中风(中经络)

　　　　　肝肾阴虚、风阳上扰证

西医诊断:(1)急性脑梗死

　　　　　(2)高血压病Ⅲ级

住院医师:某某

主治医师:某某